Beiträge

zu der Lehre

von der

Arsenik-Vergiftung,

gesammelt

am Krankenbett und in dem Gerichtshofe

von

Dr. C. W. L. Schaper,

Regierungs- und Medicinal-Rath zu Danzig.

Beiträge

zu der Lehre

von der

Arsenik-Vergiftung,

gesammelt

am Krankenbett und in dem Gerichtshofe

von

Dr. C. W. L. Schaper,

Regierungs- und Medicinal-Rath zu Danzig.

Berlin.

Druck und Verlag von G. Reimer

1846.

Dem den Kranken, der Wissenschaft und den menschlichen Bedürfnissen treu und gewissenhaft sich hingebenden Collegen und Freunde, dem Arzt und Kreisphysikus

Dr. C. Housselle

zu Elbing

gewidmet

durch den Verfasser.

Vorrede.

Ueber die Mitte eines Lebens hinaus, welches rastlos am Krankenbett und in den Arbeiten des Beamten und Bürgers dahineilte, habe ich die Ueberzeugung immer entschiedener ausbilden müssen, daß alle unsere Gedanken und Handlungen nur verwirklicht werden sollen, damit der uns anvertraute Theil des ewigen, unerschöpflichen Capitals Aller unter redlicher Verwaltung die pflichtmäßigen Zinsen trage. Zu diesen gehört auch das öffentlich gesprochene Wort, was aus diesem Grunde nicht entschuldigt, wohl aber als eine Schuld gefordert werden kann. Als solche betrachte und übergebe ich die folgenden Beobachtungen, unbekümmert um die Rügen, die sie verdienen, und überzeugt, daß sie meinem Nachfolger eben so nützlich sein werden, als die Beobachtungen selbst, welche für Naturforscher, Aerzte, Juristen und Philosophen ihre fesselnden Seiten besitzen. Zur bloßen Unterhaltung würden sie eine andere Form erhalten haben, aber sie ist nicht ihr Zweck, und dieser ist, anzuregen, Fortschritte in Wissenschaft und Leben zu fördern. Nicht gewinnen sollen sie, sondern wecken. Je mehr sie sich dies Verdienst erwerben, desto gleichgültiger ist mir der Mangel des eigenen Verdienstes dabei und so mögen sie hiemit der Prüfung, nicht aber der Gunst empfohlen sein.

Sie enthalten nur wirkliche, eigene Erlebnisse, aus denen die trefflichen Eigenschaften des Eisenoxydhydrats, die Wirkungen des Arseniks als Gift, als mumificirender Körper, die Möglichkeit ihres Nachweises im lebenden und todten menschlichen Körper aus bestimmten an ihm gefundenen Charakteren, der wirkliche Erweis des Arseniks in einer Leiche vier Jahr und sieben Monat nach dem Tode, ausschließlich aus den zu ihm benutzten weichen Theilen derselben, und endlich die in dem bei uns üblichen Criminal-Rechts-Verfahren begründeten großen Gefahren für die Ermittlung der Wahrheit erhellen.

Danzig, den 21. Februar 1846.

Die Jahre 1823 bis 26 vergünstigten mir die Stellung eines Assistenten in der Clinic des selten begabten, erfahrenen, wissensreichen Berends zu Berlin, und schufen mir dadurch Gelegenheit, den dem Tode bestimmten Diener der berüchtigten Giftmischerin Ursinus von Zeit zu Zeit zu sehen. Der mehrfach beabsichtigten und vollbrachten Vergiftung desselben überführt, mußte sie ihm durch seine ganze folgende Lebenszeit allmonatlich durch das Pupillen-Collegium eine Pension auszahlen lassen. Eine zur Hebung derselben erforderliche Bescheinigung über die Fortdauer seines Lebens und seiner Leiden erbat er sich öfter in der Clinic, und dies führte ihn auch zuweilen zu mir. So oft es geschah, veranlaßte es mich, ihn zu untersuchen und ihn über seine Erlebnisse zu befragen. Er war mittler Größe, ziemlich kräftig gebaut, hoch in den mittleren Jahren, von etwas purpurfleckigem Gesicht, gut genährt. Der Rumpf und die äußern Gliedmaßen, mit Ausschluß der Hände und Füße, hatten eine angenehme Rundung, der Bauch den Umfang eines wohl genährten Mannes. Die Belästigungen einer Vollsaftigkeit des Unterleibes, einer Trägheit der Verdauung waren den reichlichen Genüssen und dem bewegungsarmen, durch eine feindselige, moröse Stimmung gedrückten Leben gefolgt. Der Kopf war frei, das Urtheil dem Bildungsstande angemessen und organische Leiden des Gehirns, der Eingeweide der Brust, oder der des Unterleibes erinnere ich mich nicht bemerkt zu haben. Arme und Beine waren beweglich, kräftig, aber Hände und Füße hatten nicht ihr natürliches Empfindungsvermögen, nicht ihre natürliche Fähigkeit, sich zu bewegen, wurden nicht auf naturgemäße Weise ernährt. Sie zeigten sich auffallend schwach, die Hände konnten nichts mit

Sicherheit fassen und festhalten, so daß der Stock, zur Unterstützung beim Gehen, am Vorderarm festgebunden werden mußte, die Füße ließen es nicht zu, sich mittelst ihrer zu erheben. Wie Gewichte mußten sie geschleppt werden, verlangten stets den Auftritt auf die ganze Fußsohle und erschwerten deßhalb besonders das Auf- und Absteigen. Die Abmagerung derselben war so bedeutend, daß alle Gelenkköpfe unförmlich hervorragten, und ohne organische Veränderungen an den Knochen, oder an den übrigen Bestandtheilen der Gelenke erlitten zu haben, sahen sie sehr entstellt aus. Die dadurch erzwungene übermäßige Ruhe und Unthätigkeit ließen ihn oft sehr lebhaft die Nichtswürdigkeit seiner dereinstigen Gebieterin anklagen. Näheres über seine Vergiftung mit Arsenik enthält der zweite Theil des neuen Pitaval in seinen Mittheilungen über die Giftmischerin Ursinus.

Einer so flüchtigen, dem Gedächtniß entnommenen Beobachtung würde ich nicht gedenken, wenn sie nicht eine Veranlassung zu sehr wichtigen Untersuchungen auf dem Gebiet der gerichtlichen Medicin geworden wäre. Bevor diese jedoch nothwendig wurden, fand sich noch eine zweifache Veranlassung, Belehrung über Arsenikvergiftung zu finden, deren kurze Besprechung hier verstattet sein mag, weil später Bezug auf dieselben genommen wird. Die eine derselben bestätigt zugleich die heilsamen Wirkungen des Eisenoxydhydrats gegen die des Arseniks, die andere warnt vor einseitiger Beurtheilung der Thatsachen.

Am dritten Merz 1839, bei einer Temperatur von — 3° R. um 6 Uhr Morgens, — 0,75° R. um 2 Uhr Mittags, — 3,5° R. um 9 Uhr Abends, schwachem Ostnordostwinde und geringem Schneefall, hatte der junge H. v. D. in wenig schützender Kleidung, den Weg von Danzig nach Elbing zurückgelegt und war hier gegen vier Uhr Nachmittags ermüdet und durchfroren angekommen. Nur eine etwa 17 Jahr alte Schwester fand er zu Haus, und sehr bereit, ihn durch Kaffee zu erquicken und zu erwärmen. Diesen zu versüßen benutzte sie eine Masse, welche sie in einem Töpfchen neben Eßwaaren aufbewahrt fand, und für zerriebenen Zucker hielt. Der Kaffee hatte einen unangenehmen Geschmack und seinem Genuß folgte sehr bald Unwohlsein, Leibschneiden, Uebelkeit, Erbrechen. Hierüber beunruhigt, erinnern sich die Geschwister, daß der Vater Rattenpulver besessen hat, ermitteln, daß von dem Rest desselben zu dem Kaffee genommen ist, und theilen mir eiligst ihre Entdekkung mit. Ich entnehme schleunigst 6 bis 8 Unzen der in einer nahe gelegenen Apotheke vorräthigen Eisenoxydhydratflüssigkeit, lasse davon Eßlöffelweise in kurzen Zwischenräumen nehmen, sehe sehr bald Milderung der Beschwerden und gegen 2 Uhr Morgens die Beendigung des Erbrechens, was sich nur selten einstellte und wenig Beschwerde machte. Mehrere Tage blieb das Gefühl der Schwäche zurück, was sich aber auch verlor, so daß diese Vergiftung ohne alle weiteren Folgen endete.

Der Spornmacher W. zu E., sehr verarmt, dem Trunke ergeben, wegen der dringendsten Bedürfnisse für sich und seine Familie täglich in großer Verlegenheit, hatte durch einen ihm bekannten Gewerbtreibenden Arsenik bekommen, um nach eigenem Gefallen seinem elenden Leben ein Ende zu machen. Längere Zeit trug er dies mit sich umher, machte auch seiner Frau den Vorschlag, mit ihm zu theilen, um gemeinschaftlich diese freudenleere Erde zu verlassen, nahm aber, als sie dies ablehnte, am 6. Juni 1837, in abermals trunkenem Zustande, in Abwesenheit seiner Frau, zwischen 9 und 11 Uhr Vormittags, dennoch allein davon. Bald erregte es sehr heftiges Erbrechen, mit welchem auch Blut entleert wurde. W. legte sich ganz kurze Zeit aufs Bett, stand wieder auf, setzte sich reitend über einen Stuhl, dessen Lehne er umfaßte und starb schon in den Mittagsstunden. Er verschied sehr ruhig, hatte nicht geklagt, und seine Frau stand eine Zeit lang in dem Wahne, daß er schlafe. Am 7. Juni 1837 ergab sich bei der gerichtlich-medicinischen Untersuchung, daß in der Westentasche noch Arsenik enthalten war, daß sich die Bauchmuskeln stark gegen die Wirbelsäule zurückgezogen hatten, und daß sich die ganze Muskulatur des Körpers in einer auffallend krampfhaften Spannung befand. Das Gehirn war mit einem reichlichen Vorrath venösen Blutes versehen, in seinen Höhlen, wie zwischen ihm und den umkleidenden Häuten befand sich ein wässriges Serum in bedeutender Menge, zwischen dem Hirn und seinen Häuten hatten sich zahlreiche fibröse Ausschwitzungen gebildet und es zeigte sich hier also ein Zustand der Organisation, wie er nicht selten bei alten Säufern gefunden wird. Die Organe der Brust hatten eine naturgemäße Beschaffenheit, mit Ausschluß einiger gleichgültiger Adhäsionen der Lungen an das Rippenfell und einiger perlmutterartiger Flecken im Pericardium. Das sehr dunkle, im Herzen enthaltene Blut war sehr flüssig und nur zu einem ganz kleinen Theil geronnen. Bauchdecken und Gekröse besaßen ziemlich viel Fett. Zunge, Schlund, Darmkanal, Leber, Gallenblase, Milz, Harnblase, Nieren, Unterleibshöhle waren naturgemäß beschaffen. Der doppelt unterbundene Magen wurde erst in der Apotheke untersucht, die stark gefaltete Schleimhaut war intensiv roth, wie mit Blut bestrichen, zeigte, erst stark aus einander gezogen, weißere, fleischfarbene Stellen, war durch und durch stark injicirt, sehr vielfach punktirt, aber ohne alle Erosionen. Eine große Masse eines zähen, gallertartigen Schleimes war im Magen und in demselben auch ein Vorrath weißer, undurchsichtiger, erdiger Arsenikbrocken. Weder im Schlunde, noch im Zwölffingerdarm ließ sich eine Spur von Entzündung nachweisen. Diese war ausschließlich auf den Magen beschränkt, hatte erst die ersten Stadien erreicht, und war nur in Verbindung mit andern in Wirksamkeit getretenen Ursachen der Grund zum Tode geworden. Erschöpfung aus Mangel an Nahrung, Zerrüttung des Gehirns, Heftigkeit des Erbrechens, Hemmung der Circulation während desselben, Druck der Blutmasse auf das Gehirn, Ueberreizung der Nerven des Magens und der Nachbarschaft desselben, gehören zu ihnen, ob auch der Zustand des Gemüths in den letzten Stunden? möchte schwer zu beantworten sein, da W. trunken war.

In Parenthesi mag hier noch erwähnt sein, daß Arsenik in den Händen der Gewerbtreibenden oft und in großer Menge gefunden werden kann. So ersah ich bei Gelegenheit einer Apothekenvisitation, daß ein nicht bedeutend beschäftigter Töpfer im Laufe eines Jahres 6 Pfund Arsenik aus der Apotheke entnommen hatte. In seiner Glasur wies die sorgfältigste chemische Analyse, von Herrn C. Berndt zu Elbing ausgeführt, nicht eine Spur von Arsenik nach, doch wurde der Apparat nach Marsh damals noch nicht benutzt. Die Töpferei dieses Mannes war indeß die einzige, in welcher ich einen Lehrling an Metallkolik erkranken sah, von welcher derselbe genas.

Mit diesen Erfahrungen begann ich das Jahr 1840, welches mir eine Reihe von Fragen auf dem Felde der gerichtlichen Medicin eröffnete, wie ich sie außerdem von solcher Wichtigkeit nicht kennen gelernt habe. Nicht alle sind sie beantwortet, ohne daß hiezu die geeignete Zeit vorüber geeilt wäre, deßhalb ist die Mittheilung des Folgenden eben so empfehlenswerth wegen der bereits gewonnenen Abschlüsse, als wegen der noch offen gelassenen Fragen, und in einem großen Drama haben noch nicht sämmtliche Personen ihre Rolle bis zu Ende gespielt, noch eine sehr wichtige Scene fehlt ihm, durch die es als ein Ganzes, ein psychologisch Gegliedertes seinen vollständigen Ausbau gewinnt. Aerzte und Richter werden sich aufgefordert fühlen, eine Rolle in ihr zu übernehmen, und nicht ohne Spannung darf man die Sentenz des ganzen Chors erwarten.

G. C., zu K bei Heiligenbeil in Ostpreußen geboren und erzogen, wird Marqueur bei dem Gastwirth B. in K. in Pr., führt sich lobenswerth, sammelt sich ein Kapital von 300 Thalern, und besucht als junger Mann von 25 Jahren E., um sich dort selbständig ein Geschäft zu eröffnen, im Januar 1839. Er logirt sich im Gasthause der Wittwe P. daselbst, in welchem er deren unverheirathete Schwester, H. A. L., ebenfalls in einem Alter von 25 Jahren, findet. Sie ist der Schwester in der Gastwirthschaft behülflich, erhält von dieser Nahrung und Kleidung, ist ohne Eigenthum, wie ebenso auch ihre Mutter, die separirte L. L., geb. Schn., welche ebenfalls von der Wittwe P. ernährt und beherbergt wird.

G. C. und H. A. L. nähern sich in kürzester Zeit so, daß sie sich zu ehelichen versprechen, wozu sie die Genehmigung der Mutter und Schwester sogleich erlangen. Letztere erbietet sich, die Hochzeit des jungen Paares auszurichten, für die erforderlichen Vorschüsse zur Einrichtung zu sorgen, und der Schwester ein ansehnliches Geschenk zu machen. C. ist dadurch in den Stand gesetzt, das Gasthaus zur Stadt Danzig vor E., für die Summe von 5,750 Fl., zu kaufen. Von ihr bleiben 666 Thaler 20 Sgr. für Herrn R. v. R. hypothekarisch bestätigt, und 1250 Thaler, von denen sie 450 Thaler der Schwester H. A. L. als Brautgabe schenkt, zahlt die Wittwe P. aus. Durch diese wird am 3. April 1839 auch die Hochzeitfeier besorgt, und am 4. ej. bezieht das junge Paar das neue Eigenthum, in welchem es sich durch die Gaben der P. und durch das kleine Eigenthum des G. C. nothdürftig zur Führung einer Gastwirthschaft einrichtet. Einige Wochen lebt es friedlich, glücklich, aber schon jetzt erscheint Wittwe P. mit Forderungen bei G. C., welche diesen in Verlegenheit setzen, und diese um so größer werden lassen, als beide Schwestern sich völlig einverstanden zeigen. Die jungen Eheleute werden dadurch einander entfremdet, Zwietracht nistet sich zwischen ihnen ein, und bald waltet nur Hader und Streit in der kürzlich geschlossenen Ehe.

Frau C. erkrankt, Herr C. bittet Dr. B. am 5. August 1839 um ärztliche Hülfe für dieselbe und um ein ärztliches Gutachten über sich selbst. Dr. B. findet ihn vollkommen gesund, namentlich rücksichtlich seiner Geschlechtswerkzeuge, über deren naturgemäße Beschaffenheit C. noch Anfangs September den Beweis zu führen im Stande ist. Frau C. aber leidet am weißen Fluß mit Excoriationen der äußern Schaamtheile, welchen Dr. B. für einen gutartigen, keineswegs venerischen erklärt, weil sie durch ihren Mann, wie erwiesen war, nicht angesteckt sein kann und weil ihr durch diesen der Vorwurf der Untreue nicht gemacht wird. Die Besserung desselben schreitet bei nur äußern Mitteln rasch vor, und schon am 28. ej. weist die abermalige Untersuchung die Heilung so nahe liegend nach, daß die Kranke für die fernern ärztlichen Bemühungen dankt. Eine Enthaltung der ehelich Verbundenen von einander fand in dieser ganzen Zeit nicht statt und dennoch blieb C. vollkommen gesund.

Die Zwistigkeiten steigern sich so sehr, daß auf beiden Seiten der Wunsch der Trennung erwacht, und trotz der bereits im Juli erwiesenen Schwangerschaft der C. täglich größer und mächtiger wird. Am 5. September 1839 sucht die C. den Dr. N. auf, um sich von ihm behandeln, mehr noch, um sich von ihm ein Zeugniß ausstellen zu lassen, daß sie an Venerie leide und von ihrem Mann angesteckt sei. Nach einer Beobachtung von etwa 8 Tagen stellt Dr. N. ein solches Zeugniß aus, was sogleich der Scheidung wegen durch die C. dem Justizrath X. übergeben wird. Dieser bescheidet den C. zu sich, weist ihm das Wünschenswerthe der Scheidung bei gegenseitiger Abneigung nach, zugleich aber auch, daß diese noch nicht den ausreichenden Grund zu jener enthalte, und daß man vor Gericht noch eines andern Grundes benöthigt sei. In der Ehescheidungs-Klage ist als solcher aufgeführt: Ehebruch des C., und Uebertragung der Venerie durch ihn auf seine Frau. C. weist ihn als eine Lüge zurück und die Scheidung kann nicht erfolgen.

Kaum bemerkt die C. dies Hinderniß ihrer Wünsche, als sie sich auch schon entschließt, auf ihren Mann mit einem trifftigern Grunde zur Trennnng von einander zu wirken. Am 14. September 1839 setzt sie ihm zur Nachtkost zwei von ihr selbst bereitete Apfelpflinzen vor, die sie möglichst warm zu essen empfiehlt. Bei einem und einem halben derselben hält er sich an diese Vorschrift, merkt aber, daß der Geschmack eigenthümlich bitter, scharf ist, im Halse Kratzen, im Leibe Schneiden erregt, daß ihm übel wird und daß er bald darauf erbrechen muß. Das Erbrechen ist so heftig, daß es von 8 Uhr Abends bis 5 Uhr Morgens ununterbrochen fortdauert. Am 15. Abends bereitet die C. ihrem Mann, abermals selbst, Biersuppe, welche er zum größten Theil verzehrt. Sie hat einen ähnlichen Geschmack wie die Pflinzen, erregt ebenfalls

Leibschneiden, Uebelkeit und ein noch viel stärkeres Erbrechen, als die Pflinzen, so daß dasselbe erst um 8 Uhr früh am 16. endet. Die Schänkerin der Wittwe P., Wilhelmine M., später verehelichte Schn., am 15. zur Unterstützung in das Haus des C. gesendet, ist ihm nach Kräften bei dem heftigen Erbrechen behülflich, während sich seine Frau völlig theilnahmlos dabei zeigt. Nur mit der Frage wendet sie sich an ihn, ob er ihr nicht Mittheilung über Schulden oder Forderungen zu machen habe, da er eben so schnell am Erbrechen sterben werde als ihr Schwager P. C. argwöhnt von nun an, daß seine Frau mit der Absicht umgehe, ihn aus dem Wege zu schaffen und sucht sich gegen fernere Vergiftungen dadurch zu schützen, daß er entweder hungert, oder seine Frau zuerst von den ihm vorgesetzten Speisen genießen, oder daß er sich Speisen von der Köchin besonders bereiten läßt. Dennoch gelingt es der Frau noch einige Mal, ihn durch Liebkosungen zu täuschen, oder ihn geradezu zu betrügen.

Nach zwei so fürchterlichen Nächten wird Dr. N. durch die C. aufgefordert, ihrem Manne Hülfe zu leisten, welche er ihm auch vom 16. September 1839 bis zum 27. Januar 1840 gewährt. Eröffnet wird sie mit einem Brechmittel und einem Infuso Calami, welches letztere aber schon am 17. September mit einer Emulsion vertauscht werden muß, weil Magen und Darmkanal, wegen ihres gereizten Zustandes, sich wohl nicht ganz einverstanden mit ihm zeigen mochten. Bis zum 20. September läuft nach den Recepten ein ungefährer Plan in der Behandlung fort, von da ab verschwindet aber auch dieser, und es entsteht unwillkürlich die Frage, ob sie sich, statt den naturgemäßen Umwandlungen eines Krankheitsprocesses sich anzuschließen, nicht absichtlich, hinter dem Rücken des Arztes, erzeugten Zuständen folgsam zeigte. Eine ziemlich bestimmte Antwort liegt in dem Folgenden.

Eine durch Frau C. ihrem Mann am 19. September, Abends, bereitete Biersuppe weist dieser zurück, weil seine Frau nicht zuvor davon trinken will. Bis in die Nacht bleibt die Suppe deßhalb vor dem Bette des C. stehen und erst als die Frau denselben schlafen glaubt, trägt sie sie in die Nebenstube, versichert aber des andern Tages, dieselbe ausgetrunken zu haben. Ihr Benehmen wird immer feindlicher und in kurzer Zeit so unerträglich, daß sich C., um Ruhe vor ihr zu finden, aus dem untern Stock in den obern betten läßt, am 21. September 1839.

Am 23. September leidet C. endlich auch an einem Schleimfluß der Harnröhre, welchen er von dem fortgesetzten Umgange mit seiner Frau ableitet, über den ich im Zweifel lebe, ob er nicht eine Wirkung des Arseniks war, und der von nun an zu den verschiedensten, unbilligsten Folgerungen benutzt wird. Seine Dauer erstreckt sich bis gegen die Zeit der Aufnahme in das Krankenstift, und er verschwindet ganz freiwillig.

Am 24. September genießt C. von seiner Frau bereiteten und gereichten Kaffee, nach welchem er wiederum, doch in geringerem Grade, brechen muß. Um diese Zeit wird vom Dr. N. Obstsuppe für C. verordnet, am 26. September von der Frau demselben bereitet und von ihm genossen. Auch diese erregt Leibschneiden, Uebelkeit, heftiges Erbrechen. Frau C. macht Dr. N. glauben, daß grobe Diätfehler hieran schuld seien, und dieser giebt am 27. September abermals ein Brechmittel.

Am 29., Abends, läßt sich C. von der Köchin G. Buttermus bereiten, was ihm eben so gut mundet, als bekommt. Am folgenden Abend bestellt er sich eben solches Mus, dessen Bereitung die C. wahrnimmt. Sie läßt dasselbe einem jüdischen Gast geben und bereitet ihrem Manne selbst Buttermus. Fünf bis sechs Löffeln desselben folgt sogleich Schneiden im Leibe, Uebelkeit, Erbrechen nach. Den Rest davon schüttet die C. in den Spüleimer. Am 1. October sind Fische das gemeinschaftliche Mahl, C. sieht für sich einen Teller besonders mit denselben gefüllt, fordert seine Frau auf, zuerst davon zu essen, weist sie zurück, als sie sich dessen weigert und diese Fische werden von der C. unter heftigem Schimpfen hinausgetragen. C. nimmt aus der gemeinschaftlichen Schüssel nach Bedürfniß und befindet sich nach dem Genuß dieser Fische sehr wohl. Das abendliche Mahl besteht desselben Tages aus Milchsuppe, mit welcher dem C. ebenfalls sein Teller besonders gefüllt vorgesetzt wird. Seine Frau will nicht zuvor hievon essen, deßhalb nimmt C. den für sich bestimmten Teller nicht an, ißt aus dem gemeinschaftlichen Vorrath und wird dadurch gar nicht belästigt. Die ihm ursprünglich bestimmte Suppe schüttet Frau C. in den Spüleimer. Die Schänkerin P. war während dessen vom Tische abgerufen, hatte die Vorgänge an demselben nicht beobachtet, fürchtete aus Verwechselung den dem C. bestimmten Teller zu bekommen, und aß deßhalb, unter dem Vorwande unwohl zu sein, gar nichts. Das heftige Erbrechen des C., der Tod des P., und die Vorschrift der Frau C., durch welche sie der Schänkerin P. und der Köchin G. geboten hatte, weder selbst das Geringste von den für C. bereiteten

Speisen zu genießen, noch sich der von ihm für sie benutzten Geräthschaften zu bedienen, noch auch nur Hund oder Katze damit zu füttern, sondern die Reste derselben vielmehr augenblicklich in den Spüleimer zu schütten, hatten ihr dringende Besorgnisse wegen eines beabsichtigten Giftmordes eingeflößt.

Die Schimpfreden der C. werden immer unerträglicher, C. läßt sich am 3. Oktober von seinem Hausknecht ankleiden und in die Stadt führen, zu Justizrath X., dem Frau C. das vom Dr. N. ausgestellte Attest wieder abgenommen hat; zu Justizkommissarius Y., welcher eine Klage wegen beabsichtigten Giftmordes nicht übernehmen will, weil die nöthigen Beweise* dafür fehlen; und zu Dr. N., um sich über seine Besorgnisse auszusprechen, denen der Rath folgt, sich in das städtische Krankenhaus zu flüchten. Hiegegen machen die beiden Schwestern, Frau C. und Wittwe P. Vorstellungen, erneuern ihre Vorschläge auf Scheidung der Ehe, sehen aber bis zum 18. Oktober keinen Erfolg ihrer Bestrebungen. Am Abend des 18. bringt die Köchin G. dem C. Buttermus nach oben, wo er sich seit mehreren Tagen stets aufgehalten zu haben scheint, weil die Füße bereits zu schwach waren, um ununterstützt die Treppen steigen zu können. Glaubend, daß die Köchin G. das Mus gekocht habe, genießt er davon, nimmt denselben kratzenden Geschmack wahr, als in den Pflinzen und in den Speisen überhaupt, welche Erbrechen erregt hatten, läßt die Köchin kommen und erfährt nun, daß seine Frau das Mus bereitet habe. Die Köchin kostet davon, speit es aber sogleich wieder aus und bemerkt: pfui, wie schmeckt das Mus. C. schiebt hierauf den Rest desselben unter das Bett, um ihn nach dem Rath des Justizkommissarius Y. und des Dr. N. für die chemische Prüfung aufzubewahren. Bald darauf stellen sich von Neuem Leibschneiden, Uebelkeit und heftiges Erbrechen ein. In dem Kessel, welcher zur Bereitung dieses Muses benutzt war, fand sich eine griesliche, weiße, kalkartige Masse. Nun entschließt sich C., sein Haus zu fliehen, läßt am 19. in aller Frühe den Fuhrmann Michael W. bitten, ihn nach dem Krankenhause zu fahren, und ersucht diesen, als er bereits zu diesem Zweck mit seinem Wagen angekommen ist, ihm beim Ankleiden behülflich zu sein. Hände und Füße erlauben nicht mehr, dies allein zu thun. Als beide damit beschäftigt sind, versucht die C. sich des Tellers mit dem Rest des Buttermuses zu bemächtigen und damit hinwegzueilen. Hieran gehindert gießt sie dasselbe in der ganzen Stube umher. Nun bittet C. den W., das Nachtgeschirr mitzunehmen. Die C. vernimmt dies, geht in die Küche hinunter, stellt sich mit einem Besenstiel hinter die Thür derselben und erklärt der Schänkerin P., dem das Nachtgeschirr in den Händen entzweischlagen zu wollen, welcher den Versuch machen sollte, es mitzunehmen. Gleich nachdem C. seine Stube verlassen hat, muß diese durch die Köchin G. gereinigt werden.

Im Krankenhause aufgenommen, verbleibt C. daselbst bis zum 27. Januar 1840, befindet sich im Allgemeinen die ganze Zeit hindurch sehr wohl, verliert aber die Brauchbarkeit der Hände und und Füße vollständig, und muß auch hier die rohe Gleichgültigkeit seiner Frau und ihren leidenschaftlichen Wunsch von ihm geschieden zu sein durch neue Beweise kennen lernen. Zu Förderung des letztern werden noch zwei Schuldklagen von der Wittwe P. über 1329 Thaler 20 Sgr. und von J. v. R. über 40 Thaler gegen C. angestrengt, welche gegen den Merz 1840 damit enden, daß er zahlen oder in das Schuldgefängniß wandern soll. Justizrath X. führt diese Klagen gegen C., entwirft zugleich eine neue Ehescheidungsklage mit den Motiven der durch C. auf seine Frau übertragenen Venerie und des von B. getriebenen Ehebruchs, und J. v. R. übernimmt die Vermittlung derselben bei C.

Mit allen frühern Vorgängen völlig unbekannt, erhalte ich am 28. Januar 1840 die Aufforderung, einem in der Wollweberstraße zu E. wohnenden Kranken, C., meine Hülfe zu gewähren. In einem ärmlichen, aber reinlichen Stübchen finde ich etwa um 10 Uhr Morgens einen jungen Mann von blühendem Aeußeren im Bett liegen, kräftig und rasch sprechen, sich im Bett in den Hüften schnell und sicher erheben und niederlegen, Arme und Beine zwanglos und frei bewegen, anscheinend also einen ganz gesunden Menschen, erinnere mich, ihn bereits im Sommer 1839 im Gasthause zur Stadt D. vor E. bemerkt zu haben, als ich daselbst zwei liederliche Dirnen zu untersuchen hatte und kann mich nicht überzeugen, daß er sich äußerlich verändert hat. Das Auge ist lebhaft, die Gesichtsfarbe rein, der Umfang des Körpers etwa derselbe, als er mir im Gedächtniß geblieben war, und so, daß er weder wohl beleibt, noch mager genannt werden konnte. Ich erfahre ferner, daß es der bisherige Besitzer des Gasthauses zur Stadt D., 26 Jahr alt, ist, und daß er, trotz seines blühenden Körperzustandes im Allgemeinen, an einer so vollständigen Lähmung der Hände und Füße, als ich sie je beobachtet hatte, leidet. Das Gefühl in diesen ist ganz geschwunden, die Ernährung so gesunken, daß sie wie mumificirt aussehen, durch starkes Hervortreten der Gelenke unförmlich geworden sind und daß die Nägel eine spröde, harte, krallenartige Beschaffenheit angenommen haben, das Bewegungsvermögen ist so bis zur letzten Spur erloschen, daß beide Gliedmaßen, der Unterstützung verlustig, so tief dem mechanischen Gesetz der Schwere folgen, als es die Ausdehnung der weichen Theile nach jeder Richtung hin gestattet. Eine Auftreibung, Verdickung, Entartung der Gelenke selbst konnte nirgends wahrgenommen werden. Zum Essen durfte sich C. der Hand noch auf die Weise bedienen, daß er den Löffel zwischen den vierten und fünften Finger, wie in einen Holzspalt, hineinschieben ließ, und daß er die übrigen hiezu nöthigen Bewegungen mit aller Vorsicht mittelst des Armes auszuführen suchte. Auf die Füße zu treten war ihm unmöglich und auf diese konnte er nur wie auf ein Fußgestell gestellt werden. Er fühlte nicht, ob sie die Erde berührten, nicht ob die Unterschenkel mit ihnen in Berührung waren und so konnte er auch nur fortgeschleppt werden, aber nicht gehen. Streck- und Beugemuskeln waren an Händen und Füßen in ganz gleichem Grade gelähmt, so daß sich in dieser Zeit noch kein Uebergewicht der Beuger über die Strecker der Finger zeigte, was erst dann sich bildete, als die Muskelthätigkeit wieder etwas erwachte. Der Anblick dieses sonst kräftigen, gesunden, von keinem Schmerz geplagten, weder durch Schlaflosigkeit noch durch Mangel der Verdauung beunruhigten jungen, des Gebrauchs der Hände und Füße beraubten Mannes, war, wenn er stand, durch die gränzenlose Hülflosigkeit, äußerst erschütternd. Als ich ihn kennen lernte, erinnerte er mich nur an eine einzige unter den etwa 50,000 Beobachtungen, welche mir damals zu Gebote standen, nehmlich an die des frühern Dieners der Giftmischerin Ursinus, und auch jetzt finde ich eine zweite verwandte nicht, obgleich sich meine Erfahrung inzwischen um etwa 20,000 Beobachtungen erweitern konnte. Die Zahl beobachteter Lähmungen ist nicht gering, sehr verschiedene Ursachen, sehr verschiedene Formen derselben ließen sich ermitteln und aus letztern war es öfter erlaubt, auf die Uebereinstimmung der ersteren zu schließen, aber diese beiden zeigten sich in der Form nur einander verwandt, und da ich bei dem Diener der Ursinus die eigenthümliche Lähmung der Hände und Füße als die Wirkung einer Arsenikvergiftung kennen gelernt hatte, so war ich überzeugt, daß die vorliegende ganz ähnliche Lähmung ebenfalls durch eine Arsenikvergiftung erzeugt sein mußte. Ohne eine Aeußerung hierüber zu machen, eröffnete ich dem C., daß er nur durch den anhaltenden Gebrauch warmer Bäder gebessert werden könne, und deßhalb eine Wohnung in der sehr zweckmäßig eingerichteten Badeanstalt zu E. zu bekommen suchen müsse, begab mich aber sogleich zu der Polizeibehörde und ersuchte dieselbe um eine vorsichtige, sorgfältige und thätige Ermittlung des möglicherweise gegen den Gastwirth C. beabsichtigten Giftmordes.

C. besorgte sich sogleich eine Wohnung in der Badeanstalt, in welcher ich ihn von jetzt an lange Zeit hindurch täglich beobachtete und theils durch mündliche Mittheilung, theils aus einer auf meine Anordnung diktirten Leidensgeschichte, vom 26. Februar 1840, theils endlich aus den eigenen Wahrnehmungen in der gleich anfangs gewonnenen Ueberzeugung bestärkt wurde. Bis zur Mitte des September 1839 lebte C. in voller ungetrübter Gesundheit, erlitt dann die eben geschilderten Marter einer akuten Arsenikvergiftung und trug als deren Folge die ihn so gräßlich verstümmelnde Lähmung, deren erste Zeichen sich bereits im Anfange des Oktober 1839 zu erkennen gaben.

Ehe der Januar des Jahres 1840 endete, traf ich Herrn Dr. N., theilte ihm meine Ueberzeugung mit und erhielt zur Antwort: „auch ich habe daran (an eine Vergiftung) glauben müssen nach den bei ihm (C.) gleich anfangs beobachteten Erscheinungen, konnte aber die Sache nicht zur Sprache bringen, weil direkte Beweise unmöglich waren. Mit außerordentlicher Sorgfalt wußte die Frau das Erbrochene, die Speisereste, die Geschirre der Untersuchung zu entziehen und so oft ich mich danach umsah, so konnte ich doch nur am Fußboden wahrnehmen, wohin sie verschüttet und von wo sie aufgewischt waren. Ich konnte mir nur sagen, da haben sie gelegen. Deßhalb wollte auch Herr Justizkommissarius Y., mit dem ich darüber sprach, eine Klage gegen die Frau nicht annehmen."

Die übrigen Aerzte zu E. forderte ich auf, sich mit den ungewöhnlichen Erscheinungen bei C. bekannt zu machen, hoffte einige Monate vergebens auf Ermittlung durch die Polizeibehörde, sah einen kaum wahrnehmbaren Erfolg der Bäder, aber einen um so entschiedenern der gegen C. in Thätigkeit gesetzten Maßregeln. Die Klagen waren entschieden, er konnte nicht zahlen, und sollte deßhalb in den ersten Tagen des Merz in das Schuldgefängniß wandern. Hierüber finde ich ihn außer sich, in Klagen über seine Hülflosigkeit, seine Verlassenheit, unter Strömen von Thränen, versunken und von Sorgen gequält, wie er im Gefängniß nur den allerunabweislichsten Bedürfnissen genügen soll, da er dort auf alle Be=

dienung verzichten muß. Diese Grausamkeit war zu weit getrieben und ich entschloß mich, wenn auch ohne jeden positiven Beweis, eine Anklage vor der richterlichen Behörde schriftlich auszusprechen. Ehe ich dies that wollte ich nur noch verhüten, daß C. in das Gefängniß geschleift würde, wohin er auf eine andere Weise nicht gelangen konnte, wandte mich an Herrn Justizkommissarius Y. und bat diesen um Unterstützung und um Rath. Y. ergriffen von meinen Mittheilungen geht zu C., erfährt von ihm ausführlicher die Geschichte der unsäglichen Leiden, entwirft eine Beantwortung der Ehescheidungsklage und läßt diese mundiren, um sie dem Stadtgericht am 3. Merz zu übergeben. Dies erfährt die C., sucht Herrn Y. auf, bittet ihn um Vermittlung einer gütlichen Beilegung ihres Streites, bringt ihre Schwester, die Wittwe P., und freiwillig zahlt diese sofort an C. 500 Thaler, übernimmt die Befriedigung des J. v. R., steht von ihrer Forderung gegen C. ab, übernimmt ferner nicht nur die Kosten der frühern Processe, welche C. verloren hatte, sondern auch die Kosten, welche sich an die Vermittlung des Herrn Y. knüpfen können. Dieser Gewinn scheint Herrn Y. so groß, daß er in aller Eile auch die Trennung der Ehe zu Stande bringt, freilich abermals mit Hülfe der Venerie des C. und des Ehebruchs beider von einander zu scheidenden Eheleute. Wider alles Erwarten zeigt sich die C. jetzt gegen ihren Mann sehr wohlwollend, besucht ihn öfter, schickt ihm Speisen und Getränke, von denen er nie genießt, bis ihr dies, nach eigenem Geständniß, durch Schaper untersagt wird. Ueberrascht sah ich diese Vorgänge an, wartete ihre endliche Gestaltung ab, und reichte am 21. Merz 1840 meine Denunciation gegen die C. bei dem Wohllöbl. Land- und Stadtgericht zu C. schriftlich ein. Sie enthielt eine ausführliche Schilderung der Leiden des C. und der sich an diese anschließenden Erfahrungen, folgerte aus jenen, daß sie deßhalb eine Folge einer Arsenikvergiftuug sein müßten, weil dieselben nach der ärztlichen Erfahrung aller Zeiten weder durch sogenannte Säftekrankheiten, wie Gicht, Rheumatismus, Lustseuche, Skropheln, noch überhaupt durch eine aus der Organisation des Körpers selbst ins Leben gerufene Ursache erzeugt sein könnten, ausschließlich also durch eine dem C. von außen obtrudirte Ursach ihre Verwirklichung erreicht hätten, daß sich diese nur in der Wirkung der Metalle auffinden ließe, unter diesen aber auch nur in der des Arsenik, indem alle übrigen Metalle in ihrer Wirkung auf den Organismus durch eine andere Form der Lähmung charakterisirt würden, weil sie in ihren Anfängen entschieden, auch nach dem Geständniß des Dr. N., mit den Wirkungen einer akuten Arsenikvergiftung, in ihrem weitern Verlauf nur mit den langwierigen Folgen einer Arsenikvergiftung bei dem von mir beobachteten Diener der Ursinus übereinstimmten; aus diesen, daß die Vergiftung in der Absicht der Frau des C. gelegen haben müsse, weil sie selbst und eigenhändig alle die Speisen zubereitet habe, deren Genuß die bekannten Wirkungen des Arsenik immer folgten, weil sie die Reste derselben, wie wir sehen werden, nach eigenem Geständniß und nach dem des Dr. N. ausdauernd jeder zufälligen und absichtlichen Prüfung entzog, weil sie selbst das nach ihrem Genuß Erbrochene für die Untersuchung nicht erhalten wissen wollte, weil sie endlich, mit der Anklage der Vergiftung bedrohet, dieser durch die schon namhaft gemachten Opfer vorzubeugen strebte.

Dies suchte man um so sicherer dadurch zu erreichen, daß man den C. zu ewigem Stillschweigen über alle diese Vorgänge verpflichten wollte. C. wußte aber selbst gar nicht, was er mit ihnen anfangen sollte, hätte nur am ungeeigneten Orte darüber gesprochen, sich dadurch noch mehr geschadet und so war hier die Vorsicht der C. nicht nur überflüssig, sondern steigerte auch den Verdacht über sie noch mehr. Ich lebte dagegen in der Ueberzeugung des von der C. begangenen Verbrechens, konnte über eine Anklage derselben nicht mehr schwanken, und mußte sie trotz aller ihr folgenden Unbequemlichkeiten und mißliebigen Urtheile aussprechen. Aber nicht nur die zu ihr erforderliche Selbstverleugnung mußte geübt werden, sondern auch die darauf folgende Untersuchung weckte Schwierigkeiten und Collisionen so mannigfachster Art, daß eine große Fülle sittlicher Verpflichtung nöthig war, um sie nicht zu verschiedenen Malen absterben zu lassen. Ihr Gang, ihre Ergebnisse fesseln so sehr die Theilnahme des Arztes, Juristen und Philosophen, daß ich meine Schuldigkeit verkennen würde, wenn ich nicht über sie eine angemessene Rechenschaft folgen lassen wollte.

Der Decernent, Stadtgerichtsrath K. zu E, nimmt Einsicht von den C.schen Ehescheidungsakten, trägt am 2. April 1840 auf Ernennung eines Inquirenten an, welche am 3. ej. erfolgt und am 24. d. M. wird die Untersuchung mit der Vernehmung des C. eröffnet. Ueber seine Jugend, seine Bekanntschaft mit der H. A. L., seine Verbindung mit ihr, seine Beziehung zu der Wittwe P. spricht er sich in der bereits bekannten Weise aus, referirt auch über seine Leidensgeschichte im Sinne des Obigen und bemerkt außerdem: die

P. äußerte, daß sie sich als Wittwe freier fühle, als früher, und daß sie von meiner Frau hoffe, sie werde sich von einem Manne nicht kommandiren lassen. Diese erklärt dem C., er sei ihr zu schlecht, zu prachrig, lebe ihr nicht anständig genug, genüge ihren Wünschen nicht. Die Wirkung der Pflinzen erklärt die C. daraus, daß sie zu fett gewesen sein mögen und erzählt, daß die Katze den Rest der zweiten gefressen habe. Als die C. die Bemerkung macht, daß C. bald sterben werde und sich über etwanige Forderungen oder Schulden aussprechen möge, erwidert dieser: er sei erst vorigen Tages krank geworden und werde so schnell nicht sterben. Als Entgegnung hierauf muß er von ihr nun hören: „nichtswürdiger Kerl, wenn Du auch krepirst, an Dir ist nichts gelegen." Später äußert die C. in Uebereinstimmung hiermit: „Du verfluchter Kerl willst nicht krepiren, Du hast eine Pferdenatur, wenn ich das hätte durchmachen sollen, dann läge ich längst unter dem Zaune," und überschüttet ihn in Gegenwart der Schänkerin P. und Köchin G. mit kaltem Wasser.

Bei der am 30. April 1840 fortgesetzten Vernehmung erzählt C. ferner: am 3. Oktober 1839 aus der Stadt in meine Wohnung zurückgekehrt, finde ich dort die Wittwe P. bei meiner Frau. Die P. empfängt mich mit der Bemerkung, daß ich mich scheiden lassen möge, da ich meiner Frau zu arm sei. Auch ich wünschte geschieden zu sein, forderte mein Eigenthum zurück, sollte aber nur 200 Thaler zurückerhalten, welche mir auch am folgenden Tage durch den Polizeisekretair Thiel (inzwischen heimlich entwichen) in Verbindung mit der Wittwe P., mit dem Zusatz gebotenw urden, daß ich 100 Thaler schwinden lassen könnte, weil ich meine Frau ein halbes Jahr lang gebraucht hätte. Auf meine Entgegnung, daß ich eine Frau, aber nicht eine Hure gehabt hätte, entfernten sich Beide mit den Worten „mit dem Kerl ist nichts anzufangen." Gegen die Vorstellungen der P. und meiner Frau, nicht in das Krankenhaus zu gehen, mache ich geltend, daß ich es deßhalb thun müsse, damit ich in meinem Hause nicht vergiftet würde. Meine Frau will dies mit der Bemerkung entkräften, daß ich verrückt sei und sie nicht einmal wisse, woher sie Gift nehmen solle. Oft, wenn sie zuvor von den vorgesetzten Speisen essen muß, äußert sie die Frage: „glaubst Du noch, ich werde Dich vergiften?" Am 18. Oktober kehrt sie gegen 7 Uhr Abends von der Wittwe P. nach Haus zurück, eröffnet mir, daß sie mir Buttermus kochen lassen, es aber nicht selbst kochen wolle, sendet mir ein solches durch die Köchin G. nach oben, hat es aber dennoch selbst gekocht und ich muß wieder heftig brechen. Den Fuhrmann W. empfängt sie am andern Morgen mit der Bemerkung, daß er sich um unsere Angelegenheiten gar nicht zu bekümmern habe. Im Krankenhause bedurfte ich Wäsche und Betten, schickte zwei Mal den Krankenwärter deßhalb zu meiner Frau, erhielt aber das erste Mal nur ein Hemd und ein Taschentuch, und die Antwort, daß sie nicht mehr geben würde, da ich doch in 14 Tagen sterben müsse, das zweite Mal nur die Entgegnung: daß ich weder Geld noch Wäsche nöthig hätte, weil ich im Frühjahr doch krepiren müßte.

Nachdem ich etwa vier Wochen im Krankenhause gewesen war, erschien der Vorsteher desselben, Herr J. v. R., empfahl mir die Scheidung der Ehe, bot mir 233 Thaler 10 Sgr. im Namen der Wittwe P., legte mir die von mir später unterzeichnete Ehescheidungsklage vor, gegen die ich wiederholentlich protestirte, und kehrte mit ihr so lange und so oft zurück, bis er mir die zum Schreiben unbrauchbar gewordene Hand zur Unterschrift führen durfte. Ehebruch hatte ich nicht getrieben, konnte also auch nicht angeben mit wem, J. v. R. rieth anzugeben, es sei mit einer Unbekannten auf der Straße geschehen und ich solle mich freuen, auf diese Weise das Weib los zu werden.

Bei der später erfolgten Aufnahme der Verhandlung zur Scheidung der Ehe erklärten Justizkommissarius Y. und Justizrath K., dazu besonders deputirt, die Unentbehrlichkeit genügender Gründe, also die Angabe des Ehebruchs und der Venerie, die ich nur unter der Bedingung zugab, daß sich auch meine Frau zu der Schuld derselben bekenne. Als die Verhandlung aufgenommen war, wurde mir bemerklich gemacht, daß nun alle Anklagen und aller Streit ein Ende haben müßten, und daß es deßhalb angemessen wäre, die dem Schaper überlieferte schriftliche Mittheilung zu vernichten. Dies Loos hatte die Beantwortung der frühern Ehescheidungsklage, als der Herr Justizkommissarius Y. von der Wittwe P. für seine Mühe belohnt wurde. Er theilte mir mit, daß er sie zerrissen habe, handelte von nun an gegen mein Interesse, und ich mußte ihm für seine fernere Thätigkeit in meinen Angelegenheiten danken.

Nach den Versicherungen meiner Frau ist der Gastwirth P., ihr Schwager, eines natürlichen Todes nicht gestorben, sondern durch Chocolade im Jahr 1838 vergiftet. In eben diesem Jahr ist meine Frau schwanger gewesen und heimlich entbunden, was dem Dr. N. nicht unbekannt geblieben sein soll.

Inquirent fordert hierauf die vollständigen Manualakten des Justizkommissarius Y., erhält aber statt ihrer am 4. Mai 1840 die Antwort, daß Y. deßhalb solche Akten gar nicht besitze, weil er sich ganz auf eine mündliche Information beschränkt habe. Da dies nicht genügt, so wird Herr Y. am 6. Mai 1840 in einem besondern Termin vernommen und versichert nun: durch C. ausführlich darüber informirt worden zu sein, daß die C. vor ihrer Ehe schwanger gewesen sei, während ihrer Ehe an Venerie gelitten haben solle und während derselben wiederholentlich versucht habe, ihn, den C., zu vergiften. Nähere und entferntere Beweismittel, welche ihm bekannt geworden, habe er zu einer Beantwortung der Ehescheidungsklage benutzt und diese mundiren lassen. Dies habe die C. erfahren, ihn mit ihrer Schwester P. aufgesucht und solche Vorschläge gemacht, wie er sie für C. empfehlenswerth habe finden müssen. So sei eine gütliche Vereinigung zu Stande gekommen und bei ihr zugleich bemerkt, daß nun alle gegenseitigen Verunglimpfungen und Hetzereien enden möchten. Die C. habe bemerkt: jetzt sei jeder mögliche Streit ein für allemal gehoben und mit Rücksicht hierauf habe er die Manualakten vernichtet. Eine Denunciation gegen die C. habe er nicht begründet gehalten.

Eben in den Besitz dieser wichtigen Ermittlungen gelangt und lebhaft mit ihnen beschäftigt, spricht sich Inquirent gegen den jetzigen Stadtgerichts-Direktor S. und mich über die Größe und Erweisbarkeit der Verbrechen der C. in einem Augenblick aus, in welchem die C. vor unsern Augen vorbeigeht, so daß er uns mit ihrer Person, die uns Beiden fremd war, bekannt machen kann, und ist außerordentlich erfreuet, zu Ermittlung solcher Scheußlichkeiten besonders berufen zu sein. Dennoch will er die Untersuchungsakten reponiren lassen. Ein ganzes Vierteljahr hindurch erklärt er mir, die Zeit eigne sich noch nicht zur Fortsetzung der Untersuchung, die Akten seien in seinem Arbeitstisch verschlossen, um sie in günstigern Zeiten wieder daraus entnehmen zu können, und jede Spur einer Thätigkeit in dieser so wichtigen Angelegenheit verschwindet so daurend, daß man im Allgemeinen mit dem Gericht unzufrieden und die Redlichkeit des Inquirenten in Zweifel zu ziehen versucht wird. Endlich wird mir von einem Mitgliede des Stadtgerichts zu E. unter Staunen mitgetheilt, daß die Akten ein selbst ihm unbekanntes Dekret enthielten, nach welchem sie reponirt werden sollten, was mich zu dem Entschluß brachte, von nun an der Willkühr und dem Zufall mit aller Kraft entgegen zu arbeiten. C. mußte sich schriftlich beschweren und ich erklärte schriftlich und mündlich, daß ich nur mit Genehmigung Sr. Excellenz des Herrn Justizministers, selbst mit der Sr. Majestät, diese Angelegenheit tödten lassen würde, ließ mir auch bei spätern Rückgaben der Akten eine vollständige Quittung über sie geben, um einen möglichen Verlust derselben nicht entscheidend werden zu lassen.

Die Verfügung des Stadtgerichts war vom 12. Mai 1840 datirt und lautete: Der objektive Thatbestand eines versuchten Giftmordes würde im vorliegenden Falle nur durch ein ärztliches Gutachten festgestellt werden können, daß die äußern Erscheinungen bei C. nothwendigerweise nur eine Folge von beigebrachtem Gift sein können und müssen. Ein solches Gutachten wird mit Rücksicht auf die Krankheitsgeschichte und die Behandlungsweise des C. durch den Dr. N. und B. schwerlich ertheilt werden können. Dann fällt die ganze Sache über den Haufen. Eben so mißlich ist es mit dem subjektiven Thatbestande; es müßte nachgewiesen werden, daß grade die von der Frau dem C. beigebrachten Substanzen seinen jetzigen Zustand zur Folge gehabt und hervorgebracht haben, was bei dem Mangel jeglicher Spur zur Verfolgung und Untersuchung derselben sich gar nicht mehr feststellen läßt. Das Collegium hat daher mit Rücksicht auf den Inhalt der gegen C. sprechenden Verhandlungen in den Ehescheidungsakten beschlossen, daß keine Untersuchung eingeleitet werden soll, auch sollen fernere Vernehmungen, die nur sehr weitläufig und wie die nebenstehende (Justizkommissarius Y.) zeitraubend sein würden, für jetzt unterbleiben.

Nachträglich wird bemerkt, daß obige Verfügung auf den vom Inquirenten bei versammeltem Collegio in der Sitzung gehaltenen Vortrag erlassen worden ist.

Eine Beschwerde des C. bei dem Stadtgericht zu E. wurde am 4. August 1840 von dem Inquirenten ad acta geschrieben, eine andere bei dem Oberlandesgericht zu M. hatte die Verfügung des Letztern, vom 9. September 1840, auf Grund der erforderten und geprüften Akten, zur Folge; das Stadtgericht zu E. solle die Untersuchung mit möglichster Sorgfalt und Genauigkeit fortsetzen, weil nach der Anzeige des Schaper die Vergiftung des C. durch Arsenik im hohen Grade wahrscheinlich sei und weil C. Thatsachen angeführt habe, welche die C. derselben sehr verdächtig machten, auch solle es nach 6 Wochen Bericht darüber erstatten.

Am 28. September 1840 werden darauf zuerst 1) Fuhrmann M. W., 2) Köchin E. G. und 3) Dr. med. W. A. N. vernommen.

W. ist mit den Zwistigkeiten der Eheleute C. genau bekannt, weiß daß diese selten mit einander sprachen und wird von der C. aufgefordert, sich nicht in ihre Angelegenheiten zu mischen, als er mit dem Wagen den C. abholen will. Die Köchin E. G. hat ihn dazu aufgefordert, aber zugleich gebeten, der C. nichts darüber zu sagen, weil sie von dieser sonst gezüchtigt werden würde. Die C. will ihren Mann nicht fahren lassen, weil sie bereits zum Arzt geschickt habe und C. ist bereits außer Stande, sich anzukleiden, weil er die Finger nicht recht bewegen kann.

Die E. G. wird an diesem Tage nur darüber vernommen, ob sie wisse, an wen die Schänkerin W. P. gegenwärtig verheirathet sei, was bei ihrer Armuth und Abhängigkeit wohl nicht zu rechtfertigen sein dürfte.

Dr. N. sagt aus, daß die C. früher bei ihrer Schwester P. gelebt habe, daß ihr damals, noch unverheirathet, nicht die Periode verschwunden, der Leib aufgetrieben und der Verdacht der Schwangerschaft über sie entstanden sei. Untersuchung und Beobachtung habe ihm dieselbe nicht bestätigt. Verheirathet sei sie an einem syphilitischen Tripper, mit Geschwüren, venerischen Knoten und bedeutender Anschwellung der Schaamtheile verbunden, erkrankt und von ihm behandelt. Während dessen sei auch C. erkrankt an einem gastrisch-rheumatischen Fieber, habe am Tripper gelitten, mit dem er seine Frau nicht angesteckt haben wollte, habe aber auch seine Frau der Untreue nicht bezüchtigen mögen. Als die Frau zu Bett lag erkrankte C., gleich mit Schmerzen in den Beinen, äußerte viel später seinen Verdacht vergiftet zu sein, welchen Dr. N. auch der C. vorhielt, der diese aber nicht beunruhigte und auf den sie erwiederte: C. verderbe sich durch Kartoffeln, Fleisch, Bier, Branntwein den Magen und müsse dann brechen. Dr. N. erbot sich eine Krankengeschichte über Beide einzureichen.

Am 29. September 1840 wird die Köchin E. G. abermals vernommen und sagt das nach der bereits gelieferten Geschichte Bekannte aus, bestätigt namentlich die angeführten Leidensscenen bei C.; ihre Veranlassungen, die Handlungen und Anordnungen der C. und das Auffinden der eigenthümlichen Substanz in dem Kessel, in welchem das Mus bereitet war. Diese war grieslich, weiß, zerrieb sich wie Kalk zwischen den Fingern, und betrug etwa die Quantität, welche hinreicht, einen Theelöffel halb zu füllen.

Krankheitsgeschichte des Gastwirths C. und seiner Ehefrau.

Am 5. September 1839 gegen Abend kam die Frau C. in Begleitung ihrer Schwester, der Wittwe P. zu mir um mich wegen eines schon eine Zeit bestehenden, und jetzt sich sehr verschlimmernden venerischen Uebels an den Geschlechtstheilen, wogegen sie noch nichts gründlich gebraucht, da sie Anfangs der Meinung gewesen, es sei nichts Bösartiges, ärztlich zu Rathe zu ziehen, da sie nun wohl einsehe, daß sie durch ihren Mann, der wie sie nun wisse, schon länger heimlich an sich curire, venerisch angesteckt sei. Die sogleich vorgenommene ärztliche Untersuchung zeigte mir, daß sie in einem hohen bösartigen Grade an syphilitischem weißen Flusse mit bedeutender Geschwulst der Schaamlippen, venerischen Knoten und Geschwüren derselben und großen Excoriationen der Scheide litt, die nur durch Ansteckung, nach ihrer bestimmten Angabe durch ihren Mann entstanden sein konnten, und durch offenbare Vernachlässigung bei schon längerem Bestehen einen solchen Grad erreicht hatten. Ich leitete sogleich die nöthige und zweckmäßige Cur ein, mit der unabänderlichen Bestimmung, daß solche nur bei beständigem Aufenthalte im Bette vorgenommen werden könne, welchen Anordnungen sie auch prompt Folge leistete, so daß ich sie bei meinem Besuche am folgenden Tage in ihrer Wohnung bereits im Bette fand, welches sie auch bis zum 20. September hütete, bis zu welcher Zeit das Uebel schon so bedeutend abgenommen hatte, daß nur geringere Ueberbleibsel noch einige Wochen vorhanden waren, die bei fortgesetzter Cur, ohne daß sie weiter das Bett hüten durfte, allmählig gründlich und bleibend gelöst wurden.

Ihren Ehemann, den Gastwirth C., mit dem sie sehr unverträglich lebte, und der ihr als Ursache solcher Leiden, noch mehr zuwider geworden, sah ich zwar sogleich in seinem Geschäfte, sprach ihn aber erst nachdem ich etwa zwei bis drei Tage in's Haus gekommen war, wobei er auf mein Befragen mir zwar nicht gerade zugab, daß er die Frau angesteckt habe, jedoch auch durchaus nicht behaupten zu können meinte, daß die Frau mit einem Andern Umgang gehabt habe. Schon jetzt wurde es mir ziemlich sicher, daß offenbar nur er selbst die Frau angesteckt habe.

Nachdem C., der in den 14 Tagen, wo die Frau ganz zu Bette lag, allein sein Geschäft betrieben und besorgt hatte, bereits am 14. und 15. September über Unwohlsein, namentlich Kopfschmerzen, Appetitlosigkeit, Uebelkeiten und Schmerzen in den Beinen geklagt hatte, erkrankte er am 16. September bedeutend an einem vollständig ausgebildeten gastrisch-rheumatischen Fieber, mit namentlich heftigen Schmerzen in den Füßen und Beinen, so daß er außer verordnetem Brechpulver und der nöthigen Medicin, auch bereits am folgenden Tage Einreibungen und Einwicklungen der Füße und Beine bekam. Während der ersten fünf Tage seiner Krankheit blieb seine Frau auch noch zu Bette, worauf ich aber zugeben mußte daß sie aufstand, weil niemand da war, der sonst ihr Geschäft, die Gastwirthschaft, wahrnahm. Die Krankheit verlief ohne besondere und auffallende Erscheinungen bis zum 22. September, wo das Fieber ihn verlassen, die rheumatischen Schmerzen und Steifheit in den Füßen und Beinen aber verblieben. Am 20. September hatte er noch fiebernd ohne Erlaubniß Wein getrunken, und sich dadurch ein äußerst heftiges Nasenbluten zugezogen, was aber nach Anwendung der passenden Medicamente ohne weitere Folgen, als vermehrte Schwäche, vorüberging. — Am 23. September klagte er sehr über Brennen und Schmerzen in der Harnröhre, und die ärztliche Untersuchung ergab mir nun, daß er noch an einem starken Tripperausflusse mit entzündlicher Affection der Schleimhaut der Harnröhre und Röthung und Aufwulstung ihrer Mündung leide, worauf er mir dann zugab, daß er schon längere Zeit am Tripper gelitten habe, und derselbe nun wieder stärker zu werden scheine. Nun war es mithin unleugbar erwiesen, daß seine Frau durch ihn angesteckt worden war, was er auch nicht weiter zu leugnen versuchte. Ich verordnete ihm das nöthige Medicament gegen den Tripper, und schärfte ihm sehr ein die vorgeschriebene Diät genau zu halten, wogegen zu fehlen er in der beginnenden Reconvalescenz die größte Neigung hatte; doch schon am 25. September war wegen großer Diätfehler eine heftige Diarrhoe entstanden, die wieder eine Aenderung der ärztlichen Anordnungen und eine neue scharfe Ermahnung, folgsam in der angeordneten Diät zu sein, nöthig machten. Dessen ungeachtet aß derselbe bereits am folgenden Tage, wo er sich wieder wohler fühlte, mehrere nicht gestattete Speisen durcheinander, und trank dazu Bier, worauf ein fieberhafter Zustand, belegte Zunge, Bitterkeit und Kopfschmerzen sich einstellten, die vom 26. bis zum 27. September eine schlaflose Nacht zur Folge hatten, und am 27. die wiederholte Anwendung eines Brechmittels nöthig machten, wodurch nebst Schleim und Galle, halb verdaute Speisen ausgeleert wurden. Durch die danach gereichten passenden Medicamente, und einige Tage besser gehaltene

Diät besserte sich Patient bis Anfang Oktober so bedeutend, daß er aufzustehen versuchen konnte, was aber, wegen des noch hartnäckig fortdauernden rheumatischen Leidens der Beine und Füße, die ihm sehr steif und ungelenkig waren und schmerzten, nur auf kurze Zeit und mit vielen Beschwerden anging. Am 3. Oktober bekam er wieder nach dem Genusse hitziger Getränke heftiges Nasenbluten, welches die Anwendung passender Medicamente zur Stillung nöthig machte; auch wurden dadurch die Schmerzen in den Beinen wieder sehr gesteigrrt, so daß an demselben Tage eine andere Einreibung dafür verordnet werden mußte.

In die Zeit seiner Krankheit vom 6. bis zum 20. Oktober fallen nun die Zufälle, die er Vergiftungsversuchen von Seiten seiner Frau zuschrieb, diese Zufälle bestanden einzig und allein in einigemal sich wiederholendem Erbrechen nach dem Genusse ihm dargereichter Speisen, ohne Colik oder Magenschmerzen, oder sonstige unangenehme Empfindungen oder Schmerzen, ohne fieberhafte oder krampfhafte Zufälle, wobei Appetit, Schlaf, Leibesöffnung und das Allgemeinbefinden, bis auf die noch von der Krankheit vorhandene Schwäche, und den andauernden erwähnten Rheumatismus der Beine ungestört blieben. Jedesmal nach solchem Erbrechen konnte er mit größtem Appetit wieder essen, und schien es fortwährend sehr schwer ihm Maaß und Ziel in der Menge und Auswahl der Speisen und Getränke beizubringen. Nachdem er sich in den Kopf gesetzt, daß Vergiftungsversuche von seiner Frau, bei Darreichung einer Mehlsuppe oder Grütze an dem darauf folgenden Erbrechen eben beschriebener Art schuld seien, empfahl ich ihm, jedesmal das Erbrochene aufzubewahren, um zur Sicherheit den Inhalt chemisch prüfen lassen zu können, wiewohl ich ärztlich keinen reellen Grund, keinen Verdacht haben konnte, daß wirklich eine giftige Substanz in Anwendung gekommen sei, vielmehr das jedesmalige Erbrechen seiner mir nur zu bekannten Unmäßigkeit in Essen und Trinken und seinen Uebertretungen der vorgeschriebenen Diät zuschreiben mußte und konnte. Seine Frau deshalb offen und forschend befragend, erhielt ich von ihr die Antwort, ohne daß sie im mindesten verlegen, erschrocken oder betroffen dabei erschien, daß solche schändliche Beschuldigung ihm ganz ähnlich sehe, und daß er nur den rechten Grund nicht angeben wolle, weil er nur dann alles wieder ausbräche, wenn er sich mit dem, was er erlaubter Weise zu essen bekäme, nicht behelfen wolle, sondern sich außerdem Alles in Menge reichen ließe: Kartoffeln, Fleisch, Heringe, Bier, Liqueur,

Wein u. s. w., was er dann auf meine Vorstellung nicht ganz ableugnen konnte. Zu der Aufbewahrung und Prüfung des Weggebrochenen kam es immer nicht, weil er angab, sie ließe es immer gleich fortbringen indem sie meinte, wenn er sich wie ein Schwein befräße, und Alles ausbräche, könne solcher Schmutz doch nicht liegen und stehen bleiben. Auf meinen Wunsch, daß sie solches doch einmal thun möge, versprach sie es, jedoch kam es nicht dazu. — Sein ganzer körperlicher Zustand blieb übrigens bis zum 19. Oktober, wo er seinem Wunsche gemäß ins Krankenstift aufgenommen wurde, und auch fernerhin ganz zufriedenstellend, und so, wie es bei einem Reconvalescenten nach solchem Fieber, der obenein noch Diätfehler auf Diätfehler häufte, und so seine Genesung täglich erschwerte und verzögerte, nur zu erwarten war, bis auf das rheumatische Leiden der untern Extremitäten, welches mit dem ersten Beginn der Krankheit gleich heftig auftrat, und nach derselben eben so hartnäckig fortdauerte in eine Art unvollkommene rheumatisch-nervöse Lähmung derselben übergehend, die bei seinem vielwöchentlichen Aufenthalte im Krankenstifte, und dem Gebrauche dazu passend angeordneter innerlicher und äußerlicher Medicamente, ableitender Mittel, Bäder (so viel er damals vertragen konnte), und stets strenger, wenn gleich nahrhafter Diät: sich abwechselnd sehr besserte, so daß er umherzugehen anfing, bald wieder verschlimmerte, so daß er die Füße nicht gehörig aufsetzen, nicht stehen und gehen, wohl aber liegend jede Bewegung damit verrichten konnte, zuweilen keine, oft auch mehr oder weniger Schmerzen längst dem Verlaufe der Hüftnerven von der Hüfte bis zu den Fußzehen und Hacken zu erdulden hatte, die ihm zwar nicht oft, aber doch dann und wann schlaflose Nächte verursachten. Wenngleich seine Körperkräfte darunter litten, und er dabei zu einer völligen Restauration derselben nicht gelangen konnte, so blieb er doch dabei im Ganzen in verhältnißmäßig leidlich gutem Zustande, und besonders waren bei geregelter Diät, Appetit und Verdauung fast anhaltend gut und in normalem Zustande. Da ihm nach vielwöchentlichem Aufenthalte in der Anstalt, während welcher Zeit er gegen mich nicht mehr seiner Ideen über die vermeintlichen Vergiftungsversuche erwähnte, die Zeit seiner Heilung, die ich ihm zwar als wahrscheinlich, jedenfalls aber als unbestimmt langwierig von Anfang an prognosticirt hatte, zu lange zu währen schien, forderte und erhielt er seine Entlassung, von welcher ab ich ihn nicht mehr behandelt und gesehen habe, und nicht weiß, ob er bereits vollständig von seinem Uebel hergestellt ist oder nicht.

Aus der obigen Krankheitsgeschichte lassen sich nun folgende Resultate entnehmen:

1) Daß die verehelichte C. an einem offenbar durch Ansteckung mittelst unreinen Beischlafs entstandenem bösartigen venerischen weißen Flusse, nebst bedeutender Geschwulst der Schaamlippen, venerischen Knoten und Geschwüren derselben, und Excoriationen der Scheide litt, und daß ihr Ehemann, der noch an einem venerischen Tripper litt, ihren bestimmten und seinen schwankenden nicht gerade ablehnenden Aeußerungen nach, offenbar dieselbe angesteckt hatte, da überdieß nicht der mindeste Verdacht, selbst der Aussage des betheiligten Ehemannes nach, auf ihr ruht, daß sie mit einem Andern Umgang gehabt habe.

2) Daß der C. an einem gewöhnlich gastrisch-rheumatischem Fieber mit gleich im ersten Anfange beginnenden heftigem rheumatisch-nervösen Leiden der untern Extremitäten litt, ohne ungewöhnliche verdächtige oder ganz besondere Erscheinungen, als höchstens solche wie sie bei beginnender Reconvalescenz sich leicht vorfinden, wenn die Diät und das Verhalten nicht befolgt werden, wie sie sollen, und wie solches hier, selbst eingeständlich von seiner Seite, bereits vom 20. September an, vor wirklich beginnender Reconvalescenz nur zu oft der Fall war, und sich immer wiederholte, trotz des mir gegebenen Versprechens, nicht wieder solche Fehler zu begehen, die nur um so gröber wiederholt wurden, je mehr sie mir verheimlicht werden sollten.

3) Daß das in der spätern Zeit der Reconvalescenz wiederholentlich eingetretene Erbrechen, nach dem Genusse von Speisen nur den offenbaren Charakter eines Erbrechens von unmäßigem Genusse und Ueberladung des Magens an sich trug, und übrigens von keinen Symptomen begleitet war, oder solche Folgen herbeiführte, die auch nur geringen Verdacht genossenen den Speisen beigemischten Giftes hätten erregen können.

4) Daß das im Verlaufe der Krankheit zweimal vorgekommene heftige Nasenbluten, welches zuweilen bei diesen hier häufig vorkommenden Fiebern auch ohne äußere Veranlassung sich findet, hier offenbar durch den in seiner Lage besonders schäd-

lichen unpassenden und unerlaubten Genuß von geistigen Getränken und Bier herbeigeführt worden war, und keiner andern schädlichen äußern Einwirkung beigemessen werden konnte.

5) Daß endlich das Leiden der untern Extremitäten, welches sogleich mit dem ersten Beginne der Krankheit in seiner ganzen Heftigkeit mit auftrat, mithin nicht zu den heimlich und allmählig auftretenden entfernt ähnlichen Folgen gehören konnte, wie sie nach langsamer, vorsichtiger, lange Zeit hindurch versuchter Arsenikvergiftung in so kleinen Gaben, daß selten einmal Erbrechen hervorgerufen wird, auftreten können: daß dies Leiden offenbar ein rheumatisch-nervöses war, wie es ebenfalls bei uns nicht zu selten vorkommt, und daß es in seiner Heftigkeit, hartnäckigen Dauer und seinen Folgen, wie in allen seinen Symptomen, vollkommen diese Natur der Krankheit so deutlich darthat, daß dem ärztlichen Beobachter, der namentlich den ganzen Verlauf der Krankheit sich aufmerksam vor Augen stellte, kein Zweifel, keine Ungewißheit, kein Herbeiziehen ganz unwahrscheinlicher und unbegründeter, kaum entfernt ähnlicher Krankheiterscheinungen aus anderer Quelle einfallen konnte. — —

Diese obige Krankheitsgeschichte, und daraus entnommene gutachtlichen Gründe gebe ich hiemit nach meinem besten Wissen, der Pflicht und Wahrheit gemäß, ab.

C., den 13. Oktober 1840. Dr. N.

Die Schänkerin W. P., bis zum 15. September .1839 als Jungmagd und Schänkerin im Dienst des Gastwirth P., und nach dessen Tode in dem der Wittwe P., hatte sich inzwischen mit dem Fleischermeister Sch. in M. in Ostpreußen verheirathet und wurde von dem Stadtgericht daselbst am 17. Oktober 1840 vernommen. Sie war, weil C. erkrankt war, zur Unterstützung der C., von der Wittwe P. am 15. September, Nachmittags, in das Gasthaus zur St. D. geschickt, fand den C. an heftigem Erbrechen leidend, und mußte ihm dabei gleich die ganze erste Nacht behülflich sein. Sie hielt ihm den Kopf dabei, die C. aber kümmerte sich gar nicht um ihn, schlief ganz ruhig, war sehr lieblos gegen ihn und äußerte: „nichtswürdiger Kerl, wenn Du auch krepirst, an Dir ist nichts gelegen.“ Als sich C. bessert, wird die P. von der C. aufgefordert, den Arzt um ein Brechmittel für C. zu bitten, damit dieser nicht so bald genesen könne. Als die C. die ihrem Manne hingesetzte Biersuppe nicht zuvor kosten will, macht sie die Bemerkung, „wo werde ich von seiner Suppe trinken, die ich für ihn gemacht habe!" und untersagt ihren Leuten, von den Speisen, welche sie ihrem Mann bereitet, selbst zu genießen, oder auch nur dem Hunde oder der Katze davon zu geben, die Reste derselben gebietet sie dagegen stets in den Spüleimer zu schütten. C. hatte der Köchin G. befohlen, ihm die Speisen allein zu bereiten. Einige Mal geschah dies, und dann bekamen sie ihm sehr gut, aber die C. verbot dies mit den Worten, „wenn er das nicht will, was ich ihm koche, so soll er gar nichts bekommen" und hielt darin so sehr Wort, daß sie den Dienstleuten untersagte, dem C. auch nur ein Glas Wasser zu reichen. Aus Mitleid hierüber brachte ihm die W. P. zuweilen heimlich ein Glas Bier, Brod und Käse. Die von der C. aber bereiteten Speisen bekamen ihrem Mann selten gut, und er mußte stark danach brechen. Die C. ist eines Abends in der Küche ganz allein damit beschäftigt, etwas in einem Teller zu zerrühren, als die Köchin G. hineintritt, die C. erschrickt sichtlich hierüber und verläßt rasch die Küche. Nur auf einige Zeit wurde die W. P. der C. zur Hülfe gesandt, sie war im Dienst der Wittwe P., und hatte in deren Hause beobachtet, daß der Gastwirth P. ebenfalls an starkem Erbrechen gestorben war, daß sich Mann und Frau daselbst viel gezankt und gestritten hatten, daß sich die Frau über den Tod ihres Mannes zu freuen schien und daß man sich erzählte, der P. sei durch eine Tasse Chocolade vergiftet. Nach dem Genuß von Chocolade stellte sich auch das Erbrechen ein und dauerte acht Tage.

In der Denunciation war bestimmt ausgesprochen, daß C. durch Arsenik vergiftet sei, es mußte also auch die Frage erörtert werden, ob der Nachweis desselben in der Hand der C. nicht geführt werden könne, und es wurden die Hrn. Apotheker S. und S., welche sich im Besitz der Apotheke folgten, aus welcher die Arzneien für die Familie C. entnommen wurden, darüber vernommen, ob die C. Arsenik aus ihrer Apotheke empfangen habe? Beide verneinten dies entschieden. Bei der Leichtigkeit, auf weniger verdächtigem Wege Arsenik in seinen Besitz zu bringen, würde es nur noch eine Unvorsichtigkeit mehr bei der C. gewesen sein, wenn sie dasselbe in ihrer Apotheke gekauft hätte. Die gegenwärtige Betreibung der Gewerbe macht dies ganz überflüssig. In unserem Falle ist auf seine Quelle auch deutlich genug hingewiesen. C. eröffnete dem Stadtgericht zu E. am 26. December 1840, daß dieselbe dem

Waagemeister Schm. wohl bekannt sei. Vorgeladen theilte dieser darauf mit: P. kehrte einst mit seinem Fahrzeuge von Fr. a. d. O. zurück und bot Fayence zum Kauf an. Ich kaufte von ihm, und sah bei dieser Gelegenheit ein kleines papiernes Säckchen aus seinem Fahrzeuge in seine Wohnung tragen und in einem Spinde in seinem Zimmer verschließen. Er äußerte dabei „dies ist Futter für meine Ratten" und ich vermuthete also, daß es Arsenik war, auch war der Inhalt des Säckchens nicht hart, sondern dem Auge nach, so, als wenn Mehl darin wäre.

Am 13. November 1840 schritt man zu der Vernehmung des Dr. B., und wiederholte die der Köchin E. G. Jener referirte: Am 5. August c. kam der Gastwirth C., wie ich in meinem Tagebuche notirt habe, zu mir und bat, seine am weißen Fluß leidende Frau zu behandeln, ihn selbst aber zu untersuchen, weil auch er früher einmal einen Tripper gehabt habe, in K. in Pr. daran behandelt und davon genesen, auch bei genauer Untersuchung vor seiner Hochzeit durch ärztlichen Ausspruch ganz gesund erklärt sei. Ich fand ihn ganz gesund bei der Untersuchung, so daß er gar keine Ursach hatte, über irgend etwas zu klagen. Die Frau war mit dem weißen Fluß behaftet, dem sich auch Excoriationen der äußern Schaamtheile zugesellt hatten. Ich hatte gar keine Ursache, diesen Leiden eine syphilitische Natur beizulegen, wandte nur äußere Mittel an, sah die Geschwüre bereits am 28. August so weit in der Heilung vorgeschritten, den weißen Fluß so sehr gemindert, daß eine fernere Behandlung, für welche die C. nun dankte, überflüssig schien. C. konnte erwiesenermaßen seine Frau nicht angesteckt haben, machte aber seiner Frau den Vorwurf der Untreue nicht. Später sah ich, von Schaper aufgefordert, den C. öfter, sein ganzer Körper, besonders an den Extremitäten, war stark abgemagert, Hände und Füße zeigten einen besonders hohen Grad von Unempfindlichkeit und Steifigkeit, jene konnten nichts fassen, diese nicht gehen. Folge der Syphilis konnte dies nicht sein, wohl aber die der Cur derselben durch metallische Gifte, z. B. Quecksilber, deren Anwendung durch Erkältung gefahrvoll wird. Bald nach dem Abschluß der Cur der Frau C., bat mich C. abermals um Untersuchung und Zeugniß über und für sich, ich verwies ihn hiemit aber an den Physikus Schaper. Erscheinungen wie bei C. habe ich außerdem noch nie bemerkt.

Die Köchin E. G. fügt zu ihren frühern Aussagen: auch mir hat die C. untersagt, ihrem Mann Speisen zu verabreichen, und die Ueberraschung der C. durch mich eines Abends in der Küche hat ihre Richtigkeit. Sie war allein in der Küche, in welcher kein Feuer brannte, rührte auf einem Teller etwas, schien durch mein Erscheinen zu erschrecken und entfernte sich gleich aus der Küche. Die E. G. spricht ausführlich über die Absicht der C. das Nachtgeschirr zu zerschlagen, wenn Jemand versuchen sollte, dasselbe mitzunehmen, wie dies auch die W. P. gethan hat, es stimmt dies aber mit dem Geständniß der C. selbst überein, und ist durch dieses ganz unerheblich geworden.

Das Stadtgericht verlangte jetzt von mir ein Gutachten über den Krankheitszustand des C., zu dem ich mir noch die in der Apotheke vorräthigen Recepte der C.schen Eheleute erbat, und was ich, mit Rücksicht auf den Inhalt der vorgelegten Akten und der lange Zeit fortgesetzten ärztlichen Beobachtung ausgearbeitet, am 1. Februar 1841 abgab. Trotz seiner Mängel glaube ich doch, es vollständig geben zu müssen, weil es so mit dem Zusammenhange der Thatsachen am besten bekannt macht.

Einem Königlichen Wohllöblichen Stadtgerichte übergebe ich hiemit die C.schen Untersuchungs-Akten, die ich zur Anfertigung meines Gutachtens empfangen hatte; meine vom C. am 26. Februar 1840 diktirte Krankengeschichte, und das von mir am 21. December pr. geforderte ärztliche Gutachten. Dieses bestätigt die in meiner Denunciation vom 21. Merz 1840 enthaltenen Angaben, und begründet sie um so fester, als es überall die größte Uebereinstimmung derselben mit den Aussagen der Zeugen C., W., P., G., Y., so wie den wiederholten Aussagen des C. selbst nachweist. Es berücksichtigt zugleich, was verlangt wurde, die Angaben der DDr. B. und N. und wie ich glaube ausführlich und gewissenhaft. Die Angaben des Dr. N. sind nach Umfang und Inhalt sehr erheblich, isoliren sich aber nach allen Richtungen hin vollständig, indem sie sich nicht nur mit der (von C., C., W., P., G., Schaper gegebenen) Geschichte der qu. Ereignisse in fast steten, sondern auch mit den wissenschaftlichen Ansichten und praktischen Grundsätzen in vielfachen Widerspruch setzen. Deshalb ist es unerläßlich die vollständigen Akten, vorzugsweise aber die unverstümmelten Angaben und Gutachten der DDr. N., B. und Schaper sobald als möglich dem Wohllöblichen Medicinal-Collegium in Königsberg, oder der Hohen Deputation für wissenschaftliche Medicin in Berlin zur Revision und Begutachtung zu übersenden. Hiezu bedürfen sie einer Vervollständigung durch Beantwortung folgender Fragen:

I. Durch Herrn Dr. N.

1) Hat Herr Dr. N. die von ihm eingereichte Krankengeschichte vom 13. Oktober 1840 wörtlich so niedergeschrieben zur Zeit der Beobachtung im Jahre 1839, wie er sie abgefaßt hat, oder hat er auch nur so ausführliche Notizen in seinem Tagebuche, durch welches er sich nöthigenfalls ausweisen muß, aufgezeichnet, daß sich aus diesem seine im Jahre 1840 abgelieferte Krankengeschichte naturgemäß und zwanglos ergeben mußte, oder hat er beides nicht gethan?

2) Hat er es nicht gethan, so schrieb er sie rein aus dem Gedächtniß nieder, und wird dann ferner zu beantworten haben: ob er die von sich verordneten Recepte und zugleich auch die früher oder später durch die Frau des C. empfangenen Mittheilungen dabei benutzt habe?

3) Erinnert sich Dr. N. der Aeußerung gegen Schaper, daß auch ihm selbst die Leiden des C. rücksichtlich einer Vergiftung verdächtig gewesen seien, oder hat er sich nicht in einer Weise gegen den einen oder andern der übrigen Collegen ausgesprochen über die an C. gemachte Beobachtung?

II. Durch Herrn Apotheker St.

Hat derselbe der vom Schaper in den ersten Monaten des Jahres 1840 erhaltenen Aufforderung, die für C. und Frau verordneten, in seinem Besitze sich befindenden Recepte versiegelt zu asserviren, genügt? Sind dieselben in Original oder Abschrift in seiner Offizin, oder außer derselben von irgend jemand benutzt, nachdem er von Schaper obschon mündlich jene Aufforderung erhalten hatte?

III. Durch Herrn Gastwirth C.

Wurde die am 17. September 1839 verordnete Einreibung, die nur ein einzigesmal gemacht ist, und außer welcher auch nie eine andere Einreibung verordnet ist, über die sich also sehr leicht die Gewißheit ermitteln läßt, an Beinen und Füßen, oder wurde sie auf den Unter- oder Oberbauch eingerieben? Wurden schon im September 1839 oder erst später Einwicklungen der Füße verordnet oder zugelassen? Wurden außerdem noch Mittel, Senfteige u. s. w. angewandt, um ihm Linderung gegen die

Qualen der Brust, des Unterleibes, oder die Leiden der Füße zu bringen?

Die Beantwortung dieser Fragen ist unentbehrlich für unsere Medicinal-Behörden. Nützlich aber nicht durchaus nothwendig ist auch die: haben sich die DDr. H. und C. ebenso wie dies bereits von Dr. B. bezeugt ist von der Wahrheit der Beobachtung des Schaper überzeugt? Haben H., C. oder B. mit Herrn Dr. N. über dieselbe gesprochen, und hat er dieselbe nach seinen Aeußerungen nie und in keiner Beziehung verdächtig gefunden?

E. den 1. Februar 1841.

Schaper.

Am 21. December pr. ertheilte mir ein Königl. Wohllöbl. Stadtgericht zu E. den Auftrag, mit Rücksicht auf die Angaben der Aerzte N. und B. und meine eigenen Wahrnehmungen über den Krankheitszustand des C., die möglichen und wahrscheinlichen Ursachen desselben, und den gegenwärtigen Zustand desselben, eine umständliche Aeußerung und Erklärung zu fassen und abzugeben, und übersandte mir zu diesem Zwecke sämmtliche Denunciationsakten wider C. Diese enthalten:

I. Anzeige über eine wahrscheinliche Vergiftung des Gastwirths C. durch Arsenik, durch den Kreisphysikus Dr. Schaper zu E. vom 21. Merz 1840 fol. 2 bis incl. 4.

II. Aktenmäßige Aussage des Gastwirths C. vom 24. April und 30. April 1840 fol. 5 bis incl. 16.

III. Aktenmäßige Aussage des Herrn Justizkommissarius Y. zu E. vom 4. und 6. Mai 1840 fol. 17 und 18.

IV. Anfrage des Gastwirths C. fol. 19.

V. Bericht des Stadtgerichts zu E. an den Criminal-Senat des Oberlandesgerichts zu M. vom 8. August 1840 fol. 20.

VI. Antwort desselben hierauf vom 9. September 1840 fol. 21 und 22.

VII. Vorladung der Dienstbotin E. G. des Fuhrmann W. und des Dr. N. am 21. September 1840 fol. 23 und 24.

VIII. Aussage des W., der G., und des Dr. N. vom 28. September 1840 fol. 25 bis incl. 27.

IX. Aussage der G. vom 29. September 1840 fol. 28 und 29.

X. Aufforderung des Stadtgerichts zu M. durch das Stadtgericht zu E. die W. P., verehelichte Sch., zu vernehmen vom 6. October 1840 fol. 30.

XI. Krankheitsgeschichte und Gutachten über den Gastwirth C. und dessen Ehefrau geb. L. vom Dr. N. vom 13. October 1840 fol. 31 bis incl. 37.

XII. Die dazu gehörenden Recepte 17 an der Zahl und zwar 7 für die Frau C. und 10 für Herrn C.

XIII. Die Aussage der Fleischerfrau W. Sch. geb. P. vom 17. Oktober 1840 fol. 38 bis 42.

XIV. Aussage des Herrn C. L. Sch. vom 3. November 1840 fol. 43.

XV. Aussage des Dr. B. und der E. G. vom 13. November 1840 fol. 44 und 45.

XVI. Aussage des Herrn Fr. G. St. vom 25. November 1840 fol. 47.

Für die mir gewordene Aufgabe sind allerdings die Angaben und Beobachtungen der Aerzte B., N. und Schaper in den Vordergrund gestellt, aber auch die Angaben der übrigen Vernommenen, besonders die des C., W., der P. und G. sind von solcher Wichtigkeit für den geschichtlichen Theil des abzufassenden Gutachtens, daß ich im Uebergehen derselben eine Vernachlässigung meiner Pflichten erkennen müßte; deßhalb werde ich diese in eben dem Umfange benutzen, als es die Sache selbst, die zur Untersuchung und Beurtheilung vorliegt, gebietet. Außerdem aber sind endlich:

XVII. in den von mir bis auf den heutigen Tag fortgesetzten Beobachtungen, so wesentliche und ein höchst wahrscheinliches Resultat beleuchtende Umstände enthalten, daß ich im Laufe der Untersuchung mehrfach Bezug auf sie nehmen werde. Der Umfang der Untersuchung, der Gegenstand derselben, und mancherlei lästige, peinliche von ihr unzertrennliche Verhältnisse, mögen entschuldigen, wenn sich diese Arbeit wider die Forderung E. W. Stadtgerichts und wider meinen eigenen Wunsch etwas verspätet hat.

So genau als möglich werde ich das Wesentliche aus den Angaben der einzelnen Beobachter und Zeugen, je nach Zeit und Werth, in so weit es sich erreichen läßt, neben einander stellen, dann dasselbe gegen einander prüfen, und endlich aus dem ganzen, auf diese Weise beleuchteten Stoffe die naturgemäßen und also nothwendigen Folgerungen zu gewinnen suchen.

Wenn nicht Herr Justizkommissarius Y. durch die Aussagen der bei der Handlung selbst Betheiligten, der Wahrheit näher gebracht ist, als einer der übrigen Zeugen, so ist unter den Letztern

Herr Dr. N. als Arzt der C.schen Eheleute, durch Zeit und Gelegenheit besonders für die Ermittelung der Wahrheit begünstigt gewesen, und seine Angaben verdienen demnach zuerst berücksichtigt zu werden.

Herr Dr. N. giebt an: Frau C. bittet am 5. September 1839 wegen eines schon einige Zeit bestehenden, sich sehr verschlimmernden venerischen Uebels an den Geschlechtstheilen, wogegen noch nichts gründlich gebraucht, und was ihr durch ihren, schon länger an sich heimlich curirenden Mann mitgetheilt ist, um ärztliche Hilfe. Die sofortige Untersuchung überzeugt von der Gegenwart eines syphilitischen weißen Flusses im hohen bösartigen Grade, mit bedeutender Geschwulst der Schaamlippen, venerischen Knoten, Geschwüren derselben, und großen Excoriationen der Scheide. Einen solchen Grad hatten sie nur durch offenbare Vernachlässigung bei schon längerem Bestehen erreicht. Bei der nöthigen und zweckdienlichen Cur hatte das Uebel bis zum 20. September schon so bedeutend abgenommen, daß nur geringe Ueberbleibsel noch einige Wochen vorhanden waren, die bei fortgesetzter Cur gründlich und bleibend getilgt wurden. Es wurden verordnet: Aufenthalt im Bette, ein Decoct. conii. Hyox, Quercus mit Zusatz von Acetum saturninum zu Umschlägen, Glaubersalz, Senna mit mildem salzsauren Quecksilber verbunden, Aloe, Rhabarber und Spießglanzmoor in Pillen mit einander verbunden, eine Emulsion mit Bernsteinliquor und wässrigem Opiumextract. Siehe die Recepte.

Herr C. mit welchem seine Frau sehr unverträglich lebte, und der ihr als Ursache solcher Leiden, noch mehr zuwider war, gab anfangs nicht geradezu zu, daß er sie angesteckt habe, behauptete aber auch nicht, daß seine Frau mit einem Andern Umgang gehabt hätte, und Herr Dr. N. nahm schon früh mit Sicherheit an, daß er die Frau angesteckt habe. Bereits am 14. oder 15. September klagt derselbe über Unwohlsein, namentlich Kopfschmerzen, Appetitlosigkeit, Uebelkeit und Schmerzen in den Beinen, erkrankt am 16. September an einem vollständig ausgebildeten, gastrisch-rheumatischen Fieber, mit namentlich heftigen Schmerzen in Füßen und Beinen. Außer dem Brechpulver bekommt er die nöthige Medicin und am folgenden Tage Einreibungen und Einwicklungen der Füße und Beine. Die Krankheit verläuft ohne besondere und auffallende Erscheinungen, bis zum 22. September verläßt ihn das Fieber, nur die rheumatischen Schmerzen und Steifheit in Beinen und Füßen bleiben. Am 20. zieht er sich noch fiebernd, durch den Genuß von

Wein Nasenbluten zu. Am 23. klagt er über Brennen in der Harnröhre, Röthe und Aufwulstung ihrer Mündung. C. giebt zu daß er schon längere Zeit daran gelitten und seine Frau angesteckt habe. Diät und Arzneien werden angeordnet und verordnet, aber schon am 25. September werden diese, durch eine in Folge von Diätfehlern ausgebrochene heftige Diarrhöe unterbrochen. Am 26. ißt C. nicht gestattete Speisen, trinkt dazu Bier, es tritt ein fieberhafter Zustand ein mit belegter Zunge, Bitterkeit und Kopfschmerzen, Schlaflosigkeit, und am 27. wird ein Brechmittel nöthig. Schleim, Galle und halbverdaute Speisen werden ausgeleert. Diät und Arznei führen bis Anfang Oktober so weit zur Genesung, daß Patient nun versuchen kann aufzustehen, was aber während des hartnäckig fortdauernden Leidens der Beine und Füße, die sehr steif, ungelenk und schmerzhaft sind, nur auf kurze Zeit und mit vielen Beschwerden geht. Am 3. Oktober bringt der Genuß von Wein abermals Nasenbluten, und eine solche Steigerung der Schmerzen in den Beinen hervor, daß ein besonderes Verfahren deshalb nöthig, und eine neue Einreibung für die Füße verordnet wird. In die Zeit vom 6. bis zum 20. October fallen nun die Zufälle, die einer Vergiftung beigemessen werden. Sie bestehen in einigemal sich wiederholendem Erbrechen, ohne Colik oder Magenschmerzen, ohne Fieber und Krampf, wobei der nervöse Rheumatismus der Beine ungestört bleibt. Nach jedesmaligem Erbrechen tritt die zur Gewohnheit gewordene Unmäßigkeit des Kranken ohne Maaß und Ziel hervor, er überißt sich immer von Neuem. Er theilt indeß Herrn Dr. N. seine Besorgnisse mit, und dieser empfiehlt Aufbewahrung des Ausgebrochenen, oder der Speisereste, der Untersuchung wegen. Auch die Frau wird hiezu aufgefordert, aber es unterbleibt zufällig. Bis zum 9. October und auch ferner bleibt der Körperzustand des Kranken ganz zufriedenstellend, nur das Leiden der untern Extremitäten geht in eine unvollkommne rheumatisch-nervöse Lähmung über, welche sich bald bessert bald verschlimmert. C. kann die Füße nicht mehr aufsetzen, nicht stehen, nicht gehen, liegend aber jede Bewegung verrichten, hat zuweilen keine, oft aber auch mehr oder weniger Schmerzen längs dem Verlaufe der Hüftnerven. Vom 19. October ab lebt er viele Wochen im Krankenstift, erwähnt aber nie mehr der vermeintlichen Vergiftungsversuche. Auf sein Verlangen wird er aus demselben entlassen.

Resultate aus Obigem sind:

1) Die venerische C. war durch ihren Mann angesteckt.

2) Der C. litt an einem gastrisch-rheumatischem Fieber, und an den Folgen der Unmäßigkeit, die er selbst zugestand, wie solches geschildert ist.

3) Das in der spätern Zeit der Reconvalescenz wiederholentlich eingetretene Erbrechen, war nur Folge der Unmäßigkeit, und machte eine Vergiftung in keiner Weise verdächtig.

4) Das zweimalige Nasenbluten, sonst oft der Begleiter des rheumatischen Fiebers, war hier ausschließlich Folge des unmäßigen Genusses geistiger Getränke.

5) Das Leiden der untern Extremitäten war nur ein rheumatisch-nervöses, wie es bei uns nicht selten vorkommt. Es konnte dem ärztlichen Beobachter, der sich den ganzen Verlauf der Krankheit vor Augen stellt, gar nicht im Zweifel lassen, gar nicht verleiten, ganz unwahrscheinliche, unbegründete, kaum entfernt ähnliche Krankheitserscheinungen aus anderer Quelle herbeizuziehen, und hatte gar nicht entfernte Aehnlichkeit mit den Folgen einer langsamen, vorsichtigen und lange fortgesetzten Arsenikvergiftung.

Dieß Alles ist nach bester Wissenschaft, ebenso der Pflicht als Wahrheit gemäß.

Angabe des Herrn Dr. N. bei seiner Vernehmung am 28. September 1840:

Als die Frau des C. noch bei ihrer Schwester der Wittwe P. lebte, verfiel sie in den Ruf, schwanger zu sein, weil die monatliche Reinigung ausblieb, und der Leib stärker wurde. Nach ihrer Verheirathung litt sie an Syphilis, von der ihr Mann nicht geradezu zugeben wollte, daß sie seiner Frau von ihm mitgetheilt sei. C. litt am gastrisch-rheumatischen Fieber. Viel später als sich dieses ausbildete, glaubte er von seiner Frau vergiftet zu sein, und theilte dieses Herrn Dr. N. mit. N. befragt darüber Mad. C. und erhält zur Antwort: C. läßt sich Kartoffeln, Fleisch, Bier, Branntewein, Alles durcheinander geben, hält gar keine Diät nach ärztlicher Vorschrift, und dann ist es kein Wunder, wenn er brechen muß.

Herr Dr. B. behandelt die Frau des C. vom 5. bis zum 28. August (incl.) 1839 am weißen Flusse und Excoriationen der äußern Geschlechtstheile. Da Herr C. während dieser ganzen Zeit nicht nur völlig gesund, sondern in specie ganz frei von jeder syphilitischen Affection bei der wiederholten Untersuchung gefunden wurde, und gegen seine Frau die Vermuthung des Ehebruchs nicht begründet ansah, so hielt Dr. B. das Uebel für einen gutartigen weißen Fluß, behandelte es nach dieser Ansicht, und sah es am 28. August so weit gebessert, daß er eine fernere Behandlung für überflüssig halten konnte. Einen venerischen Tripper hier anzunehmen hatte er gar keine Veranlassung. Die Geschwüre sah Dr. B. beim Schlusse seiner Behandlung in der Heilung begriffen, der weiße Fluß war viel schwächer geworden. Bald nachher bat C. um ein Attest daß er gesund sei.

Längere Zeit nachdem dies geschehen beobachtete Dr. B. durch Schaper aufgefordert am C. einigemal: Der ganze Körper des Mannes war, namentlich an den Extremitäten, stark abgemagert, Hände und Füße hatten einen besondern Grad von Steifigkeit und Unempfindlichkeit, und C. konnte namentlich mit den Händen nichts fassen, auch hatte er in den Fingerspitzen kein Gefühl. Er bewegte sich nur mit Krücken in der Stube fort, sein Gang war ganz gelähmt. Diese Erscheinungen können nicht unmittelbare Folgen der Syphilis, wohl aber die der Kur derselben sein, wenn metallische Gifte angewandt sind, und eine Erkältung hinzugetreten ist. Erscheinungen wie ich sie am C. wahrnahm habe ich früher nie bemerkt.

C. erwähnte lange vor seiner Hochzeit in K. am Tripper gelitten zu haben, aber auch lange vor derselben von ihm, nach Versicherung seines Arztes, befreit worden zu sein.

Nach Dr. Schaper's Beobachtungen und Erfahrungen litt C. am 28. Januar 1840 an einer völligen Lähmung der Hände und Füße, welche gänzlich schmerzlos war, Beuger und Strecker auf ganz gleiche Weise befallen hatte, bei der Hände und Füße auffallend vertrocknet, wie mumificirt waren, so daß die Gelenk-Verbindungen unförmlich hervortraten, und die Oberhaut zahllose Falten bildete. Besonders abgemagert waren die Nagelglieder, und die Nägel daran hart, spröde, krallenartig. Bänder und Knochen waren nirgends aufgetrieben und Hände und Füße waren so vollständig gelähmt, daß sie, der Unterstützung beraubt, überall ihrer eigenen Schwere folgen mußten. Nur in den Handgelenken hatte sich eine geringe Muskelthätigkeit erhalten. Alle übrigen Gelenke des Körpers waren beweglich, kräftig, und der ganze Körper außerdem gesund. Die Unmöglichkeit, diese Erscheinungen als Folge der Gicht, des Rheumatismus, der Lustseuche, Skropheln, der freiwilligen Lähmung der Extremitäten (Paraplegie) anzusehen, führte zu der einzig möglichen, also nothwendigen, Annahme einer Metall-, und namentlich einer Arsenikvergiftung. Die vom 20 Januar bis 21. Merz pr. fortgesetzte Beobachtung, die Aussage des Kranken über den Verlauf seiner Leiden, die gegen Schaper ausgesprochenen Zweifel des frühern Arztes desselben, des Hrn. Dr. N., die gegen die Frau des C. auf Betrieb des Schaper eingeleiteten Maaßregeln, und deren Resultate, erhoben diese Annahme so sehr über jeden Zweifel, daß sie am 21. Merz 1840 als fest begründete Ueberzeugung zur Kenntniß des K. W. Stadtgerichts zu C. gebracht werden mußte.

Bis auf den heutigen Tag ist C. Gegenstand der Pflege und Beobachtung für mich geblieben. Was ich vor einem Jahr aussprach ist leider noch nicht widerlegt. Die Zehen an beiden Füßen sind fast noch ganz unbeweglich, haben kaum eine Spur von Gefühl wieder erlangt, Beugung und Streckung im Fußgelenk erfolgen sehr langsam, unter großer Anstrengung und in geringem Umfange. Die Seitenbewegung in demselben ist noch ganz unmöglich. Auf Zehen oder Ballen stehen kann C. noch gar nicht, und sein Gang ist schwer, langsam, mühevoll, in kurzer Zeit erschöpfend. Die Füße werden wie angehängte Gewichte dabei fortgeschleudert aber nicht gesetzt. Die Füße sind kalt, des Morgens taub und starr, aber schmerzlos und ohne jede Anschwellung. Der zweite und dritte Finger der rechten Hand können nicht vollständig gestreckt werden. Sämmtliche Finger sind taub, ohne klares Gefühl und haben das Tastorgan völlig verloren. Fassen kann C. damit, aber nicht festhalten: Zehen und die beiden genannten Finger der rechten Hand sind welk, etwas mager. Sonst ist C. völlig gesund, und namentlich von einem Zeichen der Syphilis während der ganzen Zeit meiner Beobachtungen auch nicht eine Spur zum Vorschein gekommen. Aehnliches habe ich unter etwa 50,000 Kranken nur ein einziges Mal, und zwar bei einem durch Arsenik vergifteten Diener des Geheimen Rath Ursinus gesehen.

C. selbst stimmt in seinen Aussagen so sehr mit den Aussagen der Zeugen W., P., G. überein, daß ich das wesentliche ihrer Angaben ganz passend mit einander vereinigen und zu einem vollständigen Bilde verschmelzen kann. Bald nachdem er seine Frau H. A., geb. L., geheirathet hatte, entspann sich zwischen ihnen Hader und Streit, und sie lebten sehr uneinig vom Mai bis September 1839, wo die Frau verschiedene Schritte that, um eine gerichtliche Trennung von ihrem Manne zu erzielen, was sie jedoch nicht so schnell erreichen konnte. Sie ist krank und wird von Dr. N.

behandelt, er aber ist völlig gesund, als er auf einmal während des Genusses von zwei Apfelpflinzen, welche ihm seine Frau selbst bereitet hat, in ein mit starken Leibschmerzen verbundenes Erbrechen verfällt, welches von 8 Uhr Abends bis 5 Uhr Morgens dauert. Am folgenden Tage, ebenfalls zum Abendessen, bereitet die Frau des C. eigenhändig Biersuppe, deren Genuß noch viel stärkeres Schneiden im Leibe und das heftigste Erbrechen hervorruft, welches die ganze Nacht anhält, und dessen Schilderung sehr gut von der Sch., geb. P., geliefert ist. Während der Kranke durch sein Leiden fürchterlich gemartert wurde, kümmerte sich seine Frau gar nicht um ihn, schimpfte ihn höchstens, und sagte sogar, daß nichts daran gelegen sei, wenn er auch krepire. Nach den Angaben des C. und der Sch., geb. P., muß das erste Erkranken am 14. oder 15. September in den Abendstunden erfolgt sein. C. giebt selbst den 15. als den Tag der Erkrankung an, sagt aber, es sei der Sonnabend gewesen, und dann muß es der 14. gewesen sein. Nachdem der Arzt zu Hülfe gerufen wird, muß die Sch., geb. P., welche im Dienst der Wittwe P. steht, auf einige Zeit zur Unterstützung der Frau C. in die St. D. gehen, weil C. krank ist und die Wittwe P. es so befiehlt. Sie hat hier nicht etwa die Klagen des C. über Kopfschmerzen und dergl. anzuhören, sondern sie muß ihm sogleich, und zwar eine ganze Nacht hindurch, bei den durch ein heftiges Erbrechen verursachten Qualen, denen er nach Mittheilung der Köchin G. schon seit dem vorigen Tage preisgegeben war, behülflich sein, was sie dadurch zu erreichen sucht, daß sie ihm den Kopf hält. Es ist dies von solcher Bedeutung, daß sie an das starke Erbrechen erinnert wird, an welchem ihr früherer Brodherr, der Schankwirth P., nach dem Genusse mehrerer Tassen Chocolade, starb.

Am 16. September eröffnet Herr Dr. N., der in seinem Gutachten der eben erwähnten und ohne Zweifel erwiesenen Leiden des C. gar nicht erwähnt, und dieselben also nicht kennen lernte, oder wahrscheinlicher bereits wieder vergessen hat, seine Behandlung mit einem Brechittel, dem er sogleich den Gebrauch belebender, nervenstärkender Arzneien folgen ließ. Diese muß er indeß am 17. schon wieder verlassen, und sich zu innern und äußern Schmerz und Krampf stillenden Mitteln wenden, weil, wie er angiebt, die Schmerzen in den Füßen zu heftig sind, weil aber, wie ich vermuthen muß, die Aufregung des Magens und Darmkanals, durch ein drei Tage lang unterhaltenes und befördertes Erbrechen, zu heftig geworden war, um nicht die Anwendung eines jeden fernern Reizes zu verbieten. Deßhalb glaube ich auch, daß die am 17. verordnete Einreibung dem Bauche und nicht den Füßen, denen weder der Kranke, noch die Zeugen zu irgend einer Zeit rheumatische Schmerzen zuschreiben, zugedacht war. Die P. und der C. werden hierüber die nöthige Auskunft und Gewißheit zu geben wissen.

Am 16., 17., 18. September genießt C. nur Medicin und Brodwasser. Am 19. Abends bereitet ihm seine Frau eine Biersuppe, welche er aber ebenfalls nicht trinkt, da sie sich weigert zuvor davon zu trinken. In dieser Zeit fühlt er sich matt und übel, ist aber übrigens gesund, nur ohne Appetit. Am 20. und 21. geht es besser, obgleich nach Dr. N. am ersteren Tage starkes Nasenbluten und vermehrte Schmerzen in Beinen und Füßen beobachtet sein sollen. Die Frau des C., damit unzufrieden, wird in ihren Schimpfreden so lästig, daß sich C. Sonnabend den 21. September (nicht am 22., der auf Sonntag fällt) nach oben betten läßt, und also von unten nach oben geht. Dies ist aber der C. nicht angenehm, und durch schmeichelhaftes Zureden bringt sie es dahin, daß C. zum Essen nach unten geht. Am 23. klagt C. über Schmerzen in der Harnröhre, es wird ein Schleimfluß aus derselben bemerkt. Wurden die Schmeichelreden etwa durch ein Mehreres unterstützt, woraus sich diese Erscheinung, unter den bereits bekannten Umständen, erklären ließe? Zwischen dem 24. und 27. verfiel C. nach Kaffe, Obstsuppe und Buttermus von Neuem dreimal in heftiges mit Leibschneiden verbundenes Erbrechen, gegen welches am 25. eine Emulsion (wegen Durchfall nach Dr. N., von dem aber keiner der Zeugen etwas sagt) und am 27. abermals ein Brechmittel gegeben wird. Letzteres entsprach ganz den Wünschen der Frau des C., welche dadurch zu erreichen hoffte, daß ihr Mann um so länger krank liegen müßte. Vor und nach dem 27. geht C. noch öfter an den gemeinschaftlichen Mittagstisch. Auch gegen den 17. October ist dies der Fall. Er will zu Abend mit der Frau und der P. gemeinschaftlich Milchsuppe essen, weist aber den ihm zugedachten Teller zurück, weil er bereits gefüllt war, ehe C. an den Tisch kam. Die P., welche zum Schenktische abgerufen war, fürchtete bei ihrer Rückkehr Verwechselung der Teller, aß aus Angst deßhalb nichts, und entschuldigte sich mit Unwohlsein. Nicht C. allein fürchtete also das Gift, sondern auch seine Umgebung. In den ersten Tagen des October, nach ungefährer Rechnung gegen den 3. dieses Monats, läßt sich C. von seinem Hausknecht anziehen und nach der Stadt führen, wo er die Herren X., Y. und

Dr. N. spricht, und namentlich diese beiden Herren mit seinen Besorgnissen bekannt macht. Herr Dr. N. soll auch hier seinen Verdacht über die ganze Angelegenheit geäußert und gerathen haben, von den verdächtigen Speisen etwas zur Untersuchung in eine Apotheke zu schicken, auch soll er gefragt haben, ob sich C. in das städtische Krankenhaus aufnehmen lassen wolle? Bis zum 18. October 1839 litt C. nun nicht ferner am Erbrechen, weil er entweder hungerte oder sich durch die Köchin G. oder die P., die hierin gegen den ausdrücklichen Befehl der Frau des C. handelte, die nothwendigsten Mundbedürfnisse bringen ließ, oder weil er die Frau C. zwang, zuvor von dem zu essen, was sie ihm vorsetzte. Am 18. October ließ er sich auch einmal Wein durch seinen Hausknecht holen. Gerade an diesem Tage gelang es seiner Frau, ihn nochmals, und zwar zum letzten Mal, mit Buttermus zu täuschen, indem sie es als von der Köchin G. zubereitet ausgab. Er erbrach sich abermals heftig danach, und floh nun am 19. October 1839 in das hiesige Krankenstift, wo er bis zum 27. Januar 1840 verblieb.

In allen Speisen und Getränken, nach denen das Erbrechen eintrat, bemerkte C. stets den barschen widerlichen Geschmack, den auch am 18. October die Köchin G. in dem genannten Buttermus kennen lernte.

Die verdächtigen Speisen, die Speisereste, das Erbrochene, wußte die Frau des C. stets der Untersuchung zu entziehen, und am 19. October scheute sie selbst das verdächtigste Verfahren nicht, um diesen ihren Zweck zu erreichen.

Nach ungefährer Rechnung aus den Angaben des C. fangen ihm zwischen dem 27. September und 1. October 1839 die Füße an abzusterben, und am 19. October sind die Hände schon so weit gelähmt, daß ihm deßhalb der W. beim Anziehen behülflich sein muß. Schon am Anfange des October mußte, wie oben gesagt, der Hausknecht den C. ankleiden und in die Stadt führen. Läßt sich dies nicht aus einer Gewohnheit erklären, so wird es schon jetzt Bedürfniß wegen mangelhafter Brauchbarkeit der Hände und Füße. Vom 14. bis 20. September zeiht den C. niemand der Unmäßigkeit. Am 20. macht er sich derselben nach Dr. N. schuldig, aber vom 23. bis 27. September erscheint sie grenzenlos. An diesen Tagen zählt aber C. selbst die Speisen auf, nach deren Genuß er gebrochen hat. Es waren: Kaffe, Obstsuppe (von Dr. N. selbst verordnet) und Buttermus. Mit letzterm wird er am 1. October abermals hintergangen, und bricht nochmal danach. Vom

1. bis 18. October 1839 läßt sich nicht in einer Angabe der Aerzte oder Zeugen nachweisen, daß C. gebrochen oder am Durchfall gelitten hätte, obgleich Herr Dr. N. von da ab die der Vergiftung dem C. verdächtigen Erscheinungen datirt. Nicht nach dem 6. sondern schon früher spricht der C. seine Besorgnisse hierüber aus, was auch den geschilderten Ereignissen nach natürlich und nothwendig war. Von der Unmäßigkeit des C. scheinen nur die Frau desselben, und durch dieselbe Dr. N. Kenntniß bekommen zu haben. Er selbst giebt ziemlich genau an, wovon er vom 14. September bis 18. October gelebt habe. Die P. und G. verdächtigen seine Mäßigkeit in keiner Weise, und geben ihm heimlich nur solche Speisen, von denen man Neigung zur Unmäßigkeit nicht vermuthen kann. Dr. H., der den C. statt meiner einige Zeit sah und behandelte, hat ihn nur folgsam und mäßig gesehen, und ich habe ihn nun bereits ein ganzes Jahr hindurch, nur höchst pünktlich, folgsam, äußerst genügsam gefunden, und darf ihm auch nicht einen Diätfehler zum Vorwurfe machen. Dr. B. sah ihn mehrere Wochen hindurch stets ganz gesund, gewiß nicht weil er unmäßig war. Statt der Unmäßigkeit sieht auch die P. die von Frau C. bereiteten Speisen als die Ursache des jedesmaligen Erkrankens an.

Hiemit glaube ich den geschichtlichen Theil des von mir geforderten Gutachtens erschöpft zu haben, und werde mich nun mehr zur Beurtheilung desselben wenden.

Bei der großen fast buchstäblichen Uebereinstimmung über alle gemeinschaftlich durchlebten und beobachteten Ereignisse in den Angaben von Dr. B., W., Schaper, C., P. und G. würde ein unbestreitbares Resultat sehr leicht aus denselben zu ziehen sein, wenn nicht die Angaben des Dr. N. bei jedem Versuch hiezu in den Weg träten. Deßhalb ist es vor allen Dingen nöthig, diese zunächst ihrem ganzen Werthe nach zu prüfen.

Am 5. September 1839 vertraut sich die Frau des C. der ärztlichen Obsorge des Dr. N., weil sie an den Geschlechtstheilen erkrankt ist. „Gegen ihre Krankheit ist noch nichts gründlich gebraucht, und es ist dieselbe offenbar vernachlässigt.“ Diese Behauptung widerspricht der Wahrheit geradezu. Herr Dr. B. behandelte die C. vom 5. bis incl. 28. August an der erwähnten Krankheit der Geschlechtstheile, untersuchte sie öfter, und überzeugte sich von einer so weit vorgeschrittenen Besserung, daß er am 28. August 1839 eine fernere Behandlung überflüssig halten konnte.

„Die Krankheit der C. ist ein bösartiger syphilitischer weißer Fluß, mit bedeutender Geschwulst der Schaamlippen, venerischen Knoten und Geschwüren derselben, und großen Excoriationen der Scheide, welcher längere Zeit bestanden hat, und durch den Ehemann C., der schon länger an sich heimlich curirt, durch Ansteckung mitgetheilt ist." Nach den genauen im Tagebuche des Dr. B. verzeichneten, gewissenhaften Angaben ist der C. bis zum 28. August 1839, als die Frau desselben bereits 23 Tage am weißen Fluß und Excoriationen der äußern Schaamtheile behandelt war, völlig gesund gewesen, hat also gar keiner Heilung von irgend einer Krankheit bedurft, und hat sich sogar später, als der Verdacht, er habe seine Frau durch Venerie angesteckt, auf ihn geworfen werden sollte, bei Herrn Dr. B. nochmals untersuchen lassen wollen, um die Bescheinigung völliger Gesundheit erhalten zu können. Außer den DDr. B., N., H. und Schaper hat C. in E. nie einen andern Arzt um seine Hülfe gebeten. Den Dr. B. zog er zu Rathe wegen der Leiden seiner Frau, und ließ sich selbst von ihm untersuchen, um Gewißheit über seine völlige Gesundheit zu erhalten. Den Dr. N. zog er zu Rathe bei eigenen heftigen Leiden des Magens und Darmkanals, während deren sich auch vorübergehend ein Ausfluß der Harnröhre zeigte. Dr. H. behandelte ihn an einem Wechselfieber im Sommer oder Frühjahr 1840, und Schaper behandelte ihn an einer Lähmung der Füße und Hände. Wo und wann hat er nun heimlich an sich curirt? Wie konnte der gesunde Mann, der nun namentlich von jeder syphilitischen Affection frei war, seine Frau anstecken? Die eine Behauptung ist ganz unwahr, und die andere ist es nicht minder. Unter Umständen wie die vorliegenden macht es den C. auch nicht einmal verdächtig, daß er lange vor Eingehung der Ehe am Tripper gelitten hat und völlig davon hergestellt ist, wie er durch eigenes Geständniß dem Dr. B. mitgetheilt hat. Es ist dies um so weniger der Fall, als er durch einen bloßen Tripper seine Frau nie mit der Syphilis hätte anstecken können. Der weiße Fluß, Excoriationen, Feigwarzen, aber nicht venerische Geschwüre hätten seinem Beischlafe folgen können. Aber er litt so wenig an einem Tripper als an der Syphilis, als seine Frau bereits erkrankt war, und konnte also seine Frau weder durch jenen noch durch diesen anstecken. Der zweite Theil der eben allegirten Behauptung des Dr. N. widerspricht demnach der Wahrheit. Ist nun aber der erste Theil derselben schon gegen alle Zweifel gesichert? Litt die C. wirklich an Syphilis, und glaubte Herr Dr. N.

selbst hieran? Unter den von Dr. N. angeführten Erscheinungen beweisen der weiße Fluß, die Excoriationen und die Knoten, wenn damit, wie zu vermuthen, Feigwarzen gemeint sind, an und für sich gar nichts für die Gegenwart der Syphilis, und nur in Verbindung mit syphilitischen Geschwüren, Hautausschlägen und Knochenleiden gewinnen sie für diese einen höhern Grad der Berücksichtigung *). Nun sollen auch syphilitische Geschwüre an den Schaamlippen gefunden sein; hatten diese Geschwüre alle characteristischen Kennzeichen wahrer Schanker, oder erwiesen sie sich durch Impfung als solche? Ist über ihre Natur nicht auf dem einen oder andern Wege der unumstößliche Beweis gewonnen, so bleibt dieses für jedes später zu fällende Urtheil zweifelhaft, um so mehr als Dr. B. die Hälfte der genannten Erscheinungen ebenfalls gesehen, beobachtet, behandelt und namhaft gemacht, und dennoch nur für die Zeichen eines gutartigen weißen Flusses gehalten hat. Hiezu hatte er auch sehr genügende Gründe in der vollkommnen Gesundheit des Ehemannes, und dessen Versicherung, daß er seiner Frau Untreue nicht zur Last legen könne. Aber auch Herr Dr. N. hielt seine eigene Behauptung entweder gar nicht oder doch nur für sehr kurze Zeit für begründet. Dies muß man nothgedrungen aus seinen ärztlichen Erfahrungen schließen. Vom 5. bis etwa 15. September werden örtlich Umschläge gemacht, die sich für die verschiedenartigsten äußern Leiden eignen, bei Syphilis aber namentlich ganz überflüssig sind. Am 5. wird ein Abführmittel aus Glaubersalz und am 9. ein solches aus Senna mit versüßtem Quecksilber verordnet. Vom 10. September bis zum Januar 1840, also länger als ein Vierteljahr werden Pillen aus Aloe, Rhabarber und einem sehr milden Spießglanzmittel angewandt. Gegen Syphilis ist dies Verfahren, besonders wenn sie einen so hohen Grad erreicht hat, als behauptet ist, nutzlos, ohne Methode, ohne Beispiel, und es wird deßhalb auch ohne Nachfolge bleiben. Dies macht die Ansicht des Herrn Dr. B. so wahrscheinlich, daß man sie als wohl begründet annehmen darf. Es macht aber auch höchst wahrschein-

*) Siehe Beiträge zu der Lehre von den syphilitischen Krankheiten von Dr. Hauk, im Magazin für die gesammte Heilkunde von J. N. Rust. Bd. 56. I. S. 3 ff. — Handwörterbuch der gesammten Chirurgie und Augenheilkunde von Walter, Jäger, Radius Bd. VI. S. 248 ff. Ricord, Simon, Eisenmann. A treatise on syphilis by H. Mayo. London.

lich, daß Dr. N. selbst zu der Zeit, als er die C. behandelte, die Gegenwart der Syphilis bezweifelte.

„Die C. hütete vom 5. bis 20. September, wie vorgeschrieben war, das Bett.“ Auch dies that sie nicht. Schon am 14. und 15. September bereitet sie eigenhändig die Speisen, denen C., die P. und G. so gefährliche Wirkungen zuschreiben. Herr Dr. N. befindet sich hier im Irrthum, und ist wohl durch seine Kranke betrogen.

„Schon am 20. September hat das Uebel der C. so bedeutend abgenommen, daß nur noch geringe Ueberbleibsel einige Wochen vorhanden sind.“ Weßhalb bleibt sie denn bei den angeordneten Arzneimitteln noch ein Vierteljahr lang? War doch die Leucorrhö etwa eine solche, wie wir sie hier nach oft wiederholten Erkältungen bei skrophulösen, lüsternen Weibern oft sehen?

„Als Herr Dr. N. am 23. September einen Tripper beim C. findet, giebt dieser zu, daß er schon längere Zeit daran leide, und es ist mithin erwiesen, daß er seine Frau angesteckt habe.“ C. konnte so etwas gar nicht zugeben, wie bereits in Obigem vollständig erwiesen ist, auch gab C. dem Dr. N. so wenig, wie irgend einem Andern zu, daß er die Frau angesteckt habe. Nicht für das ärztliche, wohl aber für das richterliche Urtheil, sind wegen dieses Umstandes die Zumuthungen und Aeußerungen der Herren Y., Th., v. R. von Bedeutung. Herr Dr. N., über die Dauer dieses Trippers im Irrthum, wie es in Obigem außer Zweifel gesetzt ist, um den Verlauf desselben unbekümmert, und mit dem Ende desselben unbekannt, wie aus der von ihm gelieferten Krankengeschichte, da sie desselben nicht weiter erwähnt, geschlossen werden muß, nennt ihn dennoch „einen syphilitischen“ und wendet einen, höchstens anderthalb Tage dagegen „Balsam. copaic. und Cubeben“ an. Nur am 23. und 24. September können hievon einige wenige Dosen genommen sein. Nach der Vorschrift enthielt jede Dosis nicht mehr als 2 Tropfen Balsam und 4 Gran Cubeben. Dies ist so wenig, daß die Homöopathie ihren Beifall nicht versagen würde, aber zu wenig, um die Ueberzeugung zu gewähren, daß Herr Dr. N. einen ansteckenden Tripper zu sehen geglaubt, und diesen damit zu unterdrücken beabsichtigt habe. Mit Fleiß bediene ich mich des Ausdrucks „ansteckend“, weil die wissenschaftlichen Forschungen*) einen

*) Siehe Hauck, Dieterich l. c. Eisenmann, der Tripper in allen seinen Formen und in allen seinen Folgen. 2 Bde. Erlangen 1830.

syphilitischen Tripper noch nicht haben auffinden können, und weil die Wissenschaft deßhalb für jetzt einen solchen noch nicht anerkennen kann. Was nun aber die Geschichte dieses Trippers betrifft, so entstand derselbe nach Relation des C. erst gegen den 23. September. Er schreibt ihn der in dieser Zeit genommenen sauren Medicin zu (Schwefelsäure am 20.). Ich bin im Zweifel, ob er nicht mit den am 21. angewendeten Schmeichelreden der Frau C. in Verbindung steht, oder mit der Wirkung des Arsenik *). Obgleich nun weder Dr. N. noch C. sich um denselben bekümmerten, verschwand er nach der Dauer einiger Tage ganz von selbst, kehrte nie wieder, und hinterließ durchaus keine Folgen. Was berechtigt nun noch zu der Annahme einer ansteckenden oder gar syphilitischen Natur desselben?

Die eine der beiden von Dr. N. gegebenen Krankheitsgeschichten, so wie die daraus gezogenen Folgerungen, sind in Obigem beleuchtet, und es ist als Resultat hervorgegangen, daß die C. durch ihren Mann nicht angesteckt werden konnte, daß Letzterer überhaupt während seiner Ehe nie an Venerie litt, ja sogar, daß die C. selbst höchst wahrscheinlich ebenfalls nicht venerisch (syphilitisch) war. Es ist, wie ich es nicht bezweifeln darf, der Beweis vollständig gegeben, daß Geschichte und Folgerungen sehr erhebliche Lücken und Irrthümer enthalten, daß sie eben so sehr mit den völlig erwiesenen Thatsachen, als mit den wissenschaftlichen Grundsätzen, und mit den Gebräuchen am Krankenbette in Widerspruch gerathen sind. Ist dies aber der Fall, so ist es Pflicht, auch den andern Theil seiner Arbeit gewissenhaft zu beleuchten.

„Nach Herrn Dr. N. erkrankt C. am 16. September 1839 bedeutend an einem gastrisch-rheumatischen Fieber, nachdem er am 14. und 15. über Unwohlsein geklagt hat. Die Krankheit verläuft bis zum 21. ohne besondere und auffallende Erscheinungen." Nun ist es durch die Aussage des C., der P. und G. erwiesen, daß ein sehr anhaltendes qualvolles Erbrechen vom 14. Abends bis 16. früh fast ununterbrochen fortgedauert hatte. Was wird unter diesen Umständen aus den allgemeinen Klagen über Unwohlsein, was aus dem Beginne der Krankheit

---

A. Simon, Versuch einer kritischen Geschichte der 2c. örtlichen Lustübel. 3 Thle. Hamburg 1830. Ricord, Traité des maladies vénériennes. Paris 1838.

*) Orfila's Toxicologie. V. Swieten, Commentaria. III. 228.

am 16.? Ist das nicht wahr, was Herr Dr. N. über die Ereignisse am 14. und 15. sagt, so bleibt es natürlich zweifelhaft, ob das der Wahrheit näher liegt, was er am 16. beobachtet haben will. C. erkrankt ferner bedeutend, aber die Krankheit verläuft ohne besondere und auffallende Erscheinungen. Wo liegt denn das Bedeutungsvolle des Erkrankens?

„C. litt namentlich an heftigen Schmerzen in den Beinen und Füßen, welche mit abwechselnder Stärke vom 16. September bis Anfang October so heftig und hartnäckig waren, daß Beine und Füße unvollständig gelähmt wurden. Erst gegen den October machte C. Versuche aufzustehen. Die Schmerzen hatten einen rheumatisch-nervösen Charakter, und ebenso die ihnen folgende Lähmung.“ Schon vom 21. September ab geht C. Trepp auf, Trepp ab, er steht Morgens auf, geht Mittags und Abends an den Tisch, an welchem ziemlich auffallende Scenen vorkommen, und in den ersten Tagen des October geht er sogar, von seinem Hausknecht geführt, in der Stadt umher. Dies Alles trotz eines am 23. erst endenden oder auch schon endenden bedeutenden gastrisch-rheumatischen Fievers, trotz einer stets durch Zwischenereignisse unterbrochenen Behandlung desselben, trotz der bedeutenden Schmerzen in Beinen und Füßen. Selbst die Reconvalescenz war vom 22. zum 23., also in kaum 24 Stunden, nach diesem bedeutenden unregelmäßig behandelten Fieber so weit vorgeschritten, daß dasselbe schon vergessen, und die Tripperkur frischweg begonnen werden konnte. Nur die Schmerzen, die gefährlichen in ihren Folgen so schrecklichen Schmerzen blieben. Was geschah hiegegen? Sie wurden, wenn es wahr ist, am 17. mit einem Kampferliniment und Einwicklungen bekämpft. Wenn ersteres nur zu drei täglichen Einreibungen — bei so heftigen Schmerzen sehr wenig — benutzt werden sollte, an den Beinen und Füßen, so hätte es höchstens nur zu vier Einreibungen ausgereicht, da zur Einreibung jedes Beines und Fußes, jedesmal ein Theelöffel voll erforderlich gewesen sein würde, aber nur etwa 10 Theelöffel voll vorhanden waren. Dies Mittel war also für diesen Zweck bereits am 18. September völlig verbraucht. Daß vom 18. September bis zum 3. October irgend etwas an ableitenden, beruhigenden, Säfte entziehenden Mitteln gegen die Schmerzen angewandt wäre, davon steht keine Silbe erwähnt. Es geschah auf arzneilichem Wege gar nichts dagegen. Am 3. October sollen sie aber auf einmal durch eine sehr kräftige, belebende, erregende Einreibung, eigentlich ein Waschmittel, vertilgt werden, was aber den ganzen October hindurch nicht erreicht zu sein scheint, da man seiner erneuten Verordnung vom 15. October abermals begegnet. Die Beschaffenheit des Waschwassers fordert weit mehr auf zu glauben, daß dadurch Leben und Kräfte geweckt werden sollten, als daß man dadurch Stillung der Schmerzen zu erreichen suchte. Dies, die gänzliche Gleichgültigkeit der Behandlung gegen das Fußleiden vom 18. September bis 3. October, das heftige Erbrechen, welches am 16. noch obenein durch ein Brechmittel unterhalten wurde, das absolute Schweigen des C., der P. und G. über Schmerzen in den Beinen und Füßen, und endlich die Versicherung des C., daß bereits gegen den Anfang des October die Füße angefangen hätten abzusterben, legen die Ansicht sehr nahe, daß C. gar nicht an solchen Schmerzen gelitten habe, als Herr Dr. N. angiebt, und daß die am 17. September verordnete Einreibung dem überreizten Unterleibe, aber nicht den Füßen zugedacht gewesen sei. Dies muß man um so mehr glauben, wenn man sieht, daß C. vom 21. September ab sich seiner Füße bedient zum Gehen in der Stube, und selbst zum Steigen der Treppe. Leider dauert dies nicht lange, und die Füße sind einige Wochen später gelähmt. Schon am 3. October muß sich C. ankleiden und führen lassen, und am 19. kann er die Finger nicht recht bewegen. Am 28. Januar war die Lähmung der Hände und Füße genau wie sie von mir beschrieben ist, und wie dies Herr Dr. B. bereits bestätigt hat. Eine organische Entartung, Mißbildung konnte man nirgends wahrnehmen. Nun aber erfolgte die Lähmung nicht urplötzlich, sondern allmählig, in Verlauf mehrerer Wochen. Ein nervöser Rheumatismus hinterläßt aber eine Lähmung, die langsam folgt, wie in der vorgefundenen Form, und eine solche steht einer anchylotischen Steifheit stets sehr nahe. Lähmt dagegen der Rheumatismus ein Gelenk urplötzlich, dann kann die Lähmung in der beschriebenen Form auftreten*), dann aber beschränkt sie sich sicher auf die eine oder andere Seite des Körpers, auf die obern oder untern Extremitäten, aber nie auf die Hände und Füße so ausschließlich, daß alle andern Gelenke ganz und gar unangetastet bleiben. Die Lähmung war also keine rheumatisch-nervöse, wenn dies auch Dr. N. behauptet.

---

*) Siehe die von mir nachgeschlagenen Schriften von Hippocrates, Galen, Celsus, Sydenham, Cullen, R. A. Vogel, S. G. Vogel, Reil, Naumann, Schönlein, Starck, Aretäus, Gorter, van Swieten ꝛc.

Von den Händen hat er dies ja auch nicht behauptet. Es ist wahr, die bedeutende jammervolle, das Gefühl auf's tiefste erschütternde, fast jede Selbsthülfe raubende Lähmung beider Hände hat Dr. N. vollkommen vergessen, wie einen auf dem Schlachtfelde übersehenen verlorenen Posten. Was lähmte denn die Hände? etwa auch die rheumatisch-nervösen Schmerzen in den Füßen? Es wird sehr schwer, eine Krankengeschichte wie die gelieferte vollständig zu finden, und doch verdammt sie einen Unglücklichen, seiner Ernährer und 'Erhalter beraubten jungen Mann, dennoch belastet sie ihn mit dem Verdachte der Unmäßigkeit, der Zügellosigkeit, der Pflichtvergessenheit. Er war grenzenlos unglücklich, er ist noch verstümmelt, deßhalb möge ihm die Wohlthat der Wahrheit werden, der Wahrheit, die der Himmel Niemandem, am wenigsten dem Unglücklichen versagt hat. Daß C. nicht unmäßig war, ist oben schon gezeigt, daß er seine Gesundheit nicht durch Zügellosigkeit verscherzte, ist oben ebenfalls bewiesen, daß er nicht pflichtvergessen war, zeigt er durch die Gewissenhaftigkeit gegen den Ruf der Treue seitens seiner Frau. Die Lähmung der Hände war ein so treues Bild von der Lähmung der Füße, daß eine und dieselbe Ursache zu beiden thätig gewesen sein muß; wurden die Hände durch eine andere Ursache, als einen nervösen Rheumatismus gelähmt, so wurden es auch die Füße.

Herr Dr. N. läßt den C. in der spätern Zeit der Reconvalescenz aus Unmäßigkeit in wiederholtes Erbrechen verfallen, was von keinen Symptomen begleitet ist, welche auf Vergiftung deuten, was aber den C. mit der Besorgniß erfüllt, vergiftet zu sein, und ihn veranlaßt, dies dem Herrn Dr. N. mitzutheilen. C. bricht aber in der spätern Zeit der Reconvalescenz nur ein einzigesmal, und zwar am 18. October 1839, besorgt aber schon im September vergiftet zu sein, was auch die P. sehr vorsichtig für sich macht, und theilt schon sehr früh, als sogenannter Convalescent, schon in den ersten Tagen des October Herrn Dr. N. seine Besorgnisse mit. Fand aber in dieser Zeit wiederholtes Erbrechen nicht statt, so konnten sich auch solche Erscheinungen dabei, die auf eine Vergiftung gedeutet hätten, nicht wiederholen. Diese waren längst zuvor beobachtet, und zeigten sich nur am 18. October noch einmal. „Zweimal blutet dem C. nach Dr. N. die Nase. Bei unsern gastrischen Fiebern kommt dies häufig auch ohne äußere Veranlassung vor. C. hatte sich aber das Nasenbluten ausschließlich durch Uebernahme von Wein und Bier zugezogen." Hätte C. am gastrischen Fieber gelitten, so konnte dies, wie bei hundert Kranken, auch bei ihm Nasenbluten herbeiführen, aber er muß und soll Fresser und Säufer sein, und so kann bei ihm nur eine Ursache dazu thätig sein, Uebermaaß geistiger, erhitzender Getränke. Dies Urtheil enthält eine Härte, die durch nichts gerechtfertigt ist, und setzt eine Erfahrung voraus, die sich auf keine Weise feststellen ließ, wie oben gezeigt ist. Wie nahe liegt hier die Frage: folgte das Nasenbluten nicht vielmehr dem enormen, so oft hervorgerufenen Erbrechen? „Nach Dr. N. hat das Leiden der untern Extremitäten gar keine Aehnlichkeit mit den Folgen einer langsamen, vorsichtigen, lange Zeit versuchten Arsenikvergiftung.“ Die Lähmung, welche der Arsenikvergiftung folgt, ist immer dieselbe, es mag diese rasch oder langsam, mit oder ohne Brechen zu derselben führen. Sie ist die Wirkung des Arseniks selbst, nicht die der Form seiner Gabe*).

„Die von Dr. N. beobachtete rheumatisch-nervöse Lähmung bei C. ist bei uns nicht selten.“ (l. c. fol. 37). Hier muß ich wegen mehrerer Einwände um Verzeihung bitten. Einmal hat Dr. N. nur eine halbe Beobachtung vor Augen, die andere Hälfte ist ihm überhaupt entgangen, und dann ist die Beobachtung nicht sehr genau, oder sie ist ihm entfallen, und dann ist er über den Umfang der von ihm gemachten Beobachtung im Irrthume. So wie sie uns vorliegt, dem Dr. B. und mir, und wahrscheinlich auch noch den DDr. H. und C., die ich der Merkwürdigkeit und Seltenheit wegen darauf aufmerksam machte, ist sie nicht nur hier, sondern auch überall, wo nicht Arsenik bergmännisch gewonnen wird, eine der seltensten Erscheinungen, und ich kann es durch mein Tagebuch nachweisen, daß ich unter etwa 50,000 Kranken nur den einen einzigen Diener der Ursinus, der durch Arsenik vergiftet war, kennen gelernt habe, der durch ähnliche Leiden für sein ganzes Leben verstümmelt war. Dr. B., der schon manchen Kranken gesehen hat, sah die Erscheinungen, die er am C. wahrnahm, noch nie. Trotz einer sehr genügenden Beschäftigung muß er also, eben so wie ich, eine solche bei uns nicht seltene rheumatisch-nervöse Lähmung noch nie gesehen haben. Ich bin fest überzeugt und habe die Versiche-

*) Toxicologie von Orfila übersetzt von Hermbstädt, Th. I. S. 172, 184. Dictionnaire des sciences médicales, T II. Arsenic, T. 43. Poison. Orfila über Arsenikvergiftung in Gazette méd. 9. Merz 1839. Neumeister, allgem. Repert. Neue Folge, IV. Bd. Leipzig 1840. S. 33.

rung schon darüber gehört, die Herren DDr. H. und C. theilen unser Loos.

„Dem Hrn. Dr. N. regte sich nie auch nur ein geringer Verdacht, daß den Speisen hätte Gift beigemischt sein können.“ Ich verbürge mich eidlich dafür, daß er mir das Gegentheil gesagt hat, und zwar wörtlich so, als ich es bereits am 21. Merz 1840 E. W. Stadtgericht mitgetheilt habe, so weit ich überhaupt im Stande gewesen bin, seine Aeußerung wörtlich zu Papier zu bringen. Er machte sie mir in der Brückstraße in der Nähe der Apotheke des Herrn H. Aehnlich sprach er sich gegen C. aus (fol. 10), dem er noch wie es scheint Schutz im Krankenhause anbot. Es fragt sich sogar, ob er sich nicht in ähnlichem Sinne gegen den einen oder andern der übrigen Aerzte ausgesprochen haben sollte. „Herr Dr. N. hält das Herbeiziehen ganz unwahrscheinlicher, unbegründeter, kaum entfernt ähnlicher Krankheits-Erscheinungen aus anderer Quelle für so überflüssig, daß es dem beobachtenden Arzte gar nicht einfallen kann.“ Diese Rüge eines Herbeiziehens nicht vorhandener Erscheinungen aus anderer Quelle kann nur auf die Angaben zielen, die durch mich zur Kenntniß eines W. Stadtgerichts gebracht wurden. Läge ihm bloß die Absicht zum Grunde, eine Ansicht geltend zu machen, und wären die möglichen Folgen daraus gleichgültig, mit größter Bereitwilligkeit wollte ich Dr. N.'s Rüge unerwidert lassen; aber jene Angaben sind mir durch mein Gewissen als pflichtmäßig und unerläßlich in die Feder diktirt, sie vertreten einen Unglücklichen, Verlassenen, Verstümmelten, durch irgend eine Unthat, deren Ermittelung leider nicht von mir abhängt, seiner wesentlichsten eigenen Hülfe beraubten jungen Mann. Sie stützen sich auf eine ganze, auf eine wahre Beobachtung, nicht auf eine halbe, nicht auf eine aus Irrthümern hervorgegangene, auf Irrthümer gestützte. Für eine solche ist jene Rüge zu keck, insofern namentlich, als sie den Eindruck, der durch eine solche Beobachtung hervorgebracht oder beabsichtigt ist, verstärken könnte. Hätte ich bis diesen Augenblick über die am C. gemachte Beobachtung schweigen können, so würde ich gegenwärtig mit um so dringenderen Gründen, mit um so gewisserer und noch mehr begründeter Ueberzeugung vermocht werden, dieselbe den für solche Ereignisse verpflichteten Behörden zur Kenntniß zu bringen. Was ich im Merz 1840 aussprach, war auf zu ruhigem, vorurtheilsfreiem Wege Ueberzeugung geworden, als daß es durch eine in vielen Beziehungen unbegründete, für die wesentlichsten Erscheinungen nur halbe Krankengeschichte hätte erschüttert werden können. Jetzt bin ich gezwungen hinzuzufügen: C. litt nie an einer rheumatisch-nervösen Lähmung der untern Extremitäten, C. litt nur an einer vollständigen Lähmung der Hände und Füße, wie solche nur, ausschließlich nur nach Metallvergiftungen beobachtet werden kann, und wie sie nach den bisherigen Erfahrungen nur nach denen durch Arsenik beobachtet ist*).

Mit innigem Widerstreben habe ich an der Arbeit eines erfahrenen, thätigen, geachteten Arztes so zahlreiche und erhebliche Mängel namhaft machen müssen. Gern hätte ich es unterlassen, aber meine Pflichten gegen die Wahrheit, meine Pflichten, die ich als Arzt, als Mensch, als Beamter nicht verletzen darf, verboten mir dies. Konnten aber diese Mängel nachgewiesen werden, konnten diejenigen derselben namentlich mit größter Entschiedenheit nachgewiesen werden, mit denen jede praktische und wissenschaftliche Folgerung, welche man aus jener Arbeit gezogen hat oder ziehen möchte, zerfällt, so fragt es sich, woher wurden sie denn möglich? Auch hierauf sehe ich mich genöthigt zu antworten. Herr Dr. N. scheint entweder gar kein Tagebuch über die Krankheiten des C.schen Ehepaars geführt zu haben, oder er hatte ein solches erst sehr spät, nach längst vorübergegangener Beobachtung entworfen. Daher die unbegreiflichen Lücken in den wesentlichsten Krankheits-Erscheinungen, daher die Irrthümer über die Entstehung und Bekämpfung derselben. Zu einer solchen Arbeit genügt auch das kräftigste Gedächtniß nicht. Herr Dr. N. wollte das Seine durch die bei der Krankheit des C.schen Ehepaars verordneten Recepte unterstützen. Hievon bin ich durch die von ihm in seinen Krankengeschichten angewandte, lückenhafte und rein formelle Zeitrechnung überzeugt. Herr St. wird also darüber Antwort geben müssen, ob jene Recepte im Original oder in Abschrift von Dr. N. abgefordert waren, und ob er die Original-Recepte versiegelt asservirt hatte, wozu er von mir den Auftrag schon vor Einreichung der Denunciation, also vor dem 21. Merz 1840 empfing, und wie lange dies geschehen sein kann. Versiegelt sind sie mir nicht übergeben.

*) Siehe Orfila Toxicologie. Neumeister l. c. Dictionnaire ll. cc. Vogt Lehrbuch der Pharmacodynamik. IV. Ausg. Gießen 1838. Die Artikel Arsenik, Quecksilber, Blei, Kupfer. — Sundelin Heilmittellehre. Berlin 1825. Art. Arsenik.

Aber nicht bloß aus seinen Erinnerungen, nicht bloß mit Hülfe der Recepte scheint Herr Dr. N. seine Krankengeschichten und die daraus gearbeiteten Resultate genommen zu haben. Die darin enthaltenen Anschuldigungen des C., die theils als unwahr nachgewiesen sind, die sich theils auf keine Weise begründen lassen, die theils endlich im Munde des Arztes über den Kranken eine unbillige Härte enthalten, legen mir den Glauben sehr nahe, daß bei denselben sogar die Versicherungen und Erinnerungen der Frau des C. benutzt worden seien. Herr Dr. N. wird diese drei letzten Annahmen widerlegen oder auch bestätigen.

Was überhaupt den Geist und den sittlichen Charakter des C. betrifft, so kann ich nach langer Beobachtung, und nach dem Inhalte seiner wiederholten Angaben, nur das Urtheil fällen, daß er ein schwacher, leicht zu überlistender und leicht zu täuschender Mensch, von geringer geistiger Bildung, aber wohlwollend, wahrheitsliebend, mäßig, pünktlich, folgsam, und in seinen traurigen Erfahrungen geduldig ist. Ich sah ihn nie anders als sehr nüchtern, fand sein Leben stets geordnet und regelmäßig, bemerkte nie in ihm irgend eine Neigung, Jemanden seiner Nebenmenschen zu verfolgen, selbst nie eine Anwandlung von Verfolgungssucht gegen seine Frau, deren Strafe sogar nicht einmal in seinen Absichten liegt. Er würde auch sie gerne frei und glücklich sehen, wenn er nur der Erfüllung des sehr bescheidenen Wunsches theilhaftig würde, daß er als ein Unglücklicher den lauten Vorwürfen und dem Gespötte seiner Nebenmenschen, was er beides unverdienter Weise tragen muß, entginge. Er darf deßhalb von der Einsicht, von der Weisheit seiner Richter erwarten, daß sie prüfen, ob er venerisch war, ob er seine Frau mit Syphilis anstecken konnte, ob er durch Unmäßigkeit wiederholt in Erbrechen, und zweimal in Nasenbluten verfiel, ob er durch Unmäßigkeit ein rheumatisch-nervöses Leiden der Füße und Beine so verschlimmerte, daß er an Händen und Füßen gelähmt werden mußte, oder ob er nicht vielmehr so durch die Wirkungen eines metallischen Giftes an Händen und Füßen gelähmt wurde; er darf dies von ihrer Gewissenhaftigkeit fordern. Sollte ihnen hierin die Quelle des Giftes ein Anstoß sein, so erlaube ich mir zu bemerken, daß der Besitz des Arseniks, wegen seines großen und gewerblichen Bedürfnisses, sehr erleichtert ist (man sehe nur die Akten über die Spornmacher W.sche Obductionssache), daß der Steueraufseher Sch. durch seine Aussage am 16. Januar 1841 die Wahrscheinlichkeit nahe legt, daß der verstorbene Kahnschiffer P.

Schwestermann der C., im Besitz einer nicht unbedeutenden Quantität Arseniks gewesen sei, daß das C.sche Ehepaar höchst unverträglich lebte, und die Frau gewöhnlich den Streit anfing, daß sich diese höchst lieblos gegen ihren Mann nahm, hoffend, der nichtswürdige Kerl werde bald krepiren, und im Krankenhause also nur sehr wenig Wäsche noch gebrauchen, daß die Frau des C. der P. aufträgt, vom Dr. N. noch ein Brechmittel zu erbitten, damit er, der C., um so länger krank sein müsse, daß die C. ihren Leuten untersagt, ihrem Manne irgend ein Nahrungsmittel zu verabreichen, um ihn zwingen zu können, die von ihr selbst zubereiteten Speisen zu sich zu nehmen, daß dem C. ausschließlich die Speisen schlecht bekommen, welche Frau C. selbst bereitet hat (er muß stark danach brechen), daß er sich nach allem Uebrigen wohl befindet, daß sie ihren Leuten streng untersagt hat, von den von ihr selbst für ihren Mann bereiteten Speisen etwanige Reste zu genießen, oder Katzen und Hunden zu geben, wohl aber befiehlt, dieselben sofort in den Spüleimer zu gießen, daß sie, bei Bereitung einer solchen Speise eines Tages durch die Köchin G. in der Küche überrascht, erschrickt und weggeht, daß die Köchin eines Tages (am 18. October) in dem von Mad. C. benutzten Kochgeschirre eine kalkartige zerreibliche Masse findet, daß die G. ein Buttermus, nach welchem C. am 18. stark brechen mußte, und welches seine Fran bereitet hatte, im Geschmack barsch, wie ganz altes Fleisch beschreibt, daß die C. am 18. October die Reste der verdächtigen Speisen verschüttete, und das Nachtgeschirr, welches das Erbrochene enthielt, wenn Jemand es versuchen sollte, es mitzunehmen, mittelst eines Besens zerschlagen wollte, und daß endlich die C. in der durch mich veranlaßten Verhandlung mit Herrn Justizkommissarius Y. freiwillig so günstige Bedingungen stellte, daß sie durch ihn als annehmbar empfohlen werden konnten. Das Gerücht über eine frühere Schwangerschaft der C., die Aeußerungen der P. über das größere Glück im Wittwenstande, die in den Akten enthaltenen Angaben über den Zwist unter dem P.schen Ehepaar, und die Todesart des P., darf ich für die mir gewordene Aufgabe gegenwärtig übergehen, glaube aber sonst jeden Umstand in der obschwebenden Untersuchung berührt und gewissenhaft beleuchtet zu haben, und glaube daher nunmehr zum Schluß übergehen zu können.

Durch die am C. beobachteten Krankheitserscheinungen gewann ich vor einem Jahre die feste Ueberzeugung, daß derselbe durch einen scharfen metallischen Körper vergiftet sein müsse. Er litt an der schon damals geschilderten Lähmung der Hände und Füße, die sich so wie sie gefunden war, aus Gicht, Rheumatismus, Skropheln, Rückendarre, Paraplegie (zwei Nervenleiden), Lustseuche unmöglich ableiten ließ, und deren Entstehung nur einer Metallvergiftung zugeschrieben werden konnte. Eine solche konnte man wegen völliger Gleichförmigkeit der Lähmung in allen Beugern und Streckern nur in der stattgehabten Wirkung des Arseniks sehen. Sorgfältige ein Jahr lang fortgesetzte Beobachtungen und Studien, die in den mir übergebenen Akten enthaltene Aussage von Sch., G, P., W., und die oft auf dieselbe Weise wiederholten Aussagen des C., haben mich von Tage zu Tage in dieser meiner Ueberzeugung stets mehr und mehr bestärkt. Auch die von Herrn Dr. N. gelieferte Krankengeschichte und die daraus gezogenen Resultate haben dies gethan, und entschiedener als früher sage ich E. W. Stadtgericht „C. ist durch Arsenik vergiftet."

Dieses mein Gutachten nach bestem Wissen und Gewissen gegeben zu haben, versichere ich an Eides Statt.

E., den 28. Januar 1841.

Dr. Schaper, Kreisphysicus.

Unentbehrlich zu diesem Gutachten sind die der C. und dem C. vom Dr. N. in den Monaten vom September 1839 bis Januar 1840 verordneten Recepte, die ich der Reihe nach deßhalb folgen lassen werde:

I. Für Mad. C.

Den 5. September 1839.

1) ℞ Herbae Conii. maculat. Unc. iij
Herbae Hyosc. Unc. ijβ
Cort. Quercus Unc. ij
Coqu. ex aqu. s. q. ad Colat. Unc. xxxvj
adde
Acet. saturnin. Unc. iij
Aquae lauroceras. Unc. j
M. D. S. zum Umschlage.

Den 5. September 1839.

2) ℞ Natri sulphur. Unc. jβ
solve in
Aqu. dest. simpl. Unc. vij
Syrup. simpl. Unc. j
Aqu. lauroceras. Dr. j
M. D. S. alle 2 Stunden 1 Eßlöffel zu nehmen.

Den 9. September 1839.

3) ℞ Fol. Sennae. Gr. xv
Hydrarg. mur. mit. Gr. iv
Sacch. alb. Scrup. ß
M. f. p. D. S. zur Abführung.

Den 10. September 1839.

4) ℞ Extr. Aloës aquos. Scrup. ij
Extr. Rhei aqu. Scrup. ij
Hydrarg. stib. sulph. Scrup. ij.
Succ. liqu. insp. q. s. ut f. l. a. pil. pond. Gr. ij
Consp. pulv. Lycop.
D. S. alle 3 Stunden 4 Stück zu nehmen.

Den 19. September 1839.

5) ℞ Semin. papav. alb. Dr. ijß
Tere aqua Chamom. Unc. ivß
Liqu. ammon. succinic. Scrup. ij
Extr. Opii aquos. Gr. j
Sacch. alb. Unc. ijß
M. D. S. alle Stunden 1 Eßlöffel zu nehmen.

No. 4 wurde zwei Mal im September, fünf Mal im October, fünf Mal im November und drei Mal im December, zuletzt am 22. December, reiterirt, die übrigen Recepte wurden nur ein Mal gemacht.

II. Für Herrn C.

Den 16. September 1839.

1) ℞ Rad. Ipecacuanh. Scrup. j
Tart. stibiat. Gr. ijß
M. f. p. D. S. Brechpulver.

2) ℞ Rad. Calami arom. Dr. ijß
Fol. Aurant. sicc. Dr. ij
Inf. aqu. ferv. s. q. ad. Colat. Unc. jv
adde
Spirit. sulph. aeth.
Ttrae Rhei vinos. ana Dr. j
D. S. alle 2 Stunden 1 Eßlöffel zu nehmen.

Den 17. September 1839.

3) ℞ Semin. Papav. alb. Dr. iij
G. mimos. Unc. ß
Tere c. aqu. Meliss. citr. Unc. vj
ut f. emuls. cui adde
Extr. Opii aquos. Gr. ij
Sacch. alb. Dr. ijß
Aeth. acet. Scrup. j
M. D. S. alle Stunden 1 Eßlöffel zu nehmen.

4) ℞ Ol. Hyosc. Unc. j
Liqu. Ammon. caust. Dr. j
Camphor. Scrup. j
M. D. S. zum Einreiben.

Den 18. September 1839.

5) ℞ Rad. Valer. min. Unc. ß
Inf. aqu. ferv. s. q. ad Colat. Unc. vj
adde
Liqu. Ammon. succinic. Scrup. ij
Aeth. acet. Dr. ß
Liqu. Laudan. Sydenh. Scrup. ß
Sacch. alb. Unc. ß
M. D. S. alle 1 bis 2 Stunden 1 Eßlöffel zu nehmen.

Den 20. September 1839.

6) ℞ Acid. sulph. dilut. Scrup. ij
Natri sulphur. Unc. ß
Aqu. dest. simpl. Unc. jv
Oxym. simpl. Unc. jß
M. D. S. alle Stunden 1 Eßlöffel zu nehmen.

7) ℞ Acet. saturnin. Unc. jß
D. S. zum Waschen.

Den 23. September 1839.

8) ℞ Balsam. copaic. Dr. j
Cerae alb. Dr. ß
Extr. aloës. aquos. Scrup. j
Extr. Hyosc. Scrup. ß
Pulv. Cubeb. tost. Dr. ij
M. f. l. a. pil. pond. Gr. ij
Consp. pulv. Lycop.
D. S. alle 3 Stunden 4 Stück zu nehmen.

Den 25. September 1839.

9) ℞ Mucilag. Salep
Aquae menth. crisp. ana Unc. iij
Aeth. acetic. Scrup. jß
Extr. Opii aquos. Gr. jß
Sacch. alb. Dr. jß
M. D. S. alle Stunden 1 Eßlöffel zu nehmen.

Den 27. September 1830.

10) ℞ Tart. stibiat. Gr. iijß
solve in aquae dest. simpl. Dr. ijß
M. D. S. Brechwasser.

Den 29. September 1839.

11) ℞ Ttrae Valer. aeth. Dr. ij
Ttrae Rhei vinos. Dr. ij
Ttrae Calami. Dr. jß
Aeth. acetic. Scrup. ij
Ttrae Opii crocat. Scrup. ß
M. D. S. alle 2 Stunden 30 Tropfen zu nehmen.

Den 3. October 1839.

12) ℞ Acid. sulph. dilut. Dr. ß
Aqu. dest. simpl. Unc. vj
Sacch. alb. Unc. ß
Syrup. Rubi Id. Dr. ij
M. D. S. alle Stunden 1 Eßlöffel zu nehmen.

13) ℞ Spirit. frumenti Unc. iv
Camphor. Dr. j
Liqu. Ammon. caust. Scrup. iv
M. D. S. zum Einreiben der Füße.

Den 15. October 1839.

14) ℞ Spirit. frumenti Unc. vj
Liqu. Ammon. caust. Dr. ij
Camphor. Scrup. ij
M. D. S. zum Einreiben.

Reiteraturen kommen bei diesen Recepten nicht vor.

Mit dem Gutachten übergab ich gleichzeitig die vom E. diktirte Geschichte seiner Leiden, deren Inhalt schon früher benutzt ist. Nun berichtete das Stadtgericht zu E. am 20. Februar 1841 an das Oberlandesgericht zu M., daß die C. höchst verdächtig sei, daß der Schaper bei seiner Ansicht verbleibe, daß man aber dennoch Anstand nehme, die Untersuchung gegen die C. einzuleiten, weil der Dr. N. den Zustand des C. für ein gewöhnliches rheumatisch-nervöses Uebel erkläre, und der objektive Thatbestand fehle, wenn sich dies begründen ließe. Man erlaube sich deßhalb anzufragen, ob nicht zuvor ein Gutachten des Collegii medici einzuholen sei.

Am 13. Merz 1841 ergeht hierauf folgende Antwort: bei dem wider die sep. C. vorhandenen erheblichen Verdachte der versuchten Vergiftung ihres Ehemannes, des Gastwirth G. C., und bei dem wiederholt abgegebenen, mit Gründen unterstützten Gutachten des Kreisphysikus Dr. Schaper, daß hier eine Vergiftung mit Arsenik stattgefunden, welches durch die vom Dr. N. ausgesprochene Ansicht nicht für widerlegt erachtet werden kann, geben wir Anweisung, gegen die sep. C. die Untersuchung auf Grund der §§. 858 und 864 des Strafrechts einzuleiten, auch die C. nach Vorschrift §. 206 und 208 der Crim.-Ordnung sofort zur Haft zu bringen.

Sollte sich im Laufe der Untersuchung gegen die Schwester der sep. C., die Wittwe P. ein Verdacht der Theilnahme an dem Verbrechen der versuchten Vergiftung des C. ergeben, so ist die Untersuchung auch gegen sie zu richten und auch sie alsdann zur Haft zu bringen. Der Beurtheilung des Stadtgerichts bleibt es überlassen, ob bei einem wider die Wittwe P. hervortretendem Verdacht der Theilnahme zur Unterstützung desselben eine Ausgrabung und Section der Leiche des Ehemannes der P. zu veranlassen ist, welcher nach den Aussagen des C. und der Fleischerfrau W. Sch., geb. P., in Folge des Genusses von Chocolade, nach heftigem Erbrechen, gestorben ist, und zwar nach dem allgemein verbreiteten Gerücht, an dem ihm durch die Chocolade mitgetheilten Gifte. Beachtenswerth ist hiebei die Aussage des Waagemeister C. Sch., nach welcher sich der verstorbene P. wahrscheinlich im Besitze von Rattengift befunden hat. Wiefern im Laufe der Untersuchung ein Gutachten des Medicinal-Collegiums einzuholen ist, bleibt gleichfalls der Beurtheilung des Stadtgerichts überlassen.

Mit Rücksicht auf die Aussagen des Dr. B., nach welchem die an dem Körper des C. wahrgenommenen krankhaften Erscheinungen eine Folge der Heilung der Syphilis durch metallische Gifte, wie z. B. Quecksilber, sein können, ist festzustellen, ob das venerische Uebel, an welchem der C. vor seiner Verheirathung gelitten, durch Anwendung metallischer Gifte, und welcher, geheilt worden ist. Sollte es der Fall sein, so hat sich der Schaper zu erklären, ob er die Möglichkeit anerkenne, daß der krankhafte Zustand des Gastwirth C. eine Wirkung jener Heilung durch metallische Gifte ist.

Nach Abschluß der Untersuchung sind die Akten zum Spruch einzureichen.

Am 23. Merz 1841 wurde darauf die sep. C. zur Haft gebracht, was sie bei ihrer Schuldlosigkeit für eine große Härte erklärte, und desselben Tages wurde auch eine Haussuchung bei ihr, jedoch, wie zu erwarten war, ohne allen Erfolg, vollzogen.

Die Nachlaß- und Testaments-Akten ergaben, daß der Gastwirth Fr. W. P. am 12. Merz 1838 „am hitzigen Fieber" gestorben war, mit seiner Frau, geb. L., ein gegenseitiges Testament errichtet hatte, in welchem sein Vater auf den Pflichttheil beschränkt war, und daß das ganze von ihm hinterlassene Erbe 102 Thlr. 2 Sgr. 9 Pf. betrug.

Der Gastwirth C. zeigte inzwischen dem Stadtgericht zu E. und dem Oberlandesgericht zu M. an, daß ihm seine Frau im Anfange ihrer Ehe gesagt habe: die P., ihre Schwester, sei eine schlechte Person, solle den P. vergiftet haben, und sie sei auch überzeugt, daß dieser eines natürlichen Todes nicht gestorben sei; man erzähle sich, daß der P. mit Chocolade vergiftet sei, auch den Behörden sei dies zu Ohren gekommen, aber diese verschuldeten, daß solche Schandthat nicht entdeckt würde. Deßhalb müsse er beantragen: 1) daß die Wittwe P. und die sep. L., die Mutter derselben, und die Triebfeder der Verbrechen, ebenfalls inhaftirt würden; 2) daß man die Leiche des P. ausgraben und untersuchen ließe; 3) daß das Ehepaar G. wegen außerehelicher Schwangerschaft seiner Frau vernommen würde und 4) daß man dem bisherigen Inquirenten die Untersuchung gänzlich entzöge.

Das Oberlandesgericht erinnerte darauf an Thätigkeit bei der Untersuchung, genehmigte aber den letzten Antrag nicht. Die Erinnerung scheint nicht zu gewissenhaft beachtet zu sein, doch die Ermittlung der Wahrheit konnte höchstens verzögert, aber nicht mehr unmöglich gemacht werden.

Am 24. Merz 1841 ist der Tischlermeister P. als Zeuge vorgefordert und erzählt: über den ihm bekannten C. habe er durch die Wittwe P. gehört, daß er im Krankenhause, bis über den Kopf venerisch, liege, sich darauf nach ihm daselbst umgesehen und ihn im kläglichsten Zustande gefunden. C. konnte nicht gehen, die Hand nicht aufheben und schrieb dies einer Vergiftung zu. Da er sich im Krankenhause nicht sorgsam behandelt sah, wünschte er aus demselben zu entkommen, bat, ihm dies möglich zu machen, was ihm P. mit Hülfe seines Fuhrwerks erfüllte, so daß er ihn erst in die Wollwebergasse und von da in die W.sche Badeanstalt fuhr. Dies führte zwischen Beiden ein vertrauteres Verhältniß herbei und P. beobachtet auch das Benehmen der C. gegen ihren Mann. Beim Sühneversuch erklärt sie, sich lieber ersäufen, als mit einem so schlechten Kerl vertragen und zusammen leben zu wollen. Etwas später sieht P. dieselbe vor C. auf den Knieen liegen und weinend bitten, sich mit ihr zu vertragen, was er mit der Bemerkung abweist, „Du willst mir wohl wieder was einrühren, siehst Du nicht meine verkrüppelten Glieder?" Nun wendet sie sich an P. mit der Bitte, eine gütliche Beilegung des Scheidungsprocesses zu vermitteln, wozu dieser sich verstehen will, wenn sie beweisen könne, ihren Mann nicht vergiftet zu haben. Als sie dies hört, ruft sie in höchster Aufregung aus: „meine Schwester, die Bestie, ist an meinem Unglück schuld, sie hat mich verführt." Auf Grund dieser Erfahrungen sprach P. überall seine Ueberzeugung, daß der C. durch seine Frau vergiftet sei, öffentlich aus. Dies hatte zur Folge, daß ihm zwei Mal durch einen Gastwirth F. Geldanerbietungen gemacht wurden, wenn er künftig darüber schweigen wolle.

C. bedarf des Geldes, P. fährt ihn deßhalb eines Tages zu seinem Gasthof zur St. D., findet dort die Wittwe P. und hört von ihr lachend äußern: mir kann keiner was thun, für Geld schmeiße ich den Leuten mit Steinen die Augen aus. Auf dem Rückwege fährt er mit C. zu dem Justizkommissarius Y., welcher ihnen die Beantwortung der Ehescheidungsklage vorliest, in welcher enthalten ist, daß der Gastwirth P. von seiner hinterbliebenen Frau vergiftet, der C. von seiner Frau ebenfalls vergiftet und ein von dieser geborenes, uneheliches Kind getödtet sei, und hinzusetzt: „nun C., übermorgen sitzt ihre Frau." P. ist darauf Zeuge bei der wirklich vollzogenen Scheidung der Ehe, sieht alle die von der Frau des C. gebrachten Opfer, und hört den Justizkommissarius Y. äußern „nun C. werden Sie von der Vergiftung doch weiter nichts sagen," worauf C. erwiedert „er habe darüber dem Schaper alles überlassen."

Am 28. Merz 1841 endlich beginnen die Vernehmungen der seit dem 23. ej. inhaftirten C. Ihre Eltern haben sich von einander getrennt, der Vater lebt seit 5 Jahren in einem Hospital, die Mutter bei der Schwester der C., der Wittwe P. Die C. ist seit Jahren der P. in der Wirthschaft behülflich gewesen, hat dafür Wohnung, Kleidung, Obdach erhalten, sich aber hieraus keinen eigenen Besitz schaffen können. Die Wittwe P. verspricht ihr einen solchen nicht, willigt aber mit der Mutter, der alten L., in die Verheirathung mit C. Diese führt kurze Zeit zu einer glücklichen Ehe, aber bald wird diese durch die Eifersucht des C. getrübt. Er will nicht, daß seine Frau ferner zur Schwester P. gehe, um nicht dort zum Liebeskram gebraucht zu werden, will auch die P. nicht in seinem Hause wissen und so sehen sich die Schwestern äußerst selten. C. will der P. die Rechtmäßigkeit aller ihrer Forderungen bestreiten, sucht seine Frau ebenfalls hiefür zu gewinnen, erreicht dies aber nicht. Erst im Herbst 1839 soll die Wittwe P. ihr Geld zurückgefordert und sich deßhalb an den Justizrath X. gewendet haben. Dieser läßt den C. zu sich kommen und verhandelt mit ihm über die Scheidung der Ehe, während welcher die C. nie mit einem andern Manne zu thun hatte und die sie als wirkliche Jungfrau schloß. Im Juli 1839 wurde sie schwanger, das damit verbundene Unwohlsein macht den C. aber unzufrieden. Die schon zeitig ausbrechenden Mißhelligkeiten sucht die Wittwe P. auszugleichen, aber ohne Erfolg. C. nahm schon als Bräutigam heimlich Arznei und wiederholte dies bald nach der Verheirathung, kleine weiße Pulver mit Wasser, und schon im Juni 1839 war er an den Geschlechtstheilen krank. Bis dahin schliefen sie zusammen, dann erkrankte auch die C., wurde vom Dr. B. behandelt, wählte aber, da es immer schlimmer wurde, den Dr. N. Dr. B. behandelte auch den C., verschrieb ihm etwas, aber die C. weiß nicht, was. Als Dr. N. die C. acht Tage behandelt hatte, gab er ihr ein Attest zur Ehescheidungsklage, was sie zu dem Justizrath X. trug, ohne mit Mutter und Schwester hierüber gesprochen zu haben. Nun lebte C. ganz schaamlos, betrank sich täglich, lebte stets mit Dirnen, griff den Mädchen im Hause, besonders der Schänkerin P., immer unter die Röcke, aß und trank unmäßig, besonders Branntwein, und mußte dann brechen. Die Pflinzen, die Biersuppen erinnert sich die C. selbst gemacht zu haben, Mehlsuppe ebenfalls sehr oft, ob aber Kaffee und Obstsuppe weiß sie nicht mehr. Das von der Köchin G. bereitete Buttermus ließ die C. deßhalb einem Juden geben, weil Roggenmehl dazu genommen war, was für ihren kranken Mann zu grob war, und bereitete ein anderes aus Weizenmehl. Die Biersuppe, welche C. nicht trinken wollte, trank die C. zur Hälfte an seinem Bett, mit ihm zugewendetem Rücken, zur andern Hälfte in der Nebenstube aus, als sie aber vom C. hiezu aufgefordert war, that sie es nicht, weil sie Leibschmerzen hatte. Nach Schulden oder Forderungen fragte die C. ihren Mann nur im Scherz, mit Rücksicht auf seine vielfachen Verbindungen mit Frauenzimmern. Geäußert zu haben, daß ihn der Teufel holen könne, will sie nicht bestreiten, und ihn mit Wasser überschüttet zu haben giebt sie zu. Die Füße waren dem C. erst geschwollen und starben ihm dann ab. Als C. das von ihr bereitete Buttermus nicht essen wollte, schüttete sie es aus Aerger in den Spüleimer und setzte hinzu, dann soll er essen, was Hund und Katze frißt. Daß diese so wenig, als die Leute von seinen Speisen, oder den Resten derselben essen sollten, hatte sie aus dem Grunde geboten, damit sie, auf den Rath des Arztes nicht angesteckt würden. Den Teller mit Fischen setzt ihm die C. vor, der darauf gesammelten zerkochten Kartoffeln wegen, wie es ebenfalls der Arzt empfohlen hatte, die dem C. aufgeschöpfte Milchsuppe schüttet sie aus Aerger in den Spüleimer, weil C. ihr sagt, sie, die C., sei ganz überflüssig bei Tische. Die Schwester P., der Polizeisekretair Th., der Justizrath X. unterhandelten abwechselnd und gemeinschaftlich mit C. über die Scheidung der Ehe, boten ihm aber stets nur 200 Thlr., während er 300 Thlr. verlangte. In das Krankenhaus sollte C. des kalten, rauhen Wetters wegen nicht fahren nnd das Nachtgeschirr sollte nur seines Schmutzes wegen zerschlagen werden. Dem Krankenwärter will die C. alles übergeben haben, was C. vom Krankenhause aus gefordert habe, ohne sich irgend eine Bemerkung dabei erlaubt zu haben. Dr. B. soll schon erklärt haben, daß sie an Venerie gelitten habe, aber erst Dr. N. verordnet, daß die Eheleute nicht mehr zusammen schlafen und seitdem erst findet kein Umgang mehr statt. Vor seinem Aufenthalt in der W.schen Badeanstalt soll C. der Vergiftung durch die ihm dargereichten Speisen nie gedacht haben. Die C. besucht ihn hier zuweilen, um ihn zur Scheidung, oder zur Fortsetzung der Ehe zu bewegen, er will bald das eine, bald das andere, bis endlich der 3. Merz heranrückt, an welchem ein Termin zur Scheidung festgesetzt ist. Mit Rücksicht hierauf sucht sie den Mandatar C.'s, den Justizkommissarius Y., auf, der es dahin bringt, daß am 3. Merz, Nachmittags, durch Justizrath X. ein genügender Contract zur Scheidung aufgenommen werden kann. Tischler P. assistirt dem C. dabei, und als die C. diesem 500 Thlr. bietet, um ihn zur Scheidung zu vermögen, sagt jener „nun nimm Geld." Ihre eigene Angabe, vor der Ehe mit einem Manne zu thun gehabt zu haben, nimmt sie als unwahr zurück, gesteht aber zu, durch Justizkommissarius Y. mit dem ganzen Inhalt der Beantwortung der Ehescheidungsklage, wie er sie ausgearbeitet hatte, bekannt gemacht zu sein und versichert, daß Y. dieselbe, als er seine Gebühren empfing, freiwillig zerrissen habe. Die ganze Vergiftungsgeschichte ist dem C. nur durch den Tischler P. eingeredet.

Inquirent fand jetzt, daß Schaper eben so wohl als Dr. N. ungeeignet zu Abgabe eines Zeugnisses wäre, weil Beide Partei bildeten, schlug deßhalb vor, den Dr. H., welcher den C. ebenfalls beobachtet hätte, zu Abgabe eines Gutachtens aufzufordern, und that dies im Namen des Stadtgerichts zu E. am 13. April 1841 unter Bezeichnung der Fragen, auf deren Beantwortung es der richterlichen Behörde besonders ankomme. Am 7. Mai 1841 reichte hierauf Dr. H. sein Gutachten ein wie folgt:

Von E. W. hiesigen Königl. Pr. Stadtgericht ist unter dem 13. April a. c. die Requisition an mich ergangen „eine detaillirte Beschreibung des Zustandes, in welchem ich den Gastwirth C. in der W.schen Badeanstalt getroffen, und der krankhaften Erscheinungen an demselben zu liefern, auch den C. jetzt zu besichtigen, und über seinen Zustand zu berichten, und in Erwägung des Verlaufs der Erscheinungen, über die möglichen und wahrscheinlichen Ursachen derselben mich technisch gutachtlich zu äußern, dabei auch die Frage zu beantworten, ob jene Erscheinungen auch eine Folge metallischer, zur Cur venerischer Uebel angewandter Gifte, und welcher, sein könne?"

In folgendem werde ich mich bemühen diese mir gestellte Aufgabe nach meinen besten Kräften zur Erledigung zu bringen.

I. Detaillirte Beschreibung des Zustandes, in welchem ich den C. in der W.schen Badeanstalt getroffen.

Am 3. Mai 1840 besuchte ich im Auftrage des gerade erkrankten Herrn Kreisphysikus Dr. Schaper, den in der W.schen Badeanstalt hieselbst wohnenden Gastwirth C., um ihm wegen eines Wechselfiebers das Nöthige zu verordnen. Es befand sich derselbe in dieser Badeanstalt zum Gebrauche von Bädern gegen einen gelähmten Zustand seiner obern und untern Gliedmaßen, und er hatte sich zu diesem Zwecke daselbst wohnlich niedergelassen, weil er so unbehülflich war, daß er den Weg zum Bade von seiner sonstigen

Behausung aus nur in einem Wagen hätte zurücklegen können. Obgleich es mir oblag, das bei ihm durch die damals herrschende Krankheitskonstitution erzeugte intermittirende Fieber zu behandeln, so konnte ich doch die höchst eigenthümliche Beschaffenheit seiner Gliedmaßen füglich nicht unbeachtet lassen, eines Theils, weil sie möglicher Weise auf die Behandlungsweise des neuhinzugekommenen Wechselfiebers einen Einfluß haben konnte, andern Theils aber weil sich mir dadurch eine Species der Paralyse darstellte, welche mir in einer 18jährigen Praxis bisher nicht vorgekommen war. Ich fand den Kranken in einem an die Badekabinette angrenzenden Zimmer (Parterre) im Bette liegend, neben demselben zwei Krücken. Den Tag vorher hatte er den zweiten Fieberanfall gehabt. Er sah etwas bleich und matt, jedoch nicht kachektisch aus. Die Zunge war belegt, die Hypochondrien etwas gespannt, beim Druck empfindlich, die Stuhlausleerung normal, der Puls war fieberfrei, wie er es in der Apyrexie sein muß; im allgemeinen Befinden, und an den sonstigen Organen nichts von dem Abweichendes, was man sonst an einem Wechselfieberkranken zu beobachten pflegt. Die Arme und die Schenkel konnte er liegend nach allen Richtungen hin bewegen, die Hände aber waren gelähmt, weniger in der Handwurzel als in den Gelenken der Finger. Sowohl die Beuge- als Streckmuskeln waren unthätig, die Flexoren hatten indeß etwas Uebergewicht über die Extensoren, denn die Finger waren etwas gekrümmt, auszustrecken vermochte sie Patient aber gar nicht. Umfangreiche und schwere Gegenstände konnte er fassen und einigermaßen festhalten (es war ihm daher der Gebrauch der Krükken möglich), kleinere Gegenstände aber war er nicht im Stande aufzunehmen und zu halten, denn es mangelte ihm in den Fingern jedes feinere Gefühl, und selbst gegen geringe Verletzungen waren sie unempfindlich. Das Characteristische aber war ein auffallendes Geschwundensein im Umfange und in der Form der Finger, sie waren atrophisch (abgemagert), die Wölbung der Fingerspitzen fehlte gänzlich, die Haut hing faltig um die Knochen, und die Gelenke sahen daher ungewöhnlich dick aus, obgleich nicht die geringste krankhafte Ablagerung daran zu bemerken war. Von ähnlicher Beschaffenheit waren beide Füße, auch hier zeigte sich die Lähmung vorherrschend in den Streckmuskeln. Die Füße standen beim Liegen des Kranken auf dem Rücken nicht im stumpfen Winkel in die Höhe, sondern lagen schlaff niedergefallen auf dem Bette. Die Zehen waren gleich den Fingern abgemagert, welk, mit faltiger

Haut, und ließen sich durch den Willen des Kranken nicht ausstrecken Beim Gehen, entweder mit Krücken oder indem sich der Kranke an den Möbeln anzuklammern versuchte, war die Beugung in den Schenkel- und Kniegelenken zwar normal, die Füße aber schleppte er lose nach sich, ohne daß er nur im Mindesten darauf zu stehen vermochte. Ueber Schmerzen klagte Patient übrigens weder in den Händen noch in den Füßen, und Zittern war gleichfalls nicht daran zu bemerken. Früher muß dieser Lähmungszustand noch erbarmungswürdiger gewesen sein, denn es bestand derselbe nach Aussage des Kranken bereits seit Anfang October 1839, vor welcher Zeit er nie von irgend einer Schwäche in seinen Gliedmaßen etwas gewußt hat, und war seitdem durch die ihm gewordene Behandlung im Fortschritt zur Besserung. Diese Besserung ist denn auch im Zunehmen geblieben. Im September 1840 konnte er bereits die Krücken ablegen, und an zwei Stöcken nothdürftig gehen.

II. Bericht über den jetzigen Zustand des C.

Jetzt wo ich den C. im Auftrage Eines Wohll. Stadtgerichts von Neuem (den 21. April) besichtigt habe, hat sich der Zustand seiner gelähmten Extremitäten so sehr zu seinem Vortheile verändert, daß ihm der Gebrauch derselben zu seinen täglichen Geschäften wiedergegeben ist, allein dennoch ist eine höchst auffallende Schwäche darin zurückgeblieben. Finger und Zehen zeigen wieder fast die normale Fülle. Die Haut turgescirt wie bei einem gesunden Menschen, ist nicht mehr faltig und welk, nur die Finger und Zehenspitzen haben nicht ganz die gewöhnliche Wölbung; auch fehlt hier das feinere Gefühl. Wenn man nämlich die Haut mit einem spitzen Gegenstande reizt, so ist das Gefühl auf den Finger- und Zehenspitzen am geringsten, nimmt aber sichtlich an Intensität zu, je mehr man sich der Mittelhand- und Mittelfußgegend nähert. Sehr dünne und feine Gegenstände, ein Blättchen Papier, eine Nadel, kann er nur mit der größten Mühe von einem Tische aufnehmen. Er kann zwar schreiben, allein die Feder hält er nicht mit den Fingerspitzen, sondern kneift sie zwischen Daumen und Zeigefinger ein. Die Daumen und Zeigefinger vermag er völlig zu extendiren, nicht so vollständig aber die drei letzten Finger, es bleiben diese immer ein klein wenig gekrümmt. Weniger ist er im Stande die Zehen auszustrecken. Er tritt zwar mit den Füßen auf, aber nie mit den Zehen zuerst, sondern immer mit der ganzen

Sohle, weshalb sein Gang noch immer etwas eigenthümlich schwerfälliges an sich hat. Die Streckmuskeln der Füße zeigen auch darin ihre große Schwäche, daß er im Stehen nicht fähig ist seinen Körper auf den Zehen in die Höhe zu heben.

Das sonstige körperliche Befinden des C. ist zur Zeit durchaus normal. Er hat den besten Appetit und gute Verdauung, leidet weder an Verstopfung noch an Neigung zum Durchfalle, sein Schlaf ist gut, an keinem Theile seines Körpers sind Narben früherer Geschwüre zu entdecken, namentlich sind die Geschlechtstheile und die Umgegend derselben frei davon, ebenso findet weder am weichen Gaumen noch am Zapfen, noch an den Torsillen irgend ein Substanz-Verlust, oder eine auf frühere Geschwüre hindeutende Veränderung der Textur statt. Er hat weder an dem Kopfknochen, noch an einem seiner Gelenke eine krankhafte Auftreibung oder fehlerhafte Bildung, auch scheint endlich sein Drüsensystem gesund, indem ich nirgend eine angeschwollene oder verhärtete Drüse habe entdecken können.

III. Gutachtliche Aeußerung über die möglichen und wahrscheinlichen Ursachen der qu. Erscheinungen bei C.

Wenn es hienach meine Hauptaufgabe ist, aus der Beschaffenheit und in Erwägung des Verlaufs der bei C. bemerkten Erscheinungen, über die möglichen und wahrscheinlichen Ursachen derselben mich technisch gutachtlich zu äußern, so muß ich bemerken, daß ich, bei Unbekanntschaft mit den, auf die über ihn schwebende Rechtssache Bezug habenden Akten, der Beantwortung dieser mir gestellten Frage dadurch mich zu nähern bemüht sein werde, daß ich die verschiedenen, in ihren Erscheinungen und in ihrem ursächlichen Verhalten bekannten Formen von Lähmung einzeln durchgehen, und danach bei jeder darthun werde, ob derselben die hier gegebene am wahrscheinlichsten zu subsumiren sein dürfte. Immer werde ich mich aber dabei der Berücksichtiguug der Anamnese, in soweit sie auf den Gesundheitszustand des Patienten Bezug hat, wie es bei der Untersuchung eines jeden, mir bisher unbekannten Krankheitsfalles meine Pflicht ist, nicht ganz enthalten können.

1) Am häufigsten entsteht Lähmung (paralysis) in Folge eines Schlagflusses (apoplexia) vom Gehirn aus, ist dann aber entweder halbseitige Lähmung (hemiplegia), wobei die eine Hälfte des Körpers gelähmt ist, d. h. außer dem Arme und Beine dieser Seite auch eine Hälfte des Gesichts; oder Querlähmung (paraplegia),

wenn die gelähmten Theile des Körpers von den gesunden durch eine Querlinie getrennt werden (Berends Vorlesungen, Ed. v. Albers VI. p. 285), wo also entweder die obern, oder die untern Extremitäten allein, am häufigsten die untern gelähmt sind (Haase, chron. Krankh. II. p. 449).

Da aber im gegebenen Falle weder die Gliedmaßen einer Körperseite allein, noch die obern oder die untern Extremitäten allein, sondern sowohl an den obern als untern Extremitäten nur die Hände und Füße gelähmt waren, da auch eine Schlagberührung den qu. Lähmungserscheinungen nicht vorangegangen ist, so ist es nicht möglich, daß sie auf diesem Wege erzeugt sein können.

2) Lähmungen der Extremitäten können ferner ohne Beeinträchtigung des Gehirnlebens aus verhindertem Nerveneinflusse vom Rückenmarke aus ihren Ursprung nehmen:

a) entweder wegen Verletzung, Zerreißung, Zusammendrückung der Nerven, besonders da, wo sie aus der Wirbelsäule hervortreten, wie z. B. bei der Pottschen Lähmung (Berends l. c. VI. 288);

b) oder wegen Krankheit des Rückenmarks selbst, hauptsächlich in Folge von Entzündung desselben (myelitis), oder nach der sogenannten Rückendarre (tabes dorsalis). Puchelt (Umriß der besondern Krankheits- und Heilungslehre III. 459) beschreibt den hiebei vorkommenden Zustand der Extremitäten, indem er sagt: „Die Hände zittern, die Füße bekommen einen schlotternden, wankenden Gang mit gekrümmten Knieen, die ganze Haltung des Körpers ist schlaff, der Rücken mehr nach vorn gebeugt. Abmagerung entsteht, und nimmt zu, und man bemerkt dieselbe vorzüglich an den untern Extremitäten und den Rückenmuskeln, an letztern so, daß die Dorsalfortsätze mehr hervorragen."

Aus dem Verlaufe der bei C. bemerkten Erscheinungen geht es aber aufs deutlichste hervor, daß er weder an mechanischen Verletzungen der Rückenwirbelsäule, und der aus derselben entspringenden Nerven, noch auch an der Pottschen Lähmung, welche durch eine Verkrümmung der Rückenwirbel erzeugt wird, gelitten haben kann. Ebensowenig ist er je von Rückenmarkentzündung, einer in den meisten Fällen tödtlichen Krankheit, befallen gewesen, noch leidet er jetzt an den Folgen der Rückendarre. Denn wenn sein unsicherer Gang vielleicht Manchem, bei flüchtiger Beobachtung, den Verdacht des Vorhandenseins dieser Affection erwecken dürfte, so zeigt es sich doch leicht, daß eben sein Gang von dem eines an tabes dorsalis Leidenden ganz verschieden ist. Bei Letzterem liegt die Schwäche im ganzen Beine vom Rumpfe an, ein solcher Kranker ist nicht im Stande ein Bein vor das andere zu setzen, es steht ihm nur frei, geringe seitliche Bewegungen zu machen, weshalb der Körper in ein Schwanken und Wanken geräth, während die Füße noch soviel Festigkeit haben, die Last des Körpers zeitweise zu tragen. Bei C. ist das aber gerade umgekehrt. Die Schenkel vermag er frei zu bewegen, sie waren während er am meisten litt nicht abgemagert, so wenig wie sein Rücken, nur die Füße und zuerst die Zehen waren verkümmert, und versagten den Dienst, und deshalb konnte er nicht darauf treten. Hätte C. übrigens an Rükkendarre gelitten, so würde er nie so weit haben hergestellt werden können, als er es jetzt ist.

3) sind hier unter den möglichen Ursachen von Lähmung der Extremitäten solche allgemeinen Krankheiten nicht zu übergehen, welche schwächend auf den Gesammtorganismus überhaupt wirken, und welche auch in einzelnen Organen Entartungen zurück zu lassen geneigt sind, die zur Unbrauchbarkeit und Lähmung der Gliedmaßen die nächste Veranlassung geben. Dazu gehören namentlich Gicht und Rheumatismus. Die Wirkungsweise kann in dieser Beziehung zwiefach sein, indem sie

a) als metastatische und consensuelle Schädlichkeit wirken, und folglich nicht direct partielle Lähmung erzeugen, sondern zur Entstehung einer Apoplexie Anlaß geben, und durch diese eine Paralyse bedingen (Haase, chron. Krankh. II. p. 455);

b) aber vermögen sie auch Anschwellungen und Verhärtungen an Drüsen, Sehnen und Gelenken zu erzeugen, welche bei ihrem längern Bestehen einen Druck auf die Nervenstämme der behafteten Gliedmaßen ausüben, und dadurch endlich Lähmung herbeizuführen im Stande sind.

Beide Möglichkeiten aber passen wieder nicht auf C., denn daß er nicht an Apoplexie, also auch nicht an einer durch Gicht und Rheumatismus erzeugten, gelitten haben, und dadurch seine Lähmung erhalten haben könne, ist bereits schon oben erörtert worden. Ebensowenig aber haben sich im Verlaufe seiner Krankheit Anschwellungen an Drüsen, Sehnen, oder der zu den Gelenken gehörigen Gebilde gezeigt, welche zur Unbrauchbarkeit seiner Gliedmaßen hätten beitragen können. Daß er aber jetzt von solchen Entartungen frei ist, geht aus meiner Beschreibung seines jetzigen Zustandes hervor.

4) Rheumatismus kann aber auch als specielle Schädlichkeit auf einzelne Parthieen des Nervensystems wirken, indem sich nach heftiger Erkältung eine rheumatische Schärfe auf die Nervenscheiden setzt, so das Leben der Nerven selbst beeinträchtigt, und die zu ihnen gehörenden Muskeln als gelähmt erscheinen läßt. Schönlein bezeichnet diese Form des Rheumatismus mit dem besondern Namen Rheumatismus paralyticus, und hat sie besonders in zwei Muskelparthieen beobachtet: in den Gesichtsmuskeln und in den zu den Extremitäten gehörigen. Nach ihm (Schönlein, Vorlesungen der allgem. und speciell. Pathologie und Therapie II. p. 192) entsteht in den letztern (die ja hier nur in Betracht kommen) die Krankheit plötzlich, selten daß Stundenlang ein reißender Schmerz, oder ein Gefühl von Ameisenlaufen in den zu befallenden Extremitäten vorhergeht. Gewöhnlich werden beide Extremitäten zugleich, häufiger die untere befallen. Die Extremitäten werden steif, verlieren nicht nur die Beweglichkeit, sondern auch die Empfindlichkeit, erleiden aber keine Veränderung in der Form und Temperatur. Werden die obern Extremitäten befallen, so leidet auch die Brust mit ꝛc.

Schon das Abweichende dieser Beschreibung von den bei C. bezeichneten Erscheinungen läßt mit Sicherheit darauf schließen, daß Rheumatismus auch in dieser Weise nicht die Ursache seiner Leiden gewesen sein kann. C.'s Lähmung ist nicht plötzlich entstanden. Es wird ferner hier von den Extremitäten im Allgemeinen, nicht von Händen und Füßen in specie gesprochen und es wird expreß erwähnt, daß sich zu dieser Art der Lähmung Leiden der Brust hinzugesellt, was bei C. nie vorgekommen ist; es wird endlich ausdrücklich gesagt, daß dabei keine Veränderung der Form stattfindet, was aber mit der auffallenden Veränderung in C.'s gelähmten Fingern und Zehen nicht übereinstimmt.

5) Endlich sind noch gewisse specifische Schädlichkeiten, welche auf dynamische Weise das Nervensystem besonders feindlich afficiren, zu beobachten, als solche sind aber hauptsächlich die dem Organismus verderblichen Metalle bekannt. (Berends l. c. VI. 297). Schönlein widmet den Erscheinungen, welche Metallwirkung im Allgemeinen in den Gliedmaßen zurückläßt, in seinen interessanten Vorlesungen (l. c. II. 192) ein eigenes Kapitel unter dem Namen Rheumatismus metallicus, worin er sagt: „Es werden fast aus-

schließlich die Extremitäten befallen, und vorzüglich die untern, wenigstens zuerst, und später dann die obern. Anfangs haben die Kranken das Gefühl von Ameisenlaufen und Pilzigsein in den Theilen, später tritt Unmöglichkeit ein, die Theile nach dem Willen zu bewegen, es kommt zu automatischen Bewegungen, zu Zittern. Anfangs besteht dabei noch ein Rest von Willenseinfluß auf diese Theile, endlich geht auch dieser zu Grunde, und es tritt vollkommne Lähmung ein. Ist diese einmal complet, so bemerkt man schnell das Schwinden im Umfange und in der Form der Theile (Abmagerung des Gliedes), die Muskeln sind auffallend spröde, rigid, und die Extremitäten verkümmert, jedoch immer so, daß die Flexoren das Uebergewicht über die Extensoren haben, daher stets gebogen, nie ausgestreckt rc."

Diese Beschreibung giebt in ihren Hauptzügen die bei C. bemerkten Erscheinungen so treffend wieder, daß während sich bei allen andern Species von Lähmungen triftige Gründe gefunden haben, nach denen sie nicht subsumirt werden konnten, es nun als nothwendiges Erforderniß meiner Untersuchung hervortritt, die Lähmung durch Metallwirkung auf den Körper in Bezug auf den gegebenen Fall ganz besonders zu beleuchten.

Von allen Metallen sind es vornemlich drei, denen diese verderbliche Wirkung auf den menschlichen Körper zugeschrieben werden kann, nämlich: Blei, Quecksilber und Arsenik.

Nachdem dieselben dem Organismus einverleibt sind, gleichviel, ob durch die Haut (vermittelst der Friction), oder durch den Magen, oder in Dampfform durch die Lungen — zwar in größeren Gaben, als die, in welchen der vorsichtige Arzt sie als treffliches Medicament zu verwenden weiß — aber nicht in so großen Dosen und auf solche Weise, daß sie den Tod zur Folge haben müssen, erzeugen sie zuerst einen allgemeinen Krankheitszustand, der aber wieder bei jedem dieser Metalle ein verschiedener ist, und in Begleitung oder in Folge desselben erscheinen dann die im Allgemeinen oben (nach Schönlein) angedeuteten lähmungsartigen Zufälle der Gliedmaßen, die aber ebenfalls für jedes dieser Metalle etwas characteristisch Verschiedenes an sich haben.

Blei wird selten zu absichtlichen Vergiftungen angewandt. Am häufigsten aber erfahren solche Individuen die nachtheilige Einwirkung des Bleis auf ihren Körper, welche sich anhaltend mit Bleipräparaten beschäftigen, oder sich in der Atmosphäre derselben eine längere Zeit aufhalten, namentlich betrifft dies die Maler, Töpfer,

Arbeiter in den Bleifabriken, Bleiweißmühlen, Bergleute in Bleigruben ꝛc. Allemal beginnen die Zufälle der Bleivergiftung mit eigenthümlichen Schmerzen im Unterleibe, die unter dem Namen von Bleikolik (colica saturnina s. pictorum) in den Krankheitslehren behandelt werden (cf. Puchelt l. c. III. 622; Schönlein l. c. IV. 54). Ausgezeichnet ist dabei eine fast nicht besiegbare Verstopfung, und eine eigenthümliche Zusammenziehung der Bauchdecken, so daß sich die Bauchwand fast der Rückenwirbelsäule nähert. Dabei werden die Gliedmaßen von heftigen Schmerzen und Convulsionen befallen, und wenn es durch geeignete Mittel gelingt, den so leidenden Patienten vom Tode zu retten, so bleibt lange Zeit allgemeine Schwäche, Abmagerung und gelähmter Zustand, sowohl der Baucheingeweide als auch der Gliedmaßen zurück, und es ist bei der Lähmung dieser Art characteristisch, daß die Muskeln nicht so sehr bloß atrophisch werden, als daß sie vielmehr eine wirkliche organische Veränderung ihres Gewebes erleiden, indem dasselbe in eine dem Fettwachs ähnliche Masse umgewandelt wird (Schönlein l. c. IV. 55; Haase chron. Krankh. III. 2. Abtheilung. 497).

Alles dieses sind aber Erscheinungen, die von dem Zustande des C. viel Abweichendes haben. Er ist notorisch nie mit Bleipräparaten beschäftigt gewesen, hat nie an den Symptomen der Bleikolik gelitten, es sind bei ihm nie Zeichen der Lähmung der Eingeweide (chronische Verstopfung), eine schmerzhafte Zusammenziehung der Gliedmaßen vorhanden gewesen, die Muskeln seiner gelähmten Glieder waren nur verkümmert, atrophisch, nicht in ihrer Textur alienirt. Die Lähmung seiner Füße und Hände kann folglich nicht in der Einwirkung des Blei's ihren Grund haben.

Chemische Einwirkung des Quecksilbers auf den menschlichen Körper äußert sich ebenfalls so eigenthümlich, daß man die davon herrührenden Krankheitssymptome unter dem Namen Merkurialkrankheit, Merkurialkacherie (morbus mercurialis, cachexia mercurialis) zusammengefaßt hat. Sie fängt stets mit Speichelfluß (salivatio) an, zu dem sich viele scheußliche lokale Affectionen der Mundhöhle, Anschwellung der Drüsen am Halse, bösartige Geschwüre und Knochenkrankheiten hinzugesellen, es entsteht ein lentescirendes Fieber, Abmagerung, aschgraue Farbe des Gesichts, mit blauen Kreisen um die tiefliegenden, bisweilen glänzenden Augen, und dann endlich Lähmung der Extremitäten, bei der aber ein Zittern so characteristisch ist, daß es als tremor mercurialis stets in den Handbüchern bezeichnet wird (Haase l. c. III. 2. 496; Puchelt l. c. III. 635).

Unter diesen nachtheiligen Folgen des Quecksilbers leiden oft Hüttenarbeiter, Vergolder, Spiegelfabrikanten u. a., welche in einer Merkurialatmosphäre leben; sie können aber auch entstehen durch den zu lange fortgesetzten Gebrauch des Quecksilbers in kleinen Dosen, vornemlich wenn es gegen syphilitische Krankheiten verordnet wird, und besonders wenn dabei gleichzeitig Erkältungen, Diätfehler, nachtheilige Gemüthsbewegungen (Puchelt) vorfallen, wo dann die reine Merkurialkrankheit noch mit Zufällen complicirt zu werden pflegt, die von Lustseuche oder Skropheln herrühren.

Gegen Venerie werden aber von den Aerzten keine andern Metalle, die man im Allgemeinen als Gifte zu bezeichnen gewohnt ist, als Heilmittel angewendet, als eben nur das Quecksilber.

IV. Specielle Beantwortung der Frage, „ob die qu. Erscheinungen bei C. eine Folge von metallischen, zur Cur venerischer Uebel angewandter Gifte (also Quecksilber) sein können?"

Der Gastwirth C. ist, seiner Angabe nach, nie mit solchen oben erwähnten Arbeiten beschäftigt gewesen, zu denen Quecksilber erforderlich ist, — aber er soll, wie aus der von E. W. Stadtgericht an mich gestellten Frage hervorzugehen scheint, mit venerischen Uebeln behaftet gewesen sein. Er selbst leugnet es zwar, indem er nur zugiebt in K. i. P. an einem gonorrhoischen Ausflusse gelitten zu haben, welche Affection freilich im gemeinen Leben, und im Munde des Volks gleichfalls zur Venerie gerechnet wird, die aber nach geläuterten Begriffen der Heilkunde nicht eigentlich zur wirklichen Syphilis gehört, und gegen welche von keinem Arzte Merkurialmittel gereicht werden. Allein, wenn ich es auch annehmen wollte, daß er einmal entschieden an Syphilis gelitten habe, wozu ich nothgedrungen bin, wenn ich mich der Beantwortung der speciell an mich gestellten Frage, ob die an ihm bemerkten Erscheinungen auch eine Folge metallischer zur Cur venerischer Uebel angewendeter Gifte sein können? erledigen will, — so kann ich doch die von ihm gemachte Angabe nicht ganz übergehen, daß er, als er in K. i. P. war, an, ich will sagen, verdächtigen Uebeln gelitten habe, nur von zwei approbirten Aerzten, dem Regimentsarzte Herrn Dr. L. und Dr. G. behandelt worden sei. Dieser Umstand ist darum wichtig, weil er dafür bürgt, daß C., wenn er auch von der heftigsten venerischen Affection befallen gewesen sein sollte, doch nicht auf eine so unvernünftige Weise mit Quecksilber überfüttert sein wird, um in eine Merkurialkrankheit des höchsten Grades zu verfallen, die immer vorhergehen mußte, wenn das endliche Resultat derselben, Lähmung der Gliedmaßen, die Folge für ihn bleiben sollte. Allein der Gedanke an die Möglichkeit eines solchen Ereignisses fällt vollends fort, wenn man hört, daß C. anscheinend gesund aus K. i. P. hieher gekommen und hier sich verehelicht habe. Ein an Merkurialcachexie Leidender ist von so trauriger Beschaffenheit, daß er seine Leiden zu verbergen nicht im Stande ist, geschweige denn, daß er fähig wäre, eine eheliche Verbindung einzugehen. — Nun wäre aber noch der Fall möglich, C. wäre in K. i. P. von seinen Aerzten nicht mit Quecksilber vergiftet — er wäre gesund hieher gekommen — hätte sich während seiner Ehe venerische Uebel zugezogen, und hätte hier von den ihn behandelnden Aerzten zu viel, oder nicht in gehöriger Weise, Merkur als Heilmittel bekommen. Für mich ist auch die Möglichkeit dieses Falles undenkbar, weil ich die Aerzte, die ihn behandelt haben, kenne — für E. W. Stadtgericht aber würde es ein Leichtes sein, in dieser Beziehung, wenn es darauf im qu. Rechtsfalle hauptsächlich ankäme, den Thatbestand unzweifelhaft festzustellen.

Allein die Erwägung des Verlaufs der Erscheinungen bei C. und seines jetzigen Befindens, an die ich mich bei diesem meinem technischen Gutachten vornemlich zu halten gewiesen bin, zeigt es bis zur Evidenz, daß eine jede desfalsige Untersuchung überflüssig und zwecklos sein dürfte.

Denn wenn irgend ein Arzt, sei es wann und wer es wolle, sich genöthigt gesehen haben sollte, dem C. so anhaltend Merkur als Arzneimittel zu reichen, daß er in die Merkurialkrankheit verfallen wäre, so müßte er wenigstens an lues secundaria gelitten haben, und dann würden auch jetzt noch, wenn er schon Jahre lang davon geheilt wäre, die Spuren davon nicht ganz verlöscht sein; er würde Narben, Substanzverlust, oder Entartung einzelner Theile an seinem Körper aufzuweisen haben. Daß das aber nicht der Fall ist, lehrt die Besichtigung seines Körpers (v. s.) augenscheinlich. Nun sind überdem die Krankheitserscheinungen, die der Lähmung seiner Hände und Füße vorhergegangen sind, nicht im Entferntesten die der Merkurialcachexie gewesen, und werden auch schwerlich von den ihn damals behandelnden Aerzten als solche beschrieben worden sein. Endlich auch fehlt den Erscheinungen an

C.'s allgemeiner Körperbeschaffenheit und an seinen gelähmten Gliedmaßen, sowohl wie ich sie vor einem Jahre sah, als wie sich dieselben jetzt manifestiren, ganz und gar das Characteristische der Merkurialvergiftung. Zu keiner Zeit habe ich die eigenthümliche cachectische Farbe der Haut, nirgend Drüsen-Anschwellungen, Knochenauftreibungen und dergl. gefunden, und niemals hat sich an seinen nur durch Lähmung seiner Beuge- und Streckmuskeln welken und unbrauchbaren Händen eine Spur von dem nie zu verkennenden mercuriellen Zittern gezeigt. Demzufolge muß ich mir nach meiner besten Ueberzeugung den Schluß auszusprechen erlauben:

> „Daß, da C. keine Spur früherer venerischer Geschwüre, oder anderweitiger venerischer Degenerationen in seinem Haut-, Drüsen- und Knochensystem an sich trägt — da er notorisch nicht an Mercurialismus gelitten hat — da auch die Erscheinungen an seinen gelähmten Gliedern von den nach Quecksilberwirkung bekannten merklich abweichen — daß, sage ich, diese Erscheinungen unmöglich eine Folge metallischer zur Cur venerischer Uebel angewendeter Gifte (Medicamente) sein können."

Nun bleibt aber als letzte Möglichkeit, nur noch die zu berücksichtigen übrig, ob Arsenik das Metall gewesen sein könne, dem C. seinen Rheumatismus metallicus (um mit Schönlein zu sprechen) zu verdanken hat?

Bei der Wirkung des Arseniks auf den menschlichen Körper ist es nicht zu übersehen, daß er einestheils als corrodirend scharfes Gift primair auf den Darmkanal einwirkt, und hier die Symptome des höchsten Grades der Entzündung bis zum Brande erzeugen kann, anderntheils aber auch bei langsamer Einwirkung in kleinen Dosen, oder beim Einathmen von Arsenikdämpfen ins Gefäßsystem aufgenommen wird, und so allmählig der ganzen Säftemasse seine verderblichen Eigenschaften mittheilt, und daß er endlich auf eine entschieden dynamische Weise das Nervensystem afficirt. Je nachdem nun die eine oder die andere dieser Einwirkungssphären prävalirt, je nach der Masse des auf einmal in den Körper aufgenommenen Arseniks, je nach der längern oder kürzern Zeit, in welcher der Mensch der Einwirkung dieses Giftes ausgesetzt, und endlich je nach der inviduellen Constitution des Vergifteten selbst, modificiren sich die ersten Erscheinungen der sogenannten Arsenikkrankheit auf eine höchst verschiedene Weise, und es wird durch dies Verschiedenartige und Unsichere in den Symptomen, die Diagnose in der Arsenikvergiftung für den dazu gerufenen, nichts Böses ahnenden Arzt, leider zum Nachtheile des Patienten, oftmals so vermischt, daß entweder erst nach dem, allen Heilbestrebungen trotzenden, tödtlichen Ausgange aus dem Leichenbefunde die rechte Veranlassung an den Tag kommt — oder daß, wenn der Kranke gerettet wird, viel später auftretende Leiden einen Verdacht auf vorgefallne Vergiftung aufkommen lassen — oder daß gar, mag der Fall tödtlich enden oder zur Besserung geführt werden, die Ursache der Erkrankung stets im Dunkeln bleibt. (Ueber das Schwierige der Diagnose einer Arsenikvergiftung cf. Puchelt, l. c. III. 632; Vogt's Pharmacodynamik I. § 1436.)

Denn während bei dem Einen bald nach dem Genusse arsenikhaltiger Substanzen ein herber Geschmack, und nicht lange darauf Ekel und Erbrechen von braunen oder blutigen Massen, ferner Beängstigung, Brennen im Schlunde und in den Präcordien, heftige Leibschmerzen und schwarze, stinkende Stuhlausleerungen eintreten, denen dann bald große Hitze, bald das Gefühl von Eiskälte, später Convulsionen, Delirien und andere Zeichen der verletzten Reproduction und des beeinträchtigten Nervensystems folgen, bis der Todeskampf (meistens bei vollem Bewußtsein) die Scene schließt, — kann in einem andern Falle der Tod nach einer hinlänglichen Dosis Arsenik sehr bald erfolgen, und demselben oft auffallend wenige von diesen Symptomen vorhergehen (Puchelt l. c. 630). Manchmal treten nach einigem Erbrechen die entzündlichen Darmaffectionen (d. h. die Leibschmerzen, das Brennen im Schlunde und Magen) ganz zurück, aber rein nervöse Erscheinungen treten stärker hervor (Vogt l. c.). Das ist namentlich dann der Fall, wenn etwa durch freiwilliges Erbrechen, oder durch ein zufällig schnell gereichtes Brechmittel, der größte Theil des Giftes wieder entleert wird, und nun der primaire Angriff auf das Gangliensystem seine Wirkung in den Verzweigungen dieses Systems fortspielen läßt. Bleibt noch etwas Arsenik im Magen zurück, nicht genug um schnell zu tödten, aber noch so viel, daß es durch Resorption in die allgemeine Säftemasse aufgenommen wird, so erzeugt sich die sogenannte chronische Arsenikkrankheit, die sich durch mannigfache Störungen der Verdauung, Respiration und Reproduction überhaupt auszeichnet, und zu der sich, wie bei allen chronischen Metallvergiftungen, ein hektisches Fieber (tabes metallica), mit Abmagerung des ganzen Körpers, vorzüglich aber der Extremitäten, die zuletzt allemal gelähmt werden, hinzugesellt. Wo nun aber die ganze

Masse des Giftes durch Erbrechen und Stuhlausleerung aus dem Körper geführt wird, besonders nach einem genommenen Brechmittel, oder wo etwa der noch übrige Rest im Körper, durch eine angemessene ärztliche Behandlung und die geeigneten Antidota neutralisirt wird, kommen die genannten Erscheinungen der chronischen Arsenikkrankheit, die sich durch die Symptome der Aufnahme des Giftes ins Gefäßsystem characterisiren, nicht zum Vorschein, sondern es kann dann, nachdem die ersten stürmischen Anfälle auf den Magen besiegt sind, entweder völlige Besserung eintreten, oder als die einzige Aeußerung des durch Gift gekränkten Nervensystems eine eigene Schwäche und Lähmung der Extremitäten zurückbleiben (Prof. Göppert in „Einige Beiträge zur Kenntniß der Arsenikvergiftung." Henke's Zeitschrift f. Staats-Arzneikunde XXIV. 35 bezeichnet als eine Hauptwirkung jenes Giftes auf den sympathetischen Nerven gradezu nur eine unbeschreibliche Schwäche der Extremitäten mit Schmerz und allgemeiner Abmagerung).

Daß in den Annalen der gerichtlichen Arzneikunde, die sonst so reichhaltig sind an Beispielen von Arsenikvergiftung, grade Fälle der letzten Art, und von solch einem speciellen Ausgange selten vorkommen, ist wohl natürlich; denn sie sind überhaupt höchst selten, weil die verbrecherische Absicht bei Reichung von Arsenik selten ihren Zweck verfehlt, und die deshalb angestellten gerichtlichen Untersuchungen, die uns mitgetheilt werden, es gewöhnlich nur mit der Feststellung des Thatbestandes, der entweder aus der chemischen Prüfung von Speiseresten und Ausleerungsstoffen, oder aus der Leichensection selbst sich ergiebt, zu thun haben. Interessant ist es aber, daß die wenigen (3) Fälle, von fehlgeschlagener, geheilter Arsenikvergiftung, die es mir bei mangelhaften litterarischen Hülfsquellen aufzufinden gelungen ist, alle darin übereinstimmen, daß die betreffenden Individuen, nachdem sie von den ersten Vergiftungserscheinungen befreiet worden, kürzere oder längere Zeit nur eine lähmungsartige Schwäche ihrer Gliedmaßen zurückbehalten haben. Nämlich:

1) Es wird in Pyl's Aufsätzen VIII. 97 „ein Fall von intendirter aber sonst fehlgeschlagener Vergiftung mit Arsenik" mitgetheilt, worin es bei der Beschreibung der species facti (p. 98) wörtlich heißt: „Glücklicherweise mußte die Quantität des Arseniks (obgleich sie sehr heftige Zufälle hervorgebracht hatte) zu gering gewesen sein, denn der Mann kam, ungeachtet weder ein Arzt zu ihm gerufen, noch irgend ein

zuträgliches Mittel, Milch und Brei ausgenommen, gebraucht worden, glücklich mit dem Leben davon, ungeachtet er lange eine starke Engbrüstigkeit, und große Schwäche am meisten und besonders in den Füßen nachbehielt, so sich jedoch nach und nach verlor." Im Gutachten selbst sagt der forensische Arzt Dr. Richter, der den Kranken auch erst später gesehen, unter andern... „Die Füße sind noch zuweilen gefühllos und steif"... alle diese Zufälle waren vor einigen Wochen ungleich stärker, damals waren auch die Hände steif, dieses hat sich aber zn vermindern angefangen; und er schließt mit der Bemerkung „das Leben des :.. ist also nicht mehr in Gefahr, ob ich gleichwohl nicht in Abrede stellen will, daß in den Füßen desselben einige Steifheit und Schwäche zurückbleiben kann." Offenbar ist hier durch den Ausdruck „steif und Steifigkeit" Unfähigkeit sie frei zu bewegen gemeint, welches mit dem Epitheto „gefühllos" den Begriff von Lähmung darstellt.

2) Im allgemeinen Repertorium der gesammten medic. Journanalistik von Neumeister. November 1840. 133 wird folgender von Orfila beobachter Fall erzählt: Ein Mann wurde durch ein arsenikhaltiges Ragout vergiftet. Kurz nach dem Genusse dieser Speise entstand heftiges und häufiges Erbrechen, und hörte erst nach 48 Stunden wieder auf. Der Unterleib war weder schmerzhaft noch gespannt u. s. w. Orfila sah ihn 5 Tage danach. Der Patient fieberte noch und delirirte, auch zeigten sich die Extremitäten, besonders die obern paralysirt — er wurde weiter ärztlich behandelt — nach 13 Tagen konnte der Kranke Arme und Beine wieder bewegen, aber die Finger noch nicht beugen. Jedoch war alle Aussicht zur vollkommenen Genesung vorhanden.

3) In demselben Journale, Januarheft 1841, 144 wird über eine ebenfalls durch Eisenoxydhydrat glücklich geheilte Arsenikvergiftung berichtet, wobei es zuerst bemerkt wird, (146) wie nach Beseitigung der Einwirkung des Arseniks auf den Darmkanal, Patientin leichte Zuckungen in den Extremitäten hatte, und vorzog die Beine an sich zu ziehen, als sie auszustrecken (Uebergewicht der Flexoren über die Extensoren). Nachdem sie bereits 9 Tage behandelt, sich ziemlich wohl befand, war sie immer noch außer Stande allein zu gehen,

und klagte über Gefühllosigkeit der Füße (147) und endlich heißt es: nach und nach lernte die Kranke immer mehr aufsetzen und gehen, nur die Schwäche und Gefühllosigkeit in den Füßen verlor sich sehr langsam.

Vergleiche ich nun die oben im Allgemeinen angegebene Wirkung des Arseniks in ihren verschiedenen Modificationen, und diese drei als Autoritäten mir zu Gebote stehenden Fälle, mit den Erscheinungen, welche sich am C. seit fast 1½ Jahren manifestirt haben, so tritt mir offenbar eine auffallende Aehnlichkeit und Uebereinstimmung zwischen denselben entgegen. Der Gastwirth C. wurde im September 1839, seiner Angabe nach, nachdem er vorher gesund gewesen auf den Genuß gewisser Speisen von heftigem Erbrechen und Durchfall mit großer Angst, Beklommenheit, und darauf folgender Hitze befallen. Er erhielt ein Brechmittel und andere Arzneien. Er wurde etwas wohler. Noch nicht ganz wiederhergestellt wiederholen sich diese stürmischen Erscheinungen, ebenfalls nach einer genossenen Mahlzeit. Es trat abermals die geeignete ärztliche Behandlung ein, wodurch zwar die von dem Darmkanal ausgehenden Symptome des Reizes beseitigt wurden, wonach aber dennoch eine solche Schwäche im ganzen Körper zurückblieb, daß er längere Zeit krank darnieder lag und endlich, nachdem sein Allgemeinbefinden sich gebessert hatte, mit den oben detaillirt beschriebenen Erscheinungen von Schwäche und Lähmung in seinen Extremitäten davon kam.

V. Recapitulation und Schluß.

Da ich es nun in Obigem, so gut es mir möglich gewesen ist, nachgewiesen zu haben glaube, daß die am C. vor einem Jahre bemerkbar gewesenen, und auch noch jetzt nicht vollkommen gehobnen krankhaften Erscheinungen möglicherweise nicht herrühren können:

weder von einem vorhergegangenen Schlagflusse, noch von früher erlittener Verletzung des Rückenmarkes und der aus demselben kommenden Nerven, noch von einer Krankheit desselben, noch von Rheumatismus und Gicht, in deren Folgekrankheiten auf die Gelenke der Extremitäten oder auf das Nervensystem und dessen einzelne Stämme.

Da mich vielmehr das Resultat meiner diagnostischen Untersuchung im allgemeinen darauf geführt hat, daß von allen sonst im Körper Lähmung der Gliedmaßen bedingenden Ursachen, die

Einwirkung der dem Organismus besonders verderblichen Metalle auf den gegebenen Fall am genauesten passe, und demnächst hier hauptsächlich zu beachten sei; — da ich aber in specie dargethan zu haben glaube, daß weder Blei noch Quecksilber die Veranlassung zu seiner Erkrankung gegeben haben kann — und da endlich die lähmungsartigen Erscheinungen, an denen C. gelitten hat, und zum Theil noch leidet, am meisten mit den unter den Nachkrankheiten der Arsenikvergiftung nirgends übergangenen characteristischen Erscheinungen übereinstimmen, so komme ich zu dem aus meiner Untersuchung sich nothwendig ergebenden Schlusse:

> Daß es nicht allein möglich sondern auch wahrscheinlich sei, daß die am Gastwirth C. bemerkten krankhaften Erscheinungen von Schwäche und Lähmung seiner Hände und Füße, irgend einem seinem Körper, und vorzugsweise dem Magen einverleibten Arseniks-Präparate ihre Entstehung verdanken.

Sollte aber die gerichtliche Untersuchung die oben erwähnte Angabe des C. über die Erscheinungen bei dem Anfange seiner Erkrankung als richtig bestätigen, so dürfte sich, meiner ärztlichen Ueberzeugung gemäß, diese Wahrscheinlichkeit fast zur Gewißheit erhöhen.

Daß ich dieses technische Gutachten nach meinem besten Wissen und Gewissen, ohne alle Partheilichkeit und Nebenabsicht, ausgefertigt habe, bekräftige ich hiemit an Eides Statt durch meine Namensunterschrift und Beidrückung meines Privatsiegels.

E., den 2. Mai 1841.

Dr. H., practischer Arzt, Operateur und Geburtshelfer.

Am 10. Mai 1841 erklärte C. weder bei Malern, Töpfern, in Bleifabriken, Bleigruben, bei Goldschmieden, Vergoldern, Spiegelfabrikanten gearbeitet zu haben, zwei Jahr vor seiner Ehe durch Regimentsarzt Dr. L. und Dr. G. zu K. i. Pr. an einem Tripper behandelt zu sein, namentlich aber gegen die Zeit seiner Verheirathung an gar keinem Uebel gelitten, auch nicht medicinirt zu haben. Obgleich seine Frau am weißen Fluß gelitten, habe er ihr doch oft, gewöhnlich auf ihr Verlangen, beigewohnt, doch erst kurz vor der Trennung von ihr einen Ausfluß aus der Harnröhre bekommen, der im Krankenhause von selbst verschwunden sei. Ein Liniment sei ihm von Dr. N. auf den Unterleib, für die Füße aber ein starker Spiritus verordnet, erst im Krankenhause sei ein Zugpflaster an Füße und Knöchel gelegt.

Dr. N. gestand am 14. Mai 1841, daß seine Krankengeschichten, ohne Notizen dazu gehabt zu haben, aus dem Gedächtniß mit Hülfe der Recepte geschrieben wären, Mittheilungen Anderer dazu nicht benutzt, Metalle nicht angewandt, die Recepte aber aus der Apotheke originaliter entnommen zu haben. Das Liniment sei für die Füße verordnet gewesen. Gegen Schaper habe er sich in der ihm vorgelegten Weise geäußert, nicht weil ihm Erscheinungen verdächtig gewesen seien, sondern, weil sich die Frau des C. sonderbar benommen habe, und er könne nur gestehen, daß man die Symptome, aus denen man auf Vergiftung schließe, mit Haaren herbeiziehe.

Auf Antrag des Herrn Inquirenten wurden hierauf die Untersuchungsakten dem Medicinal-Collegium zu K. i. Pr. mit der Bitte ein Gutachten darüber abzugeben, vorgelegt und der Antrag hiezu lautete:

Die Gastwirthin H. C. hieselbst ist des Giftmordes an ihrem jetzt abgeschiedenen Ehemanne, G. C., angeschuldigt, deßhalb zur Criminal-Untersuchung gezogen und verhaftet worden. Der objektive Thatbestand, daß wirklich eine Vergiftung stattgefunden habe, kann nur analytisch durch ein ärztliches, technisches Gutachten festgestellt werden. Das vom hiesigen Kreisphysikus Dr. Schaper abgestattete Gutachten ist nun einmal nicht von andern Urtheilen über die Persönlichkeit und das Verfahren der Betheiligten frei gehalten, sondern es weicht auch von dem Gutachten und den Erklärungen des Dr. N. wesentlich ab, deßhalb forderten wir den hiesigen Dr. H. zur Darlegung der faktischen Verhältnisse in technischer Beziehung und Erstattung eines Gutachtens auf, das von ihm eingegangen ist. So logisch geordnet, vollständig und farblos dies auch ist, so stützt es sich doch mehrfach, vornehmlich in den Hauptsachen, auf fremde Autoritäten. Einem Wohllöbl. Medicinal-Collegio überreichen wir demnach die Akten mit der Bitte:

> nach Lage der Sache darüber ein technisches Gutachten abzugeben, in wiefern objektiv der Versuch einer Vergiftung des Gastwirth C. aus dem körperlichen Zustande desselben und dem Verlauf der Erscheinungen in der Krankheit desselben unter Berücksichtigung der Behandlungsweise des Leidenden, als feststehend, wahrscheinlich, oder nur möglich anzunehmen

ist, und welche andere Veranlassungen den Zustand des C. möglicher Weise herbei geführt haben können.

Wir bitten die Sache nach Möglichkeit zu beschleunigen, weil die Inkulpatin verhaftet ist.

C., den 21. Mai 1841.

Königl. Preuß. Stadtgericht.

Das Medicinal-Collegium schickte folgendes Gutachten ein:

Um den Krankheitszustand des Gastwirths Gottfr. C. in C. beurtheilen zu können, stellen wir zuvörderst die in den Akten angegebenen Thatsachen den

A. Anfang der Krankheit

betreffend zusammen. Diese Angaben rühren her von C. selbst, von dessen separirter Ehefrau, ferner von Elisabeth G., welche als Köchin bei ihm diente, von Wilhelmine Sch., die als Schänkerin in seinem Dienste war, und von Dr. N., der, als früherer Arzt der Frau C., auch deren Ehemann bei seiner Erkrankung behandelte. Leider hat Herr Dr. N., wie er selbst angiebt (fol. 130) über die Krankheit kein Tagebuch gehalten, sondern nur aus dem Gedächtnisse am 13. October 1840 über die am 16. September 1839 eingetretene Krankheit des C. berichtet, so daß seinen Angaben keine unbedingte Glaubwürdigkeit beigelegt werden kann. Uebrigens zeigt folgender Umstand, daß er in den Angelegenheiten der C.schen Eheleute nicht ganz vorurtheilsfrei urtheilte. Im August 1839 zog C. wegen einer Krankheit seiner Frau den Dr. B. zu Rathe; fand daß sie am weißen Fluß mit Excoriationen der Schaamtheile litt, daß dagegen C., der früher einen Tripper gehabt zu haben angab, gesund und von jeder Erscheinung einer syphilitischen Krankheit frei war (fol. 6. 44). Dr. N. wurde dann am 5. September consulirt, und fand bei der Frau C. einen syphilitischen weißen Fluß, bedeutende Geschwulst der Schaamlippen, venerische Knoten und Geschwüre (fol. 32); am 23. September zeigte es sich, daß C. an einem Tripper (mit entzündlicher Affection der Schleimhaut der Harnröhre, und Röthung und Aufwulstung ihrer Mündung), litt, und nun sagt Dr. N. war es unleugbar erwiesen, daß die Frau durch ihn angesteckt worden war (fol. 33). Um zu glauben, daß ein einfacher Tripper des Mannes die Chancres und Condylome bei der Frau habe erzeugen können, und nun ununtersucht zu lassen, wer von beiden noch zuletzt gesund gewesen war, dazu gehört doch ein unbedingtes Vertrauen zur Wahrhaftigkeit der Frau C., die von ihrem Manne angesteckt zu sein versicherte (fol. 99).

1. Am 14. und 15. September 1839.

a) An einem Sonnabende, sagt C. (fol. 7 sq. Er giebt den 15. September an, es war aber der 14. am Sonnabende), erbot sich seine Frau ihm Apfelpflinzen zu backen, er müsse sie aber ganz warm essen; als er dies that, fand er daß sie einen sehr auffallenden, bittern und im Halse kratzenden Geschmack hatten, und ehe er noch die zweite ganz aufgegessen hatte, bekam er heftiges Leibschneiden, Uebelkeit und starkes Erbrechen, welches von 8 Uhr Abends bis 5 Uhr Morgens anhielt. Am Sonntage (dem 15. September) kochte sie ihm eine Biersuppe, welche einen ähnlichen Geschmack hatte wie die Pflinzen, und nach deren Genusse er noch stärkeres Leibschneiden, Uebelkeit und heftiges Erbrechen bekam, welches bis zum folgenden Morgen 8 Uhr fortwährte. Seine Frau setzte sich auf sein Bett und fragte ihn, ob er, wenn er stürbe, Schulden oder ausstehende Forderungen hinterlasse.

b) Frau C. giebt zu, daß er nach dem Genuß der von ihr bereiteten Pflinzen die ganze Nacht hindurch bis zum folgenden Morgen sich erbrochen habe (fol. 101), wie auch daß er an einem andern Tage, nachdem er eine von ihr gekochte Biersuppe getrunken, ebenfalls von Erbrechen befallen sei; letzteres aber habe ihr ganz natürlich geschienen, da sein Magen durch das viele Brechen geschwächt worden sei (fol. 102), auch gesteht sie ein in dieser Zeit im Scherze ihren Mann einmal gefragt zu haben, „ob er, wenn er sterben sollte, jemandem etwas zu bezahlen oder zu vermachen habe.“ (fol. 103).

2. Am 16. bis 22. September.

a) Seit diesem Tage (15. September), fährt C. fort, habe er Mattigkeit und Uebelkeit empfunden, übrigens sich gesund gefühlt, nur keinen Appetit gehabt, und bis zum Donnerstage (dem 19. September) nichts gegessen. Dann habe ihm seine Frau wieder Biersuppe gekocht, da sie ihm aber sein Verlangen, daß sie davon kosten solle, abgeschlagen, so habe er auch nichts davon genossen. Sonnabend den 21. September habe er sich, um vor seiner Frau Ruhe zu haben, in die obere Etage betten lassen.

b) Dr. N. giebt an, C. sei, nachdem er am 14. und 15. September über Kopfschmerzen, Appetitlosigkeit, Uebelkeit und Schmerzen in den Beinen geklagt, am 16. September an einem vollständig ausgebildeten gastrisch-rheumatischen Fieber bedeutend erkrankt, und habe dabei heftige Schmerzen in den Füßen und Beinen erlitten, weshalb auch außer Brechpulver und anderer Arznei Einreibungen und Einwicklungen verordnet worden wären. Während der 5 ersten Tage seiner Krankheit sei seine Frau noch zu Bette geblieben; am 22. September habe ihn das Fieber verlassen, aber der rheumatische Schmerz und die Steifheit der Beine sich nicht verloren (fol. 33). — Diese Angaben scheinen jedoch nicht ganz genau zu sein. Daß C. am 14. und 15. September Schmerzen im Kopfe und in den Beinen gehabt habe, wird weder von ihm noch von seiner Frau erwähnt. Letztere sagt aus, ihr Mann habe dem Dr. N. gesagt, daß er sich an Apfelpflinzen den Magen verdorben, und habe von demselben ein Brechmittel und am folgenden Tage ein zweites bekommen. Die obige (a) Aussage des C., daß er, Mattigkeit und Appetitlosigkeit abgerechnet sich gesund gefühlt habe, ist mit der Behauptung, daß er ein bedeutendes gastrisch-rheumatisches Fieber gehabt, schwer zu vereinigen; daß ein solches vollständig ausgebildetes Fieber schon nach 6 Tagen sein Ende erreicht habe, gehört auch nicht zu den gewöhnlichen Fällen. Verordnet wurden am 10. September, laut Recepten, ein Brechpulver, ein Aufguß von Calmus, und Pommeranzen-Blätter mit Aether und Rhabarbertinktur; am 17. eine Emulsion mit Opiumtinktur und ein Campherliniment, am 18. ein Baldrianaufguß mit Opiumtinktur, Aether und bernsteinsaurer Ammoniakflüssigkeit, am 20. eine Auflösung von Glaubersalz mit Schwefelsäure, und ein Waschwasser aus Bleiessig bestehend. — Daß Frau C. in dieser Zeit nicht bettlägerig gewesen geht daraus hervor, daß sie ihrer Angabe nach nicht nur am 14. September die Pflinzen gebacken, an einem folgenden Tage Biersuppe, dann am 19. September wieder dergleichen gekocht hat, sondern auch die Nacht zuvor, ehe sie den Dr. N. rufen ließ, bei ihrem Manne gewacht haben will (fol. 101).

c) Dieselbe gesteht ein, daß sie dem Verlangen ihres Mannes, die von ihr am 19. gekochte Biersuppe „zu schmecken" nicht nachgekommen sei, und giebt an, sie habe es deshalb verweigert, weil sie in ihrem schwangern Zustande heftige Leibschmerzen verspürt, in der Nacht aber habe sie so daß es ihr Mann nicht sehen können, die Hälfte davon aus Durst getrunken (fol. 103 sq.). Es ist auffallend, daß sie die Biersuppe wegen Leibschmerzen nicht kosten will, und hernach ein halbes Glas voll davon trinkt, daß sie der Aufforderung ihres Mannes, davon zu kosten, nicht Folge leistet, und nachmals es vor ihm verbirgt, daß sie davon trinkt. —

3. Vom 23. September bis 19. October.

a) Am Dienstag den 24. September will C. von seiner Frau Kaffe bekommen, und sich danach erbrochen haben, am 26. oder 27. soll sie ihm Obstsuppe gegeben haben, aber selbst nichts davon essen wollen, und er will nach dem Genusse dieser Suppe Leibschneiden, Uebelkeit und heftiges Erbrechen bekommen haben (fol. 8). Frau C. will sich dieser Umstände nicht erinnern, hält es aber wohl für möglich. Denn ihr Mann habe sich mit schweren Speisen, als Butterbrod mit Käse, Kartoffeln mit Häring und dergl. den Magen überladen, und sich dann übergeben müssen (fol. 104 sq.). Nach Dr. N.'s Berichte soll C. am 25. September durch große Diätfehler sich eine heftige Diarrhö, und dann einen fieberhaften Zustand mit belegter Zunge, Bitterkeit und Kopfweh zugezogen haben, bis am 27. September durch wiederholte Anwendung eines Brechmittels Schleim und Galle mit halb verdauten Speisen ausgeleert worden (fol. 33 sq.).

b) C. erzählt ferner, am dritten Tage (etwa am 29. oder 30. September) habe er von der Köchin gekochtes Buttermus gegessen, welches ihm sehr wohl bekommen, am folgenden Tage habe seine Frau, an Stelle eines solchen von der Köchin gekochten Muses, ihm selbst welches gekocht, von dem sie mitzuessen sich geweigert habe; sie habe das Uebriggebliebene in den Spüleimer geschüttet, und den Dienstleuten untersagt, von dem Ueberrest seiner Speisen etwas zu genießen, oder den Hunden oder Katzen zu geben (fol. 8 sq.). Die Köchin bestätigt dies alles (fol. 28), und die Schänkerin will ebenfalls das Verbot wegen des Ueberrestes der für C. bestimmten Speisen gehört haben (fol. 40). Frau C. gesteht, daß sie das für ihren Mann von der Köchin gekochte Mus einem Gaste gegeben, angeblich weil es aus Roggenmehl bereitet gewesen, und ihm welches aus Weizenmehl kochen lassen, selbst aber die Butter angelegt habe, ferner daß sie den Ueberrest aus Verdruß in den Spüleimer geschüttet, und schon früher ihren Leuten den Genuß der übriggebliebenen Speisen abgerathen habe, angeblich, damit sie nicht etwa eine venerische Ansteckung sich zuzögen (fol. 105).

c) An einem folgenden Tage (zu Anfang Octobers) soll nach C.'s Angabe seine Frau ihm auf einem besondern Teller Mittags Fisch und Abends Milchsuppe angeboten, da er aber andere Teller gewählt, die für ihn bestimmten Portionen weggeschüttet haben (fol. 9). Sie erwidert darauf, sie habe nur aus Verdruß darüber, daß ihr Mann nicht essen wolle, dieses gethan (fol. 106).

d) Am folgenden Tage, sagt er, „ließ ich mich von meinem Hausknechte anziehen und in die Stadt führen (fol. 9).“ Nach dem Berichte des Dr. N. hatte er sich bis zu Anfang Octobers so weit gebessert, daß er aufzustehen versuchen konnte, was aber wegen des noch hartnäckig fortdauernden rheumatischen Leidens der Beine und Füße, die ihm sehr steif und ungelenkig waren und schmerzten, nur auf kurze Zeit und mit vielen Beschwerden anging; am 3. October waren nach dem Genusse hitziger Getränke die Schmerzen in den Beinen wieder sehr gesteigert worden (fol. 34).

e) Am 18. October sagte die C. ihrem Manne, sie wolle ihm Buttermus kochen lassen, und schickte ihm auch welches; da es aber einen widerlichen Geschmack wie die Apfelpflinzen und mehrere andere ihm gegebene Speisen hatte, er auch Leibschneiden und heftiges Erbrechen darauf bekam, so rief er der Köchin, diese kostete das Mus, bemerkte den widerlichen Geschmack, und gab an, daß es nicht von ihr, sondern von der Frau C. gekocht sei (fol. 12). Die Köchin bestätigt diese Angaben und fügt hinzu, sie habe auf dem Boden des Kessels, worin das Mus gekocht worden, ungefähr $\frac{1}{4}$ Theelöffel voll von einer weißen, grieslichen, zwischen den Fingern wie Kalk zerreiblichen Masse gefunden (fol. 28 sq.).

f) Dr. N. widerlegt den von C. geäußerten Verdacht auf Vergiftung durch die Erklärung, die Zufälle vom 6. bis 20. October hätten einzig und allein in einige Male sich wiederholendem Erbrechen nach dem Genusse ihm dargereichter Speisen, ohne Colik oder Magenschmerzen, oder sonstige unangenehme Empfindungen oder Schmerzen, ohne fieberhafte oder krampfhafte Zufälle, bestanden, indem er die Schwäche als Folge der früher (vom 16. September an) erlittenen Krankheit, und die Schmerzen und Schwerbeweglichkeit der untern Gliedmaßen als die Aeußerung eines nervösen Rheumatismus betrachtet (fol. 34), die von C. (fol. 7. 8. 9. 12) angegebenen Leibschneiden (Colik oder Magenschmerzen) aber gänzlich ignorirt. Von dem Zustande der oberen Gliedmaßen erwähnt er nichts, indessen scheinen auch diese gelitten zu haben, da C. im Anfange Octobers (oben c) und am 19. October sich beim Ankleiden helfen lassen mußte (fol. 12. 25). — Indeß ließ Frau C. das, was ihr Mann ausgebrochen hatte, sogleich entfernen, indem sie sagte, daß solcher Schmutz doch nicht stehen bleiben könnte, und ungeachtet sie es dem Dr. N. versprach, es doch einmal aufbewahren zu lassen, so kam es doch nicht dazu (fol. 35). Als endlich ihr Mann versuchte, das am 14. October von ihr gekochte übrig gebliebene Buttermus, so wie das, was er, nachdem er davon gegessen, ausgebrochen hatte, zu weiterer Untersuchung mit sich aus dem Hause zu nehmen, hinderte sie es (fol. 12 sq.). Der Fuhrmann W. bestätigt es, daß sie das Mus dem Manne entzog, und auf die Erde schüttete (fol. 25), dasselbe sah auch die Köchin (fol. 28), und die Schänkerin sagt aus, die C. habe dann erklärt, demjenigrn, der das Nachtgeschirr, worin ihr Mann gebrochen, wegtragen wolle, dasselbe aus der Hand schlagen zu wollen (fol. 41 sq.). Die C. behauptet jedoch, sie habe den Teller mit Mus wegtragen wollen, und von ihrem Manne gestoßen unwillkührlich dasselbe verschüttet. Das Nachtgeschirr aber habe sie nicht wollen aus dem Hause tragen lassen, weil es zu schmutzig gewesen sei und ihr Schande gemacht hätte (fol. 109).

4. Vom 19. October 1839 bis 24. Januar 1840.

a) Am 19. October wurde C. ins Krankenstift aufgenommen und sein Zustand blieb nach Dr. N.'s Angabe, wie in den vorhergehenden Tagen, auch fernerhin zufriedenstellend und „so wie es bei einem Reconvalescenten nach solchem Fieber, der obenein noch Diätfehler auf Diätfehler häufte, nur zu erwarten war, bis auf das rheumatische Leiden der untern Extremitäten, welches mit dem ersten Beginn der Krankheit gleich heftig auftrat, und nach demselben ebenso heftig fortdauerte, in eine Art unvollkommner rheumatisch-nervöser Lähmung derselben übergehend, die bei seinem vielwöchentlichen Aufenthalte im Krankenstifte — — sich aber abwechselnd so sehr besserte, daß er umherzugehen anfing, bald wieder verschlimmerte, so daß er die Füße nicht gehörig aufsetzen, nicht stehen, nicht gehen, wohl aber liegend jede Bewegung derselben verrichten konnte, zuweilen keine, oft aber auch mehr oder weniger Schmerzen längs dem Verlaufe der Hüftnerven von der Hüfte bis zu den Fußzehen und Hacken zu erdulden hatte" (fol. 35).

b) Als C. am 24 Januar 1840 das Krankenstift verlassen hatte, fand ihn Dr. Schaper an Händen und Füßen vollkommen gelähmt (fol. 2).

5. Resumé.

C. hat nach dem Allen von der Mitte September bis zum 19. October 1839 öfter an gastrischen Beschwerden, außerdem auch an Affectionen der Gliedmaßen gelitten und Dr. N. hat den Zustand, in welchem er sich vom 16. bis 22. September befand, für ein gastrisch-rheumatisches Fieber, das spätere Leiden der Gliedmaßen vom 27. September 1839 bis 24. Januar 1840 aber für die Nachwehen dieser Krankheit erklärt.

a) Was nun die gastrischen Beschwerden anlangt, so bestanden sie in Leibschneiden, Uebelkeit und anhaltendem Erbrechen, am 25. September auch in einer heftigen Diarrhö, die erstgenannten Zufälle traten nach der Angabe des C., nach dem Eingeständniß seiner Frau, und nach den Aussagen seiner Köchin und Schänkerin unmittelbar nach dem Genusse der von der C. zubereiteten Speisen ein. Daß sie auch sonst, oder nach andern Nahrungsmitteln entstanden seien, ist nicht erwiesen; dagegen bestätigt die Köchin im Betreff des am 18. October von Frau C. gekochten Buttermuses die Bemerkung des C. über den widrigen Geschmack der von seiner Frau für ihn bereiteten Speisen. Seitdem C. von seiner Frau entfernt lebt, hat er keine solche Zufälle mehr gehabt, wie denn während seines Aufenthaltes im Krankenhause Appetit und Verdauung nach Angabe des Dr. N. fast anhaltend gut und in normalem Zustande waren (fol. 36). Dr. N. sagt: „Ich befahl dem C. das Erbrochene aufzubewahren, um zur Sicherheit den Inhalt chemisch prüfen lassen zu können, wiewohl ich ärztlich keinen reellen Grund, keinen Verdacht haben konnte, daß wirklich eine giftige Substanz in Anwendung gekommen sei, vielmehr das jedesmalige Erbrechen seiner mir nur zu bekannten Unmäßigkeit im Essen und Trinken zuschreiben mußte und konnte" (fol. 34). Allein solche Unmäßigkeit konnte ihm doch nur durch die Angaben der Frau C., welche eben eines Vergiftungsversuches verdächtig war, bekannt geworden sein; im Krankenstifte würde C. ebenfalls Mittel gefunden haben, seine Völlerei durchzuführen, und Dr. Schaper fand ihn, als er ihn später ein Jahr lang behandelte, äußerst genügsam und nicht eines einzigen Diätfehlers schuldig (fol. 60). Um die übrigen, zum Theil schon in obiger Zusammenstellung der Aussagen enthaltenen Verdachtsgründe hier ganz unberührt zu lassen, so konnte es kein Zufall sein, daß C. gerade nur nach dem Genusse der von seiner Frau für ihn bereiteten Speisen von Leibschneiden, Uebelkeit und Erbrechen befallen wurde. Letzteres dauerte am 14. und

15. September 9 Stunden und darüber fast ununterbrochen (fol. 7), wie auch die Schänkerin bestätigt (fol. 40). Dies deutet aber nicht auf Ueberladung, sondern vielmehr auf Vergiftung hin.

b) Ueber das Leiden der Gliedmaßen sind die Angaben des Dr. N. offenbar sehr unvollständig, da er nach Jahr und Tag nicht mehr so deutlich der beobachteten Zufälle sich erinnert. Aus den übrigen Umständen erhellt die Unrichtigkeit seiner Behauptung, daß das Leiden der Extremitäten gleich beim ersten Beginne der Krankheit heftig gewesen, und bei ebenso hartnäckiger Fortdauer nur in eine Art unvollkommner Lähmung übergegangen sei; vielmehr hat sich der Zustand der Gliedmaßen vom Beginne der Krankheit bis zum Jahre 1840 fortwährend verschlimmert, wie wir aus mehreren beiläufigen Erwähnungen entnehmen.

Sonnabend den 21. September 1839 ließ sich C. sein Bett in das obere Stockwerk bringen, er muß also die Treppen gestiegen sein, und es ist nicht erwähnt, daß er dabei Jemandes Hülfe bedurft hätte. Aus seiner Erzählung geht hervor, daß er im Anfange Octobers Mittags und Abends mit seiner Frau und der Schänkerin an einem Tische gegessen hat (fol. 8); er muß also die Treppen auf und ab haben gehen können. An einem folgenden Tage ließ er sich durch seinen Hausknecht anziehen, und in die Stadt führen, wo er einige Gänge machte (fol. 9 sq.); er bedurfte also fremder Hülfe, konnte aber doch gehen. Am 19. October wird zuerst einer Schwäche seiner Hände erwähnt: der Fuhrmann W. nämlich, der ihn nach dem Krankenstifte fahren sollte, mußte ihm beim Ankleiden helfen, „weil er die Finger nicht bewegen konnte" (fol. 25); er muß indeß doch noch in den Wagen haben ein und aussteigen können, da nicht erwähnt ist, daß man ihn hätte tragen müssen. Da er nun unmittelbar nach dem Austritte aus dem Krankenstifte weder gehen, noch stehen, und die Finger nicht allein „nicht recht" sondern gar nicht bewegen konnte, so muß auch das Uebel während seines Aufenthaltes in dieser Anstalt bedeutend zugenommen haben.

B. Weiterer Verlauf der Krankheit.

1) Dr. Schaper fand am 27. Januar 1840 die Hände und Füße des C., an welchen Strecker und Beuger auf gleiche Weise gelähmt waren, gänzlich schmerzlos und auffallend vertrocknet, so daß die Gelenke unförmlich hervortraten, und die Haut Falten bildete; besonders waren die Nagelglieder abgemagert, und die Nägel sehr hart, spröde, krallenartig. Eine Auftreibung der Knochen oder

Bänder war nirgend wahrzunehmen, Hände und Füße folgten, sobald sie einer Unterstützung beraubt wurden, der eigenen Schwere, nur in den Händen, namentlich den Handwurzelgelenken hatte sich eine wiewohl äußerst geringe Muskelthätigkeit erhalten, so daß Patient den Löffel zwischen den 4. und 5. Finger wie in einer Holzspalte einklemmen, und dann nothdürftig zum Munde führen konnte. Der übrige Körper war völlig gesund, Hüfte und Knie, Schulter und Ellenbogengelenk frei, beweglich, Appetit, Verdauung und Schlaf normal, das äußere Ansehen blühend.

2) Dr. B. sah den C. einigemal in der W.schen Badeanstalt, wohin derselbe auf Anordnung des Dr. Schaper gebracht worden war, und giebt an, daß er namentlich an den Extremitäten stark abgemagert war, Hände und Füße einen besondern Grad von Steifigkeit und Unbeweglichkeit hatten, so daß der Kranke mit den Händen nichts fassen konnte, in den Fingerspitzen kein Gefühl hatte, nur mit Krücken sich in der Stube fortzubewegen vermochte, und sein Gang ganz gelähmt war (fol. 44).

3) Dr. H. behandelte für den Dr. Schaper vikarirend, im Mai 1840, den Kranken an einem Wechselfieber, und bemerkte außer den mit dem Fieber zusammenhängenden Symptomen folgendes: Arm und Schenkel konnte C. liegend nach allen Richtungen frei bewegen; die Hände aber waren gelähmt, weniger in den Handwurzeln als in den Fingern, sowohl Beug- als Streckmuskeln waren unthätig, letztere jedoch im höhern Grade, so daß die Finger etwas gekrümmt waren. Umfangreiche und schwere Gegenstände konnte er fassen und einigermaßen festhalten, so daß ihm auch der Gebrauch der Krücken möglich war, kleinere Gegenstände war er nicht im Stande aufzunehmen und zu halten, denn es mangelte ihm in den Fingern jedes feinere Gefühl, und sie waren selbst gegen geringere Verletzungen unempfindlich. Am meisten characteristisch war ein auffallendes Geschwundensein im Umfange und in der Form der Finger, sie waren atrophisch, die Wölbung der Fingerspitzen fehlte gänzlich. Die Haut hing faltig um die Knochen und die Gelenke sahen daher ungewöhnlich dick aus, obgleich nicht die geringste Ablagerung daran zu bemerken war. Auch die Füße waren gelähmt und standen, wenn der Kranke auf dem Rücken lag, nicht im stumpfen Winkel in die Höhe, sondern lagen schlaff niedergefallen auf dem Bette. Die Zehen waren gleich den Fingern abgemagert, welk, mit faltiger Haut, und ließen sich nicht willkührlich ausstrecken. Beim Gehen entweder mit den Krücken, oder in-

dem sich der Kranke an den Möbeln anzuklammern versuchte, war die Bewegung in den Schenkeln und Kniegelenken normal, die Füße aber schleppte er lose nach sich, ohne daß er nur im mindesten darauf selbstständig zu stehen vermochte. Ueber Schmerzen klagte er weder in den Händen noch in den Füßen. Zittern war gleichfalls nicht daran zu bemerken. Uebrigens erzählte er, daß er seit dem October 1839 in diesem Lähmungszustande sich befinde, seitdem aber im Fortschreiten zur Besserung begriffen sei (fol. 118 sq.).

4) Dr. Schaper, der ihn seit dem Januar vorigen Jahres fortwährend beobachtet und ärztlich behandelt hat, berichtet unterm 28. Januar d. J., daß bei aller vorgeschrittenen Besserung die Zehen doch fast noch ganz unbeweglich sind, und kaum eine Spur von Gefühl wieder erlangt haben, daß Beugung und Streckung der Fußgelenke sehr langsam, unter großer Anstrengung und in geringem Umfange erfolgen, die Seitenbewegungen in denselben aber ganz unmöglich sind. Sein Gang ist schwer, langsam, mühevoll, die Füße werden dabei wie angehängte Gewichte fortgeschleudert, aber nicht gesetzt. — Die Füße sind kalt, schmerzlos, ohne jede Anschwellung, des Morgens taub und starr, die Finger sind taub ohne feines Gefühl und ohne Tastvermögen, sie können fassen, aber nicht festhalten, der zweite und dritte Finger der rechten Hand sind wie die Zehen welk, etwas mager und können nicht vollständig gestreckt werden. Uebrigens ist die Gesundheit ungestört (fol. 50).

5) Dr. H. fand am 21. April d. J. die Lähmung des C., der bereits im September v. J. die Krücken ablegen und an 2 Stöcken nothdürftig gehen konnte, so weit vermindert, daß ihm der Gebrauch seiner Gliedmaßen zu seinen täglichen Geschäften wiedergegeben war, wiewohl eine auffallende Schwäche darin zurückgeblieben ist. Die Finger und Zehen sind wieder gehörig ernährt, jedoch fehlt ihren Spitzen die gewöhnliche Wölbung nnd das feinere Gefühl. Sehr dünne Gegenstände kann er nur mit der größten Mühe von einem Tische aufnehmen. Er kann zwar schreiben, hält aber die Feder nicht mit den Fingerspitzen, sondern kneift sie zwischen Daumen und Zeigefinger ein. Daumen und Zeigefinger vermag er völlig auszustrecken, nicht ganz so die drei übrigen Finger. Weniger noch ist er im Stande die Zehen auszustrecken, er tritt zwar mit den Füßen auf, aber nie mit den Zehen zuerst, sondern immer mit der ganzen Sohle. Sein sonstiges körperliches Befinden ist durchaus normal (fol. 119).

C. Die Natur der Krankheit.

1) Die Lähmung des C. war nicht Folge einer Affection des Gehirns und Rückenmarks, da, wie Dr. H. (fol. 120) näher auseinandersetzt, keine Spur von Abnormität dieser Organe zu bemerken war.

2) Auch kann sie nicht rheumatischer oder gastrischer Natur sein, denn:

a) sie ist nicht plötzlich nach einer heftigen Erkältung, sondern allmählig in der Krankenstube und unter ärztlicher Behandlung entstanden;

b) sie ist nicht von Auftreibung der Knochen, Verdickung der Bänder, Verhärtung des Gewebes, Abnormitäten in den Gelenkkapseln oder Schleimbeuteln begleitet, also nicht in einem abnormen Bildungsprocesse begründet, sondern dynamischer Art;

c) sie besteht nicht bloß in Aufhebung der Empfindung und Bewegung, sondern auch der Ernährung; also nicht bloß in Herabsetzung der Nerventhätigkeit, sondern der ganzen Lebensthätigkeit in den afficirten Theilen;

d) sie characterisirt sich durch Affection des äußersten Bereichs des animalen Lebens: die Nagelglieder der Fingerspitzen und Zehen leiden am meisten und längsten.

3) Diese Merkmale, durch welche sie sich von einer rheumatischen oder gichtischen Lähmung unterscheidet, characterisiren sie zugleich als eine durch metallische Gifte, wie Dr. H. genügend dargethan hat (fol. 112 sq.), nicht durch Blei oder Quecksilber, sondern durch Arsenik entstandene Lähmung.

Der Arsenik zeigt sich allem Leben feindlich, er tödtet, wie besonders Jäger (de effectibus Arsenici in varios organismos. Tübingen 1808) erwiesen hat, nicht nur Pflanzen und Thiere aller Klassen, sondern verbreitet seine Wirkungen auch über alle Systeme des Organismus; theils stört er den Bildungshergang, verursacht zu Brand hinneigende Entzündungen, und profuse Ausleerungen mit den davon abhängigen Symptomen; theils greift er das animale Leben an, und bewirkt Krämpfe oder Lähmungen.

a) Experimente an Thieren, wie sie namentlich von Brodie (philosophical Transactions for the year 1812 p. 211 sq.), und von Göppert (Henke's Zeitschrift für die Staatsarzneikunde. 24. Bd. S. 21 ff.) angestellt worden sind, haben erwiesen, daß die in Entzündung und Brand der von Arsenik berührten Theile bestehende örtliche Wirkung desselben nicht die wesentliche ist, hingegen Störungen des Nervenlebens niemals ausblieben, und besonders auch Lähmungen der Hinterbeine bei den damit vergifteten Thieren häufig eintraten. „Die Entzündung der Eingeweide (sagt Göppert S. 34) hängt nicht von der größern oder geringern Menge des gereichten Giftes, sondern von der kürzern oder längern Zeit der Einwirkung ab, und fehlt selbst zuweilen; offenbar ist also die Wirkung auf das Nervensystem hiebei in Anschlag zu bringen."

b) Bei Menschen, die vermöge ihres Gewerbes mit Arsenik umgehen, zeigt sich dasselbe; die mit der Hüttenkatze — einer bei Arsenikhütten-Arbeitern gewöhnlichen Krankheitsform, als Folgen einer schleichenden Arsenikvergiftung, vorkommenden Zufälle sind, wie z. B. Schreger (Ersch und Gruber allgem. Encyclopädie der Wissenschaften und Künste. 5. Theil. S. 422) anführt, unter andern gichtische Schmerzen in den Fuß- und Handgelenken, Zucken und Taubheit in den Finger- und Zehenspitzen, Austrocknen der Muskeln, Schwäche und endliche Lähmung der Glieder.

c) Bei dem Versuche, den Arsenik als Heilmittel anzuwenden, hat man übereinstimmende Erfahrungen gemacht. War er nämlich in kleinen Gaben anhaltend gebraucht worden, so gab sich, wie namentlich Remer (in Horns Archiv für medicinische Erfahrung. Jahrg. 1813. Bd. I. S. 239) bemerkt, die chronische Arsenikvergiftung besonders durch eine unbeschreibliche Schwäche der Extremitäten mit Schmerzen und allgemeiner Abmagerung zu erkennen.

d) Wenn die absichtliche Vergiftung nicht schnell tödtet, so äußert sie ihre Wirkungen vornehmlich durch Störung der Nerventhätigkeit. „Diese Varietät der Arsenikvergiftung, sagt Christison (Abhandlung über die Gifte. Weimar 1831. S. 314), kommt hauptsächlich bei Personen vor, welche, weil sie entweder nur eine kleine Quantität bekommen, oder bald nachher vomirt haben, eventuell gerettet worden sind. — — Die erste Reihe von Symptomen ist ganz die der entzündlichen Varietät (d. i. nach S. 200 ff. scharfer Geschmack, Schwäche, Uebelkeit, Leibschmerz, Erbrechen); im zweiten Stadium beziehen sich die Symptome auf Nerven-Irritation. Diese treten in der Regel ein, wenn jene zu weichen beginnen, aber manchmal kommen sie auch schon zum Vorschein, während die Symptome der Entzündung im Verdauungscanale noch heftig sind, selten beginnen die Symptome beider Klassen gleichzeitig. Die Nervenaffection ist bei verschiedenen Individuen verschieden. Die schrecklichste ist Coma und die schwächste eine eigenthümliche, unvollkommne Lähmung der Arme und Unterschenkel."

Dr. H. hat (fol. 126) 3 Fälle von Lähmung der Gliedmaßen durch Arsenik angeführt. Wir fügen noch einige Fälle hinzu.

α) Bei einer von de Haen beobachteten Frau, die etwas Arsenik aus Versehen bekommen hatte, gingen die Symptome von Affection der Verdauungsorgane sehr bald vorüber, aber am 4. Tage stellten sich Krämpfe, Empfindlichkeit und Schwäche der Füße, Beine und Arme ein, welche allmählig zunahm, bis endlich die ganzen Extremitäten fast vollständig paralytisch wurden. Die übrigen Functionen blieben unversehrt (Christison a. a. O. 318).

β) In einem von Murray beobachteten Falle trat bei 4 Personen, die gleichzeitig mit Arsenik vergiftet worden waren, außer den primairen Symptomen eine sehr große Muskelschwäche ein, die bei zweien einer wirklich partiellen Paralyse gleich kam. Der eine Patient verlor die Kraft des linken Armes gänzlich, und war nach einem halben Jahre noch nicht im Stande den Unterarm zu beugen, der andere litt bei großer allgemeiner Schwäche an Taubheit und Schmerz der Unterschenkel (ebend. 319).

γ) Bernt erwähnt einen Fall, wo nach den ersten Wirkungen einer großen Gabe von arseniksaurem Kali Gefühl und Bewegungskraft in den Händen und Füßen verloren ging (Bernt Beiträge zur gerichtlichen Arzneikunde. 4 Bd. 221).

δ) Falconer giebt an, daß ihm mehrmals örtliche Paralysen nach Arsenikvergiftung vorgekommen seien, und erwähnt einen Fall, in welchem bloß die Hände litten, und zwei andere, in welchen die Paralyse von den Fingern sich allmählig nach oben verbreitete, bis die ganzen Arme gelähmt waren (Christison a. a. O. 319).

ε) Schlegel beobachtete einen Menschen, der mit Arsenik vermischten Taback geraucht hatte, und am folgenden Tage von Erbrechen und Brustkrampf befallen wurde, am 4. Tage empfand er ein krampfartiges Reißen in der Brust, den Füßen und den Armen, mit Husten und großer Müdigkeit, wobei Appetit und Absonderungen normal waren; am 12. Tage klagte er über heftige Schmerzen, Reißen und Steifheit der Glieder. Diese Beschwerde dauerte noch 4 Wochen fort, besonders in den Füßen, die auch von Zeit zu Zeit anschwollen (Hufeland's Journal der practischen Heilkunde. 64. Bd. S. 13 f.).

4) Was nun den vorliegenden Fall betrifft, so hat C.

a) nach dem Genusse der von seiner Frau ihm bereiteten Speisen wiederholt an Zufällen gelitten, welche, zumal unter den sehr starken Verdacht erregenden Nebenumständen, als die primairen Symptome einer Arsenikvergiftung angesehen werden konnten, nämlich an Uebelkeit, Leibschneiden, heftigem und anhaltendem Erbrechen, Mattigkeit und einem fieberhaften Zustande, welcher der Krankheit das Aussehen eines gastrischen Fiebers gab; überdies hatten die Speisen, wie auch von einem Zeugen bestätigt wird, einen scharfen widrigen Geschmack. Da das Erbrechen so schnell nach dem Genusse der verdächtigen Speisen eintrat, und so lange anhielt, auch überdies noch Brechmittel angeordnet wurden, so mußte das Gift auch bald größtentheils wieder aus dem Körper geschafft werden, so daß es seine Wirkung auf Magen und Darmkanal nicht entwickeln, noch auch den Tod herbeiführen konnte.

b) Indeß hatte doch noch genug Arsenik in den Körper tiefer dringen können, um eine chronische Vergiftung zu bewirken. Zu den gedachten primairen Zufällen hatten sich bald Gliederschmerzen gesellt, weshalb das Uebel für ein gastrisch-rheumatisches gehalten wurde. Die Beine des Kranken waren nach Angabe seiner Frau (fol. 104) anfänglich geschwollen, sie schmerzten sehr und wurden im October 1839 von einer angehenden Lähmung befallen, nämlich wie Dr. N. sagt, sehr steif und ungelenkig waren (fol. 34) oder, wie die C. es ausdrückt, sie starben ihm fast ganz ab (fol. 104), auch die Hände fingen an ihren Dienst zu versagen. Gegen Ende des Jahres fand ihn der Tischlermeister K. im Krankenstifte in einem kläglichen Zustande: er konnte weder gehen noch stehen, und nicht einmal die Hand aufheben (fol. 87). Unter einer gegen die Arsenikvergiftung gerichteten ärztlichen Behandlung hat sich sein Zustand langsam, aber bedeutend gebessert.

Wir können demnach nicht anders, als die von dem Dr. Schaper und vom Dr. H. gegebenen Gutachten, daß der Gastwirth C. mit Arsenik vergiftet worden ist, bestätigen.

K. i. Pr., den 14. Juni 1841.

Königl. Preuß. Medicinal-Collegium.

Die 73 Jahr alte Mutter der C. und P., separirte L., hatte nach ihrer Aussage vom 20. Juli 1841 nur bemerkt, daß die C. oft zu ihrer Schwester P., gewöhnlich an den Markttagen, in die Stadt gekommen war, erst dann über ihren Mann sich beklagt hatte, als sie von demselben angesteckt worden war, und daß sich die Schwestern stets sehr gut vertrugen.

Der Bademeister T. bestätigte am 4. August 1841, daß die C. bei dem Sühneversuch versichert habe, sich lieber ersäufen zu wollen, als sich zu vertragen, sich indeß nichts desto weniger einige Tage später mit der Bitte bei ihrem Manne eingefunden habe, sich mit ihr wieder auszusöhnen. Sie habe nun angefangen Speisen und Getränke, auch Wein, für ihren Mann zu schicken, der davon nichs genoß, bis ihr dies von Dr. Schaper untersagt wurde.

Die separirte C. versicherte am 4. August 1841, daß sich J. v. R. zur Unterhandlung mit ihrem Manne angeboten habe, daß sie gegen ihren Beschluß, sich nicht wieder mit diesem zu vereinigen, durch seine Bitten umgestimmt sei und ihn deßhalb in der Badeanstalt so lange wieder aufgesucht habe, bis er ihr die Wiederkehr verbot.

Nach der Aussage der Wittwe P. am 7. August 1841 schoß sie dem C.schen Ehepaar 1250 Thlr., mit der Bemerkung vor, der Schwester C. davon 450 Thlr. schenken zu wollen. 800 Thlr. wollte C. in kurzer Zeit zurückzahlen und wurde aus Rücksicht auf seine Frau auch nicht eher daran erinnert, als bis sich die Eheleute nicht mehr vertragen konnten. Zur Ausgleichung der Zwistigkeiten versichert die P. von beiden Theilen oft aufgefordert, und deßhalb auch oft bei ihnen gewesen zu sein. Als C. krank darniederliegt besucht sie ihn oben in seinem Zimmer und hört ihn klagen, daß seine Füße steif und kalt wie Eis seien. Die Aeußerungen, welche ihr (der P.) in den Mund gelegt seien durch den Tischler K., habe sie nie gemacht, und dieser hasse sie nur, weil sie verhindert habe, daß ihm ihr verstorbener Mann Geld geliehen habe. Arsenik sei ihr unbekannt und nicht in ihrem Besitz.

An demselben Tage bestätigt der Fuhrmann W., gegen sich selbst, daß die C. wegen des schlechten Wetters ihren Mann nicht habe fahren lassen wollen am 19. October 1839, aber beide sind hier im Irrthum und meine meteorologischen Beobachtungen weisen nach, daß bei mäßigem, südöstlichen Winde, heiterem Himmel, das Thermometer früh 6 Uhr 4° R., Mittags 2 Uhr 11° R., Abends 9 Uhr noch 7° R. zeigte, das Barometer früh eine Höhe von 342,3''' und Abends von 343''' erreichte und daß gerade der 19. fast der schönste Tag des ganzen Monates war. Die Absicht ist hier, wie nicht selten im vorliegenden Falle, eingestanden, nur der Grund, der sie hervorrief, erlogen, wie sich dies ebenfalls gar nicht selten wiederholt.

An eben diesem Tage erzählt der Gastwirth F., von der C. zur Unterhandlung mit C. aufgefordert zu sein und ihm, der Scheidung wegen, 700 Fl. geboten, den Tischler K. aber gar nicht in dieser Angelegenheit gesprochen zu haben; die Köchin E. G. aber, daß die C. den Streit während der Ehe stets herbeigeführt, der C. nie Eifersucht gezeigt habe, und nie betrunken gewesen sei. Er habe weder zu viel gegessen, noch Schnaps und Bier getrunken, nie Flaschen und Gläser hiezu in seinem Zimmer gehabt, in welchem sich nur zwei, bei seinem Scheiden aus dem Hause fast noch ganz gefüllte Flaschen Wein gefunden hätten. Die Wittwe P. sei wöchentlich mehrere Mal zu C.'s gekommen, habe oft allein mit der C. gesprochen und diese habe das Buttermus, ohne von Jemand angestoßen zu sein, ganz absichtlich im Zimmer umhergegossen.

Der aus E. entwichene Polizeisekretair Th. leugnete am 14. August 1841 alle Theilnahme an den Verhandlungen zwischen dem C.schen Ehepaar, und J. v. R. daß er dem C. bei der Unterschrift die Hand geführt, oder überhaupt mehr gethan, als ihm die vom Justizrath X. angefertigte Verhandlung zur Scheidung der Ehe vorgelegt hätte. Der Letztere bestritt am 30. August 1841 jede unmittelbare Verhandlung mit C., in der Zeit als dieser die Gründe Ehebruch und Venerie als Gründe zur Trennung der Ehe unterschrieb, leitet sie aus der freien Angabe des C. ab und entzieht ihnen hiermit jede Quelle, die sich nun ein Jeder um so leichter aufsuchen wird.

Die bis hieher gewonnenen Widersprüche wurden durch die Confrontation nicht beseitigt, und der Decernent entschied sich am 1. October 1841 dahin, daß der objective Thatbestand durch die drei Gutachten des Schaper, des H. und des Königl. Medicinal-Collegiums nach § 133 der Criminal-Ordnung als feststehend anzunehmen sei, daß aber des subjektiven Thatbestandes wegen die Zeugen zu vereiden, über die verdächtigenden Punkte, welche er ziemlich erschöpfend nachweist, ausführlicher zu vernehmen seien und daß noch einige bisher nur genannte Personen als Zeugen vernommen werden müßten.

Sehr viele der obigen Aussagen wiederholten sich, namentlich auch die des von der C. gegebenen Verbotes von den für C. bestimmten Speisen etwas zu genießen, welches durch eine Anordnung des Dr. N. veranlaßt worden sein sollte. Dr. N. erinnert sich letzterer nicht, will aber nicht bestreiten, daß er sie gemacht habe. Die C. rechnet noch mehrere der Speisen nach, welche sie selbst bereitet habe, was auch aus dem Grunde nicht ganz gleichgültig ist, daß sie später die eigene Bereitung aller Speisen in Abrede stellt und nur für den Wohlgeschmack derselben durch die erforderlichen Zusätze gesorgt haben will.

Schaper und Apotheker Berndt über die Beschaffenheit des Arseniks in damit vergifteten Speisen vernommen, machten mit den gewöhnlichen Erscheinungen unter diesen Umständen bekannt, Justizkommissarius Y. wollte seine Aeußerung „übermorgen sitzt ihre Frau" nicht bestreiten, da er Aehnliches deßhalb gesagt haben könnte, weil er nach Schaper's Versicherung wußte, daß es zur Untersuchung kommen würde. Geldanerbietungen des Gastwirth F. gegen den Tischler K. endlich wurden durch Gastwirth L. und dessen Tochter nachgewiesen.

Noch blieb die Schwangerschaft der C. vor Eingehung ihrer Ehe mit C. nicht völlig aufgeklärt, eine abermalige Vernehmung der Hebamme A. und der Köchin M. Sch., so wie der G.schen Eheleute wurde am 27. November 1841 durch Herrn Director R. verfügt und es ist dies ein Gegenstand, welcher später noch einer sehr ernsten Besprechung bedarf und deßhalb schon hier der größten Aufmerksamkeit empfohlen wird.

Vom 11. December 1841 bis 5. Januar 1842 beschäftigte das artikulirte Verhör, welches zu mehreren sehr erheblichen Widersprüchen der C. gegen sich selbst führte, wie: daß C. gleich anfangs der Ehe die P. habe zum Hause hinauswerfen wollen, als diese das Geld zurückgefordert habe, daß sie nie selbst gekocht habe, daß sie nur auf C.'s Bitten die Badeanstalt besucht, daß sie nur erst auf dem Gericht, selbst erst nach ihrer Inhaftirung, das Gerücht über die Vergiftung ihres Mannes kennen gelernt habe, daß ihr die Klagebeantwortung des Justizkommissarius Y. nie bekannt geworden, und daß diese nur auf den Rath des C. selbst vernichtet worden sei, daß sie weder den Plan ihres Mannes, das Nachtgeschirr mitzunehmen, gekannt, noch mit einem Stock hinter der Küchenthür auf dasselbe gewartet habe, daß endlich die oben erwähnten Fische nicht in den Spüleimer von ihr geschüttet, sondern in der Küche von ihr verzehrt wären. Zugleich suchte sie es zu benutzen, um den Verdacht des Selbstmordes des C. zu erwecken, indem sie aussagte, er habe schon früher sich ersäufen wollen, und um die W. P., verehelichte Sch., in den Schein zu bringen, als habe sie aus Rache über eine erlittene Züchtigung die Unwahrheit gesagt.

Am 17. Januar 1842 erfolgte die Defension der C. durch Herrn Justizrath X. Sie weist zuerst die Nichtigkeit der Beschuldigung der außerehelichen Schwängerung und des Kindermordes nach und wundert sich deßhalb über den Beschluß des Stadtgerichts, nach welchem über diesen Umstand vorläufig nichts geschehen soll. Dann wendet sie sich zu dem Gerücht von dem Giftmorde des Gastwirth P. durch seine Frau, die noch in völliger Freiheit lebende Wittwe P., und rügt an dem Verfahren des Stadtgerichts, daß es dasselbe nicht gewissenhaft genug ermittelt habe, weil auf diese Weise die Gelegenheit, die Triebfedern zur Denunciation zu entdecken, verloren gegangen wäre. Die Denunciation des Schaper, eines gefühlvollen, gutherzigen Mannes erklärt der Herr Defensor für einen nicht rühmlichen Angriff ganz unbefangener Personen, wie der durch ihren Mann mit Venerie angesteckten Frau und des Anwaldes derselben, der sie in Processen, die nicht bloß angedrohet waren, nicht verächtliche Anschuldigungen (so war es allerdings gleich in der Denunciation ausgesprochen) enthielten, seines Amtes wegen vertreten mußte. Der Giftmord an G. C., selbst schon der Verdacht desselben, ist durch die Beobachtung und das

Gutachten des Dr. N., welcher sogar eidlich erklärt, daß der G. C. kein Gift erhalten habe, vollständig widerlegt, und vielleicht nur des Ueberflusses wegen liest man noch auf einer großen Zahl von Seiten, daß Herr Defensor mit dem Gutachten des Schaper, des Denuncianten, nicht ermüden wolle, weil es so große Mängel enthielte, daß das Gutachten des Dr. H., eines Mannes von festem Charakter, wohl bescheiden, aber nur aus vorhandenen, in dessen Besitz befindlichen Büchern entnommen, und daß das Gutachten des Medicinal-Collegii zu K. i. Pr. nur eine Wiederholung des von Schaper und H. Gesagten sei; der auf diese drei Gutachten zurückgeführte objektive Thatbestand existire hienach nicht mehr, den ihn begünstigenden Zeugen-Aussagen ständen Aussagen entgegengesetzten Inhalts gegenüber, die Zeugen für denselben ermangelten der Glaubwürdigkeit, dagegen sei durch das Gutachten des Dr. N. und die Liebenswürdigkeit der separirten C. die Unschuld derselben so über jeden Zweifel erhoben, daß zum Schluß der Antrag nöthig werde, „die C. von aller Strafe und allen Kosten freizusprechen."

Das Stadtgericht zu E. theilte diese Ansicht nicht, forderte am 29. Januar 1842 noch ein ferneres Gutachten von mir über C., der sich etwas gebessert hatte, dessen völlige Genesung aber erfahrungsgemäß nicht als Möglichkeit angesehen werden durfte, und legte die Akten am 8. Februar 1842 dem Criminal-Senat zu M. zum Spruch vor. Am 20. September 1842 erhielt es das folgende Erkenntniß des letzteren:

Das in der Criminal-Untersuchungssache wider die separirte Gastwirthin C., geb. L., aus den eingereichten hiebei zurückerfolgenden Akten nebst Adhibendis abgefaßte Erkenntniß erster Instanz, wird dem Königl. Land- und Stadtgerichte zur Publication und Vollstreckung event. zur Instruction des Rechtsmittels, zu welchem auf Grund des § 521 der Crim.-Ordnung ein anderer Inquirent, als der bisherige, zu ernennen ist, mit der Anweisung zugefertigt, binnen vier Wochen die Vollstreckung des Erkenntnisses resp. Absendung der Akten an das Königl. Tribunal zu K., zur Abfassung des Erkenntnisses zweiter Instanz zu berichten, und nach Eingang des Letztern vidimirte Abschrift einzureichen.

In Betreff der Vermögens-Verhältnisse der Inquisitin ist die Forderung ad No. 18 Tit. 21 des bei den P.schen Nachlaßakten befindlichen Inventariums nicht außer Acht zu lassen.

Die vorläufige Annahme-Ordre an die Direction der Zwangs-Anstalten zu G. liegt bei.

M., den 20. September 1842.

Criminal-Senat des Königl. Oberlandesgerichts.

Erkenntniß.

Auf die vom Königl. Land- und Stadtgerichte zu E. gegen die separirte Gastwirthin Henr. C., geb. L., geführte Criminal-Untersuchung hat der Criminal-Senat des Königl. Oberlandesgerichts zu M. in seiner Sitzung vom 2. September 1842, durch nachbenannte Richter: den Präsidenten N., die Oberlandesgerichts-Räthe Sch., W., Sch., die Oberlandesgerichts-Assessoren v. D., A. und B. nach Lage der Akten für Recht erkannt:

daß Inquisitin H. A. C., geb. L., wegen Vergiftung ihres Ehemannes außerordentlich mit (15) funfzehnjähriger Zuchthausstrafe zu belegen, und die Kosten der Untersuchung zu tragen verbunden, welche bei ihrem Unvermögen bis auf die baaren der Stadt-Kämmerei-Kasse von E. zur Last fallenden Auslagen niederzuschlagen.

Von Rechts Wegen.

Gründe.

Der Kreisphysikus Dr. Schaper zu E. wurde am 28. Januar 1840 zu dem dortigen Gastwirth G. C. gerufen, um demselben ärztliche Hülfe zu leisten. Er fand den C. an Händen und Füßen völlig gelähmt, die Lähmung war ganz schmerzlos, hatte Beuger und Strecker auf ganz gleiche Weise getroffen, und war besonders dadurch characterisirt, daß Hände und Füße auffallend vertrocknet, wie mumificirt erschienen, und ihrer eigenen Schwere folgen mußten, sobald sie einer Unterstützung beraubt waren. Der übrige Körper des C. war gesund. Dr. Schaper schloß aus diesem Zustande des C. auf eine Vergiftung desselben, und erfuhr auch von dem Patienten, daß er in Folge mehrerer durch seine Ehefrau während des Zeitraums vom 15. September bis zum 18. October 1839 ihm dargereichter Speisen vergiftet zu sein glaubte.

Dem Land- und Stadtgerichte zu E. ward von diesen Thatsachen durch Schaper Anzeige gemacht, und da sich die Vermuthung des C. sowohl in Betreff des objectiven als subjectiven Thatbestandes, durch das angestellte Skrutinial-Verfahren, nicht unbegründet herausstellte, wider dessen Ehefrau, die gegenwärtig separirte Gastwirthin H. A. C., geb. L., auf Anordnung des vorgesetzten Criminal-Senats die Criminal-Untersuchung wegen versuchter Vergiftung unterm 13. März 1841 eingeleitet, und von dem Land- und Stadtgerichte zu C. geführt. Die Inquisitin befindet sich seit dem 25. März 1841 im Untersuchungs-Arreste. Die gesetzlichen Förmlichkeiten der gegen sie geführten Untersuchung sind im Wesentlichen beobachtet. Insbesondere ist mit der Inquisitin ein artikulirtes Verhör angestellt, und zu demselben, so wie zu einigen frühern Verhören und Zeugen-Vernehmungen, der bereits im Laufe der Untersuchung auf ihren Antrag ihr beigeordnete Vertheidiger, der Justizrath X. zu C. zugezogen worden, der sie auch schriftlich vertheidigt hat. — Der Gastwirth C., den Inquisitin vergiftet haben soll, ist noch am Leben. Die Frage, ob er vergiftet worden, muß deshalb aus seinen, seiner Aerzte und seiner Umgebung Aussagen über die auf den Genuß der angeblich vergifteten Speisen unmittelbar erfolgten Krankheitszufälle, dem Verlaufe derselben, und aus dem technischen Gutachten gerichtlicher Aerzte beantwortet werden.

Vier technische Gutachten sind über diese Frage zu den Akten gebracht worden, durch den Dr. med. N., der den Damnificaten nach seinem ersten, auf den Genuß jener Speisen erfolgten Krankheits-Anfalle vom 16. September 1839 bis zum 27. Januar 1840 behandelt hat; durch den Kreis-Physikus Dr. Schaper, der ihm vom 28. Januar 1840 ab bis zum Abschlusse der vorliegenden Untersuchung mit kurzen Unterbrechungen ärztliche Hülfe geleistet; durch Dr. H., der ihn im Frühjahre 1840 für den Dr. Schaper vikarirend ärztlich behandelt, und seinen Zustand im Frühjahr 1841 nochmals untersucht hat; endlich auf den Grund der von den gedachten drei Aerzten berichteten Krankheits-Geschichten des Damnificaten durch das Medicinal-Collegium zu K. Nach der mündlichen Aussage des Damnificaten begann seine Krankheit an einem Sonnabende, den er als den 15. September 1839 bezeichnet, der jedoch nach Ausweis des Kalenders auf den 14. September gefallen sein muß.

Er hatte — wie er erzählt — an diesem Tage Abends anderthalb warme Apfelpflinzen gegessen, an denen er einen sehr auffallenden bittern, und im Halse kratzenden Geschmack bemerkte; bevor er noch die zweite Pflinze ganz verzehrt, will er heftiges Leibschneiden, Uebelkeit und heftiges von 8 Uhr Abends bis 5 Uhr Morgens anhaltendes Erbrechen bekommen haben.

Tags darauf am Sonntag den 15. September 1839, fährt er fort, habe ihm der Genuß einer Biersuppe, die einen jenen Apfelpflinzen ähnlichen eigenthümlichen Geschmack gehabt, ein noch stärkeres Leibschneiden, Uebelkeit und heftiges bis zum Morgen des folgenden Tages anhaltendes Erbrechen verursacht.

Am 24. September 1839, also nach neun Tagen habe er einen Topf voll Kaffe getrunken, und ein jedoch nicht so starkes Erbrechen, als auf die genossenen Apfelpflinzen und die Biersuppe, bekommen.

Am Donnerstag oder Freitag darauf, den 26. oder 27. September 1839, sei ihm eine Suppe von frischem Obst zubereitet worden, und nach dem Genusse der Hälfte dieser Suppe will er augenblicklich von Schneiden im Leibe, Uebelkeit und sehr starkem Erbrechen befallen sein.

Vier Tage darauf ferner, also am 30. September oder 1. October 1839, sollen sich auf den Genuß weniger Löffel voll Buttermus dieselben Krankheits-Symptome, Leibschneiden, Uebelkeit und Erbrechen gezeigt haben.

Endlich behauptet er, daß am 18. October 1839, also nach ungefähr 18 Tagen, ihm der Genuß eines halben Tellers voll Buttermus, in dem er denselben widerlichen kratzenden Geschmack, wie in den übrigen vorerwähnten Speisen, bemerkte, ebenfalls anhaltendes Erbrechen verursachte.

Tages darauf am 19. October 1839 ließ sich Damnificat aus seiner Wohnung fort, nach dem städtischen Krankenhause zu E. bringen, in dem er bis zum 27. Januar 1840 verblieb.

Vom Beginn seiner Krankheit bis zu diesem Tage hat Damnificat die ärztliche Behandlung des Dr. N. zu E. genossen.

Derselbe erzählt die Krankheitsgeschichte des Damnificaten in seinem beeidigten Gutachten folgender Gestalt:

Nachdem Damnificat am 14. und 15. September 1839 über Unwohlsein namentlich Kopfschmerzen, Appetitlosigkeit, Uebelkeiten und Schmerzen in den Beinen geklagt, sei er am 16. September bedeutend an einem vollständig ausgebildeten gastrisch-rheumatischen Fieber, mit namentlich heftigen Schmerzen in den Füßen und Beinen erkrankt, so daß er außer verordnetem Brechpulver und der nöthigen Medicin, auch bereits am folgenden Tage Einreibungen und Einwicklungen der Füße und Beine bekam. Die Krankheit sei ohne besondere und auffallende Erscheinungen bis zum 22. September verlaufen, an welchem Tage das Fieber den Damnificaten verlassen, die rheumatischen Schmerzen und Steifheit in den Füßen und Beinen aber verblieben. Am 23. September habe sich ein Tripper-Ausfluß gezeigt, gegen den die erforderlichen Arzneien verordnet worden. Am 25. September sei wegen großer Diätfehler eine heftige Diarrhoe entstanden, und da auch am folgenden Tage Damnificat nicht gestattete Speisen genossen, und dazu Bier getrunken, habe ein fieberhafter Zustand, belegte Zunge, Bitterkeit und Kopfschmerz sich eingestellt, der eine schlaflose Nacht verursachte, und am 27. September die wiederholte Anwendung eines Brechmittels nöthig gemacht habe, durch welches neben Schleim und Galle halbverdaute Speisen ausgeleert worden.

Damnificat habe sich darauf bis zum Anfange des Monats October 1839 in Folge passender Medicamente so bedeutend gebessert, daß er aufzustehen vermocht. Doch sei dies wegen des hartnäckig fortdauernden rheumatischen Leidens der Beine und Füße nur für kurze Zeit, und unter vielen Beschwerden möglich gewesen.

In die Zeit seiner Krankheit vom 6. bis 20. October 1839, fährt Dr. N. fort, fallen nun die Zufälle, die Damnificat Vergiftungs-Versuchen von Seiten seiner Frau zuschreibt. Diese Zustände bestanden einzig und allein in einigemale sich wiederholendem Erbrechen nach dem Genuß ihm gereichter Speisen, ohne Kolik, oder Magenschmerzen, oder sonstige unangenehme Empfindungen oder Schmerzen, ohne fieberhafte oder krankhafte Zufälle, wobei Appetit, Schlaf, Leibesöffnung und das allgemeine Befinden bis auf die nach der Krankheit vorhandene Schwäche, und den andauernden nervösen Rheumatismus der Beine ungestört blieben. Jedesmal nach solchem Erbrechen konnte er mit dem größten Appetite wieder essen, und schien es fortwährend sehr schwer ihm Maaß und Ziel in der Menge und Auswahl der Speisen und Getränke beizubringen. — Sein ganzer körperlicher Zustand blieb übrigens bis zum 19. October, wo er seinem Wunsche gemäß ins Krankenstift aufgenommen wurde, und auch fernerhin, ganz zufriedenstellend, und so wie es bei einem Reconvalescenten nach solchem Fieber, der obenein noch Diätfehler auf Diätfehler häufte, und so seine Genesung täglich erschwerte und verzögerte, nur zu erwarten war, bis auf das rheumatische Leiden der untern Extremitäten, welches mit dem ersten Beginne der Krankheit gleich heftig auftrat, und nach demselben ebenso heftig fortdauerte, in eine Art unvollkommner rheumatisch-nervöser Lähmung derselben übergehend, die bei seinem vielwöchentlichen Aufenthalte im Krankenstifte und dem Gebrauche dazu passender äußerer und innerer Medicamente — sich abwechselnd sehr besserte, so daß er umher zu gehen anfing, bald wieder verschlimmerte, so daß er die Füße nicht gehörig aufsetzen, nicht stehen und gehen, wohl aber liegend jede Bewegung damit verrichten konnte. — Wenngleich seine Körperkräfte darunter litten, und er dabei zu einer völligen Restauration derselben nicht gelangen konnte, so blieb er dabei doch in verhältnißmäßig leidlich gutem Zustande, bis er auf sein Verlangen am 27. Januar 1840 aus dem Krankenhause entlassen ward.

Aus diesem Krankheitszustande des Damnificaten folgert Dr. N. im Wesentlichen folgendes Resultat.

1) Daß Damnificat an einem gewöhnlichen gastrisch-rheumatischem Fieber gelitten habe, mit gleich im ersten Anfange beginnendem heftig rheumatisch-nervösem Leiden der untern Extremitäten ohne ungewöhnliche verdächtige, oder ganz besondere Erscheinungen.

2) Daß das in der spätern Zeit der Reconvalescenz wiederholentlich eingetretene Erbrechen nach dem Genusse von Speisen nur den offenbaren Character eines Erbrechens von unmäßigem Genusse und Ueberladung des Magens an sich trug, und übrigens von keinen Symptomen begleitet war, oder solche Folgen herbeiführte, die auch nur geringen Verdacht genossenen, den Speisen beigemischten Giftes hätten erregen können.

3) Daß das Leiden der untern Extremitäten, welches sogleich mit dem Beginne der Krankheit in seiner ganzen Heftigkeit mit auftrat, mithin nicht zu den heimlich und allmählig auftretenden entfernt ähnlichen Folgen gehören könnte, wie sie nach langsamer, vorsichtiger, lange hindurch versuchter Arsenik-Vergiftung hervorgebracht werden können. — Daß jenes Leiden offenbar ein rheumatisch-nervöses war, wie es bei uns nicht selten vorkommt.

Uebrigens hat Dr. N. die Möglichkeit einer versuchten Vergiftung des Damnificaten nicht in Abrede gestellt, die Wahrscheinlichkeit derselben aber nicht eingeräumt, wenn sie aus den Krankheits-Symptomen des C. geschlossen werden sollte. Das vorstehende Gutachten des Dr. N. wird unten seine nähere Würdigung finden, hier muß in factischer Beziehung bemerkt werden, daß Dr. N. seine vorstehende Krankheits-Geschichte vom October 1840, also nach

13 Monaten, aus dem Kopfe niedergeschrieben, und zur Angabe der in seinem Berichte angegebenen Zeitdata der Recepte sich bedient hat, die er dem Damnificaten während seiner ärztlichen Behandlung verschrieben.

Diese Data stimmen, wie in die Augen fällt, mit den mündlichen Angaben des Damnificaten nicht überein, nach Dr. N. sollen die angeblichen Vergiftungs-Versuche in dem Zeitraum vom 6. bis zum 20. October 1839, nach der Behauptung des ersteren, in dem Zeitraum vom 15. September bis zum 18. October 1839 stattgefunden haben. Dr. N. behauptet ferner, die Zufälle in Folge angeblicher Vergiftung vom 6. bis zum 20. October 1839 hätten einzig und allein in einige Male sich wiederholendem Erbrechen nach dem Genusse der ihm dargereichten Speisen ohne Kolik oder Magenschmerzen oder sonstige unangenehme Empfindungen oder Schmerzen bestanden. Damnificat dagegen behauptet, nach dem Genusse jener angeblich vergifteten Speisen heftiges Leibschneiden bekommen zu haben. Nach Dr. N. soll Damnificat gleich beim Beginn seiner Krankheit, am 14. und 15. September 1839 Schmerzen im Kopf und in den Beinen gespürt haben, von solchen Schmerzen wird aber von dem Damnificaten nichts erwähnt, vielmehr geht aus mehreren beiläufigen Erwähnungen desselben hervor, daß die Krankheit seiner Extremitäten allmählig nach seiner ersten Erkrankung entstanden sei, und sich allmählig verschlimmert habe.

Er erzählt, daß er am 21. September 1839, also 6 Tage nach seiner Erkrankung, sein Bett in das obere Stockwerk habe bringen lassen, er muß also die Treppen gestiegen sein, und es wird nirgend erwähnt, daß er dabei fremder Hülfe bedurft hätte. Er hat ferner im Anfange des Monats October 1839 Mittags und Abends mit seiner Frau und der Schänkerin an einem Tische gegessen, er muß also die Treppen haben auf- und abgehen können; Tags darauf ließ er sich vom Hausknecht anziehen und in die Stadt führen, wo er einige Gänge machte, er bedurfte also fremder Hülfe, konnte aber doch gehen. Am 19. October 1839 mußte ihm der Fuhrmann W., der ihn nach dem Krankenstifte fuhr, beim Ankleiden helfen, weil er die Finger nicht recht bewegen konnte, er muß indeß doch noch in den Wagen haben ein- und aussteigen können, da nirgend erwähnt ist, daß man ihn habe tragen müssen.

Unmittelbar nach dem Austritte aus dem Krankenstifte endlich konnte er nach Dr. Schaper's Behauptung weder gehen noch stehen, noch die Finger bewegen.

Dieses Leiden der obern Extremitäten, an dem Damnificat hienach schon während seiner Behandlung durch Dr. N. gelitten haben muß, ignorirt Letzterer in seiner Krankheits-Geschichte und seinem Gutachten gänzlich, und endlich gesteht derselbe zu, daß er zwar die behaupteten Diätfehler des Damnificaten nicht gesehen, von der Inquisitin aber davon benachrichtigt sei, und während der Behandlung des Damnificaten, Damnificat auf sein desfalsiges Verhalten, die Diätfehler stillschweigend zugestanden habe. —

Nachdem Damnificat das städtische Krankenstift zu E. und die ärztliche Behandlung des Dr. N. verlassen, begab er sich unterm 27. Januar 1840 in die W.sche Badeanstalt zu E. und unter die Behandlung des Kreis-Physikus Dr. Schaper.

Derselbe fand an diesem Tage die Hände und Füße des Damnificaten, an welchen Beuger und Strecker auf gleiche Weise gelähmt waren, gänzlich schmerzlos und auffallend vertrocknet, so daß die Gelenke unförmlich hervortraten, und die Haut Falten bildete. Besonders waren die Nagelglieder abgemagert, und die Nägel sehr hart, spröde, krallenartig. Eine Auftreibung der Knochen und Bänder war nirgend wahrzunehmen, Hände und Füße folgten, sobald sie einer Unterstützung beraubt waren, der eigenen Schwere. Nur in den Händen, namentlich in den Handwurzelgelenken, hatte sich eine, wiewohl äußerst geringe Muskelthätigkeit erhalten, so daß Damnificat den Löffel zwischen dem vierten und fünften Finger wie in einem Holzspalte einklemmen, und dann nothdürftig zum Munde führen konnte. Der übrige Körper war völlig gesund. Hüft- und Knie-, Schulter- und Ellenbogen-Gelenk frei beweglich, Appetit, Verdauung und Schlaf normal, das äußere Ansehen blühend.

Dr. B zu E. sah Damnificaten in der W.schen Badeanstalt, also nach dem Monat Januar 1840, mehrere Male und giebt an, daß derselbe damals namentlich an den Extremitäten stark abgemagert gewesen, und Hände und Füße einen besondern Grad von Steifheit und Unbeweglichkeit gehabt, so daß der Kranke mit den Händen nichts fassen konnte, in den Fingerspitzen kein Gefühl hatte, nur mit Krücken sich in der Stube fortzubewegen vermochte, und sein Gang ganz gelähmt war.

Dr. H. zu E. behandelte für den Dr. Schaper vikarirend den Damnificaten im Mai 1840 an einem Wechselfieber und bemerkte außer den mit dem Fieber zusammenhängenden Symptomen Folgendes:

Arm und Schenkel konnte Damnificat nach allen Richtungen hin liegend frei bewegen, die Hände aber waren gelähmt, weniger in der Handwurzel als in den Fingern, sowohl Beug- als Streckmuskeln waren gelähmt, letztere im höchsten Grade, so daß die Finger etwas gekrümmt waren. Umfangreiche und schwere Gegenstände konnte er fassen und einigermaßen festhalten, so daß ihm auch der Gebrauch der Krücken möglich war; kleinere Gegenstände war er nicht im Stande aufzunehmen und zu halten, denn es mangelte ihm in den Fingern jedes feinere Gefühl, und sie waren selbst gegen geringe Verletzungen unempfindlich. Am meisten characteristisch war ein auffallendes Geschwundensein im Umfange und in der Form der Finger; sie waren atrophisch, die Wölbung der Fingerspitzen fehlte gänzlich; die Haut hing faltig um die Knochen und die Gelenke sahen daher ungewöhnlich dick aus, obgleich nicht die mindeste krankhafte Ablagerung daran zu bemerken war. Auch die Füße waren gelähmt, und standen, wenn Damnificat auf dem Rücken lag, nicht im stumpfen Winkel in die Höhe, sondern lagen schlaff niedergefallen auf dem Bette. Die Zehen waren gleich den Fingern abgemagert, welk, mit faltiger Haut, und ließen sich nicht willkührlich ausstrecken; beim Gehen, entweder mit Krücken, oder indem sich Damnificat an den Möbeln anzuklammern versuchte, war die Bewegung in den Schenkel- und Kniegelenken normal, die Füße aber schleppte er lose nach sich, ohne daß er nur im mindesten selbstständig darauf zu stehen vermochte. Ueber Schmerzen klagte Damnificat weder in den Händen noch in den Füßen. Zittern war gleichfalls nicht zu bemerken. Früher — fährt Dr. H. fort — muß dieser Lähmungszustand noch erbarmungswürdiger gewesen sein, denn es bestand derselbe nach Aussage des Damnificaten bereits seit Anfang October 1839, vor welcher Zeit er nie von irgend einer Schwäche in seinen Gliedmaßen etwas gewußt hat, und war seitdem durch die ihm gewordene Behandlung im Fortschreiten zur Besserung. Diese Besserung, sagt Dr. H. ferner, ist denn auch im Zunehmen geblieben. Im September 1840 konnte er bereits die Krücken ablegen, und an zwei Stöcken nothdürftig gehen.

Dr. Schaper, der ihm seit Januar 1840 fortwährend beobachtet und ärztlich behandelt hat, berichtet unterm 28. Januar 1841, also nach Verlauf eines Jahres, daß bei aller vorgeschrittenen Besserung die Zehen fast doch noch ganz unbeweglich seien, und kaum eine Spur von Gefühl wieder erlangt haben; daß Beugung und Streckung des Fußgelenkes sehr langsam, unter großer Anstrengung und in geringem Umfange erfolgen, die Seitenbewegung in demselben aber ganz unmöglich sei. Auf den Zehen oder Ballen konnte Damnificat auch damals noch nicht stehen, sein Gang war schwer, langsam, mühevoll; die Füße wurden dabei wie angehängte Gewichte fortgeschleudert, aber nicht gesetzt. — Die Füße waren kalt, schmerzlos, ohne jede Anschwellung, des Morgens taub und starr. Die Finger waren ebenfalls taub, ohne feines Gefühl und ohne Tastvermögen; sie konnten fassen aber nicht festhalten, der zweite und dritte Finger der rechten Hand waren wie die Zehen welk, etwas mager, und konnten nicht vollständig gestreckt werden.

Uebrigens war die Gesundheit des Damnificaten ungestört.

Dr. H. endlich fand am 21. April 1841, zu welcher Zeit er sein ärztliches Gutachten über den Krankheitszustand des Damnificaten zu den Akten brachte, die Lähmung desselben so weit vermindert, daß ihm der Gebrauch seiner Gliedmaßen zu seinen täglichen Geschäften wiedergegeben war, wiewohl eine höchst auffallende Schwäche darin zurückgeblieben. Die Finger und Zehen waren wieder gehörig ernährt, jedoch fehlte ihren Spitzen die gewöhnliche Wölbung und das feine Gefühl. Sehr dünne Gegenstände konnte er nur mit größter Mühe von einem Tische aufnehmen. — Er konnte zwar schreiben, hielt aber die Feder nicht mit den Fingerspitzen, sondern kniff sie zwischen Daumen und Zeigefinger ein. Daumen und Zeigefinger vermochte er völlig zu strecken, nicht ganz so die drei übrigen Finger. Weniger noch war er im Stande, die Zehen auszustrecken. Er trat zwar mit den Füßen auf, aber nie mit den Zehen zuerst, sondern immer mit der ganzen Sohle. Sein sonstiges körperliches Befinden war durchaus normal.

Der Gesundheitszustand des Damnificaten, wie er sich zur Zeit des Abschlusses der vorliegenden Untersuchung am 3. Februar 1842 herausstellte, wird weiter unten ausführlich zur Sprache kommen. Hier mag die Andeutung Platz finden, daß Damnificat nach der Aeußerung des Dr. Schaper auch noch zu dieser Zeit an einer bedeutenden Lähmung litt, deren völlige Wiederherstellung nach der Meinung des Dr. Schaper nie zu erwarten steht. — Aus dem geschilderten Krankheitszustande des Damnificaten folgert Dr. Schaper unbedingt, daß Damnificat durch Arsenik vergiftet worden. Er schließt hierauf aus der völligen Gleichförmigkeit der Lähmung in allen Beugern und Streckern. Weiter hat Dr. Schaper diesen Schluß in seinem sehr weitläufigen Gutachten nicht motivirt; vielmehr beschränkt er sich in demselben auf die Erzählung der Krankheit des Damnificaten, und eine Widerlegung des Dr. N., der nach Dr. Schaper's Meinung auf Grund zum Theil unrichtiger, zum Theil unvollständiger Thatsachen und Krankheitssymptome die Krankheit des Damnificaten als gastrisch-rheumatisches Fieber bezeichnet habe.

Sehr motivirt hingegen ist das Gutachten des Dr. H., nach welchem es nicht allein möglich, sondern auch wahrscheinlich ist, daß die am Damnificaten bemerkten krankhaften Erscheinungen von Schwäche und Lähmung seiner Füße und Hände, irgend einem, seinem Körper und vorzugsweise seinem Magen einverleibten Arsenikpräparate ihre Entstehung verdanke, und daß — wenn die gerichtliche Untersuchung die Angabe des C. über die Erscheinungen bei dem Anfange seiner Erkrankung als richtig bestätigen sollte — die ausgesprochene Wahrscheinlichkeit sich fast zur Gewißheit erhöhe.

Das Medicinal-Collegium zu K. i. P. ist diesem Gutachten des Dr. H. in seinem Resultate lediglich beigetreten, und hat nur die Motive zu demselben in einigen Punkten ergänzt. In diesen Motiven wird im Wesentlichen ausgeführt, daß eine Lähmung der Extremitäten nach wissenschaftlichen Erfahrungen zu entstehen pflege, in Folge eines Schlagflusses, aus verhindertem Nerveneinflusse vom Rückenmarke her, durch Gicht und Rheumatismus, endlich durch die dem menschlichen Organismus verderblichen Metalle, nämlich durch Blei, Quecksilber und Arsenik; die Krankheitserscheinungen an dem Körper des Damnificaten seien denen ganz ähnlich, welche nach ärztlichen Erfahrungen auf eine vorausgegangene Metallvergiftung, und zwar durch Arsenik, schließen ließen. Es sei hierbei nicht zu übersehen, daß der Arsenik in seiner Wirkung auf den menschlichen Körper einestheils als corrodirend scharfes Gift primair auf den Darmkanal einwirke, und hier die Symptome des höchsten Grades der Entzündung bis zum Brande erzeugen könne; anderntheils aber auch bei langsamer Einwirkung in kleinen Dosen oder beim Einathmen von Arsenikdämpfen ins Gefäßsystem aufgenommen werde, und so allmählig der ganzen Säftemasse seine verderblichen Eigenschaften imprägnire, und daß er endlich auf eine entschieden dynamische Weise das Nervensystem afficire. Je nachdem nun die eine oder andere dieser Einwirkungssphären prävalire, je nach der Masse des auf einmal in den Körper aufgenommenen Arseniks, je nach der längern oder kürzern Zeit, in welcher der Mensch der Einwirkung dieses Giftes ausgesetzt worden, und endlich je nach der individuellen Constitution des Vergifteten selbst modificiren sich die ersten Erscheinungen der sogenannten Arsenikkrankheit auf höchst verschiedene Weise.

Bisweilen treten auf erfolgte Arsenikvergiftung nach einigem Erbrechen die entzündlichen Darm-Affectionen (d. h. die Leibschmerzen, das Brennen im Schlunde und Magen) ganz zurück, und rein nervöse Erscheinungen stärker hervor, dies entstehe namentlich dann, wenn entweder durch freiwilliges Erbrechen, oder durch ein zufällig schnell gereichtes Brechmittel, der größte Theil des Giftes wieder entleert werde, und nur der primaire Angriff auf das Gangliensystem seine Wirkung in den Verzweigungen dieses Systems fortspielen lasse. Bliebe noch etwas Arsenik im Magen zurück, nicht genug um schnell zu tödten, so erzeuge sich die sogenannte chronische Arsenikkrankheit, die sich durch mannigfache Störungen der Verdauung, Respiration und Reproduction überhaupt auszeichne, und zu der sich, wie bei allen chronischen Metallvergiftungen ein hektisches Fieber mit Abmagerung des ganzen Körpers, vorzüglich aber der Extremitäten, die zuletzt allemal gelähmt würden, hinzugeselle. Wo nun aber endlich die ganze Masse des Giftes durch Erbrechen und Stuhlausleerungen aus dem Körper geführt werde, besonders nach einem genommenen Brechmittel, oder wo etwa der noch übrige Rest im Körper durch eine angemessene ärztliche Behandlung, und die geeigneten antidota neutralisirt würde, kämen die genannten Erscheinungen der chronischen Arsenikkrankheit nicht zum Vorschein, sondern es könne dann, nachdem die ersten stürmischen Angriffe auf den Magen besiegt worden, entweder völlige Besserung eintreten, oder als die einzigen Aeußerungen des durch das Gift gekränkten Nervensystems, eine eigene Schwäche und Lähmung der Extremitäten zurückbleiben.

Beispiele von chronischer Arsenikvergiftung seien in den Annalen der Arzneikunde selten, diejenigen aber, die sich vorfinden, hätten eine auffallende Uebereinstimmung mit den bei dem Damnificaten hervorgetretenen Krankheitserscheinungen, namentlich darin, daß nachdem die Vergifteten von den ersten Vergiftungserscheinungen befreit worden, sie kürzere oder längere Zeit eine lähmungsartige Schwäche ihrer Gliedmaßen zurückbehalten hätten. So erwähnt unter andern Beispielen das Medicinal-Collegium zu K. i. Pr.

eines Falles, in welchem bei einer mit etwas Arsenik vergifteten Frau, die Symptome von Affection der Verdauungsorgane sehr bald vorüber gegangen seien, am zweiten Tage aber hätten sich Krämpfe, Empfindlichkeit und Schwäche in den Füßen, Beinen und Armen eingestellt, welche allmählig zugenommen hätten, bis endlich die ganzen Extremitäten fast vollständig paralysirt gewesen wären, während die übrigen Functionen unversehrt geblieben. Dr. H. und das Medicinal-Collegium erachten hienach die, nach den Krankheits-Symptomen des Damnificaten, ihnen wahrscheinliche Vergiftung des Damnificaten durch Arsenik für fast gewiß, falls sich die Behauptungen des Damnificaten, über die auf die angeblich vergifteten Speisen unmittelbar gefolgten Krankheitserscheinungen als richtig ergeben, falls also diese vergifteten Speisen nicht bloß in ihren spätern Folgen die unzweifelhaft vorhandene Lähmung des Damnificaten verursacht, sondern auch unmittelbar nach ihrem Genusse die mit einer Arsenikvergiftung stets begleiteten Wirkungen auf den Magen und Darmkanal hervorgebracht haben.

Diese von Damnificaten behaupteten unmittelbar auf den Genuß von angeblich vergifteten Speisen gefolgten Krankheitserscheinungen, die in entzündlicher Darm-Affection, namentlich Leibschmerzen, Uebelkeit und Erbrechen bestanden haben sollen, haben sich, wie aus den Zugeständnissen der Inquisitin und den mündlichen Aussagen der vernommenen Zeugen geschlossen werden muß, in Betreff des größten Theiles jener Speisen als richtig herausgestellt. Denn die Inquisitin hat zugestanden, daß Damnificat am 14. September 1839 auf den Genuß der Apfelpflinzen, und der Tags darauf genossenen Biersuppe ein anhaltendes Erbrechen bekommen habe; auch hat sie das vom Damnificaten behauptete anhaltende Erbrechen auf den am 24. September 1839 von ihm genossenen angeblich vergifteten Kaffee, und das Erbrechen auf die am 26. oder 27. September von ihm genossene Obstsuppe nicht gerade in Abrede gestellt. Außerdem ist von der Köchin Elisabeth G. und der verehelichten Wilhelmine Sch., geb. P., die Beide zur Zeit der Erkrankung des Damnificaten in seinem Dienste standen, das anhaltende Erbrechen desselben auf die gedachten Pflinzen, und auf das am 18. October 1839 von ihm genossene Buttermus, bestätigt, und endlich giebt Dr. N. wenigstens zu, daß Damnificat am 14. September nach dem Genusse der Pflinzen über Unwohlsein, namentlich Kopfschmerzen, Appetitlosigkeit und Uebelkeit geklagt, in den darauf folgenden Tagen an einem gastrischen Fieber gelitten, und in der Zeit vom 6. bis 20. October auf einige genossene Speisen Erbrechen bekommen habe. Wenn hiernach auch die ersten Krankheitserscheinungen des C., d. h. das auf den Genuß wenigstens der meisten angeblich vergifteten Speisen, als namentlich der Pflinzen, der Biersuppe oder des Buttermus erfolgte starke und anhaltende Erbrechen, als richtig sich herausgestellt hat, so folgt daraus, daß nach dem Gutachten des Dr. H. und des Medicinal-Collegii die erforderliche Arsenikvergiftung des Damnificaten durch den Genuß der angeblich vergifteten Speisen fast gewiß sei.

Zur Verstärkung dieses Schlusses muß noch der Umstand angeführt werden, daß nach der mündlichen Behauptung des Damnificaten die angeblich vergifteten Speisen einen barschen Geschmack, wie altes Fleisch, gehabt, er unmittelbar nach dem Genusse derselben einen bitterlichen, widerlichen Geschmack im Halse gespürt, und der Kreis-Physikus Dr. Schaper den Geschmack wie Arsenik sehr ähnlich beschrieben hat; daß ferner die Köchin C. G. das vom Damnificaten am 18. October 1839 genossene angeblich vergiftete Buttermus gekostet, den in den Mund genommenen Bissen aber jenes widerlichen barschen, nach altem Fleische schmeckenden, Geschmackes wegen, hat ausspeien müssen, endlich daß dieselbe ihrer eidlichen Behauptung gemäß auf dem Grunde des Kessels, in welchem eben dieses Buttermus kurz vorher gekocht worden, eine griesliche (grau aussehende) Masse, ungefähr einen Viertel Theelöffel voll gefunden hat, die in die Hand genommen wie Kalk zerging und weiß aussah. Der Apotheker Berndt und der Kreis-Physikus Dr. Schaper aber haben amtseidlich ausgesagt, daß der Arsenik, wenn er gekocht wird, und die Flüssigkeit erkaltet, zerstreut zu Boden falle, seine weiße resp. weißgraue Farbe behalte, und in seinem Innern eine trockne kalkartige Masse bilde. —

Wenn hienach zu dem Gutachten des Dr. H. und des Medicinal-Collegii noch Augenzeugen hinzutreten, welche, abgesehen von den an dem Damnificaten beobachteten Krankheitserscheinungen die dringende Vermuthung hervorbringen, daß in den Speisen, auf deren Genuß diese Krankheitserscheinungen gefolgt sind, Arsenik gewesen sei, so ist kein Grund vorhanden, in jenes klare, widerspruchsfreie, motivirte, durchweg auf wissenschaftliche Erfahrungen der berühmtesten Aerzte, als Henke, Bernt, Falkoner, Pyl, Puchelt, Schönlein und Andere gegründete Gutachten irgend welchen Zweifel zu setzen, und es muß mit denselben der objective

Thatbestand, als dahin fast mit Gewißheit feststehend angesehen werden:

daß Damnificat, durch mehrere in dem Zeitraum vom 14. September bis 18. October 1839 genossene Speisen vergiftet sei.

Der Kreis-Physikus Dr. Schaper giebt diese Vergiftung des Damnificaten zwar als gewiß an, allein das Gutachten desselben enthält keine erschöpfenden Motive zu diesem, seinem Endresultate, besteht vielmehr — wie bereits oben angeführt — in einer keinesweges farblos und ruhig gehaltenen Widerlegung des Dr. N., und kann deshalb für die richterliche Beurtheilung keine Andeutung, kein Maaßstab sein. Freilich steht mit dem angenommenen Thatbestande das eidlich bekräftigte Gutachten des Dr. N. im starken Widerspruche, und es kann die Bedeutung seiner Aussage über die ersten am Damnificaten bemerkten Krankheitserscheinungen insofern nicht in Abrede gestellt werden, als er gerade zur Zeit der angeblichen Vergiftungsversuche den Damnificaten behandelt, und gerade auf diese ersten Krankheitssymptome das Medicinal-Collegium und Dr. H. ein bedeutendes Gewicht gelegt haben.

Schon oben aber ist es angedeutet worden, daß dies Zeugniß des Dr. N. in mehrfachem Widerspruche mit der eidlichen Aussage des Damnificaten, der Zeugin G. und Sch. und selbst der Zugeständnisse der Inquisitin stehen. Es muß hier wieder in Erinnerung zurückgerufen werden, daß Dr. N. die angeblichen Vergiftungs-Versuche in die Zeit vom 6. bis 20. October 1839 setzt, die in einigemale sich wiederholendem Erbrechen nach dem Genusse der ihm dargereichten Speisen ohne Kolik oder Magenschmerzen bestanden haben, während die Krankheit des Damnificaten vom 14. September 1839 ab, ein gewöhnliches gastrisch-nervöses Fieber gewesen, und das in diesen Tagen stattgefundene Erbrechen des Damnificaten durch ärztliche Brechmittel hervorgebracht sein soll. Diesen Behauptungen des Dr. N. aber kann aus zwiefachem Grunde kein Glaube beigemessen werden; einmal weil sie durch die eidlich bestimmten Zeugnisse der G. und der Sch. so wie selbst durch die Zugeständnisse der Inquisitin widerlegt werden, nach welchen Damnificat auf mehrere schon im Laufe der Zeit vom 14. September bis 6. October 1839 genossene Speisen, namentlich Apfelpflinzen und Biersuppe, heftiges anhaltendes Erbrechen bekommen haben soll; — anderntheils, weil Dr. N. selbst zugiebt, seine oben angeführte Aussage 13 Monate nach den gedachten Krankheitsanfällen des Damnificaten, ohne jeden Anhaltspunct für das Gedächtniß, als die seit dem 14. September 1839 von ihm dem Damnificaten verschriebenen Recepte, abgelegt zu haben, wodurch sich seine Abweichung von den Aussagen der gedachten Zeugen und den Zugeständnissen der Inquisitin zugleich leicht erklärt. Zwar ergeben jene Recepte, daß Dr. N. am 16. September 1839 und den folgenden Tagen dem Damnificaten Erbrechen erregende und zugleich Magen stärkende Arzneien verordnet; indeß, während hieraus auf der einen Seite die Störung seiner Verdauungsorgane zu jener Zeit erhellt, wird auch auf der andern Seite durch die Thatsache, daß jene Arzneien verordnet worden, die Behauptung des Damnificaten, der Zeugen und der Inquisitin, daß ihnen ein Erbrechen des Damnificaten schon vorhergegangen sei, keinesweges unwahrscheinlich gemacht. Erwägt man nun, daß Dr. N. sein Gutachten hienach nicht nur auf diese erwiesenermaßen unrichtigen Thatsachen gegründet, sondern auch, wie oben gezeigt worden, ganz übersehen hat, daß Damnificat noch während seiner ärztlichen Behandlung auch an Lähmung der Arme und Hände gelitten hat, so hat es durchaus nichts Auffallendes, daß er auf Grund zum Theil falscher, zum Theil unrichtiger Prämissen zu andern Resultaten, als Dr. H. und Schaper und das Medicinal-Collegium, gekommen ist, — zu Resultaten, die an sich den erkennenden Richter immer nicht binden könnten, unter den vorliegenden Umständen aber um so mehr verworfen werden müssen, als, abgesehen von den unrichtigen Prämissen, auf denen jene Resultate ruhen, sie — wie das Medicinal-Collegium bemerkt — auch in sich insofern durchaus unwahrscheinlich sind, als die Heilung eines ausgebildeten gastrischen Fiebers binnen sechs Tagen — wie sie nach der Behauptung des Dr. N. bei dem Damnificaten stattgefunden haben soll — zu den ganz ungewöhnlichen Fällen gehört.

Wenn endlich Inquisitin und ihr Vertheidiger die Krankheit des Damnificaten von seiner Unmäßigkeit und von venerischen Krankheiten herleiten wollen, an denen er früher gelitten, so erledigen sich diese Einwände leicht. Damnificat gesteht zu, daß er während seiner Krankheit einmal Kartoffeln gegessen, und einmal Bier mit Wasser vermischt getrunken habe, was ihm vom Dr. N. verboten worden, worauf er aber nicht unwohl geworden sei und gebrochen habe. —

Dr. N. behauptet, Damnificat habe mehrere Diätfehler auf sein Vorhalten stillschweigend zugegeben, die Inquisitin endlich erzählt, Damnificat habe während seiner Krankheit gar keine Diät gehalten, und auch sein Erbrechen auf die Apfelpflinzen sei nur seinem verdorbenen Magen zuzuschreiben.

Dagegen behauptet Dr. Schaper, er habe während seiner mehr als einjährigen ärztlichen Behandlung den Damnificaten als einen folgsamen, mäßigen Mann kennen gelernt, der auch nicht eines Diätfehlers sich schuldig gemacht. — Mag dem aber sein, wie ihm wolle: es erscheint mit Rücksicht darauf, daß nach dem maaßgebenden Gutachten des Dr. H. und des Medicinal-Collegii die Krankheit des Damnificaten ganz andern Ursachen, als Diätfehlern zuzuschreiben sei, durchaus irrelevant, ob Damnificat während seiner Behandlung durch Dr. N. sich einige Diätfehler habe zu Schulden kommen lassen, oder nicht.

Noch hinfälliger ist der Einwand, daß die Lähmung des Damnificaten durch venerische Krankheit, und die zu deren Heilung angewandten Mittel entstanden sei.

Damnificat hat geständlich vor mehreren Jahren in K. an einem Tripper gelitten, und ist von zwei practischen Aerzten aus K. seiner Behauptung nach ohne jede Quecksilber-Cur curirt worden. Diese beiden Aerzte sind über die mit dem Damnificaten angestellten Curen nicht vernommen worden, und der Vertheidiger verlangt darüber ihre nachträgliche Vernehmung, jedoch ohne Grund. Denn Dr. H. hat in Uebereinstimmung mit dem Medicinal-Collegio ausgeführt, daß Damnificat seiner Aussage nach, und so viel erwiesen worden, nie an venerischen Uebeln, sondern am Tripperausflusse gelitten, daß wenn auch ersteres der Fall gewesen, kein practischer Arzt dem Damnificaten Mercurialpräparate verordnet haben würde, daß er in eine Mercurialkrankheit verfallen, und daß endlich, wenn man auch das selbst annehmen und dabei nothwendigerweise zugleich eine lues secundaria, an der Damnificat gelitten haben müßte, voraussetzen wollte, sich bei dem Damnificaten weder Spuren solches Leidens, als Narben, Substanzverlust oder Entartung einzelner Organe seines Körpers, noch auch Symptome einer Mercurialkrankheit, als eigenthümliche cachectische Farbe der Haut, Drüsen-Anschwellungen, Knochen-Auftreibungen und dergl. vorfänden. —

Wie sich hiernach der objective Thatbestand dahin herausstellt, daß Damnificat mit hoher Wahrscheinlichkeit vergiftet worden, also erscheint es auch im Betreff des subjectiven Thatbestandes höchst wahrscheinlich, daß die Inquisitin diese Vergiftung verübt.

Es soll gezeigt werden, daß Inquisitin die vergifteten Speisen zum großen Theil selbst zubereitet, und dem Dannificaten hat vorsetzen lassen, daß ihr die giftige Natur dieser Speisen höchst wahrscheinlich bekannt gewesen, und daß mit eben dieser hohen Wahrscheinlichkeit angenommen werden muß, sie selbst habe die Speisen vergiftet, um den Damnificaten dadurch ums Leben zu bringen. — Sie ist in E. geboren, die jüngere Tochter der dort noch lebenden Gastwirth L.'schen Eheleute. Ihr Vater lebt jetzt in einem dortigen Hospital, ihre Mutter bei der Schwester der Inquisitin, jetzt verwittweten Gastwirthin P. Inquisitin ist gegenwärtig 26 Jahre alt und evangelischen Glaubens. Sie hat in E. in den gewöhnlichen Elementarlehren Schulunterricht genossen. Bis zu ihrem 14. Lebensjahre hat sie sich im Hause ihrer Eltern, von da ab bis zu ihrer Verheirathung im Hause ihrer Schwester der verwittweten Gastwirthin P. aufgehalten, der sie im Betriebe der Gastwirthschaft behülflich gewesen. Sie ist — so viel erwiesen — noch niemals zur Untersuchung gezogen worden.

Im Januar 1839 — erzählt sie — als ich bei meiner Schwester in der Gastwirthschaft war, kam eines Tages ein junger Mann von gefälligem Aeußern mit einigen jungen Leuten dorthin. — Jener junge Mann lernte mich bei dieser Gelegenheit kennen, und binnen 24 Stunden versprach er mir die Ehe, wenn ich ihn heirathen wollte. Ich gab ihm das Jawort, obwohl wir uns beiderseits nie gekannt hatten.

Am folgenden Tage reiste er von hier nach K. ab, woher er gekommen war, und nun kam es zu einem Briefwechsel zwischen uns beiden. Meine Mutter und Schwester, die ich um Rath befragte, sagten, ich solle ihn nur heirathen, wenn er mir gefiele, sie könnten ihn wohl leiden, und da dies auch bei mir der Fall war, so entschloß ich mich, mit ihm in das eheliche Verhältniß zu treten.

Der gedachte junge Mann kam nach etwa 14 Tagen wiederum nach E. Er sagte, daß er nichts besonderes gelernt habe, vielmehr der vormalige Marqueur C. sei. Er würde sich besonders zum Gastwirthe eignen, und könne auch von P. Geld bringen. — Als nun im Monat Mai (1839) das Gasthaus zur St. D. öffentlich zum Kauf ausgeboten war, borgte ihm meine Schwester zum Ankaufe dieses Gasthauses 1250 Thlr. baares Geld.

Am 3. April 1839 heirathete Inquisitin den Damnificaten C., von dem sie nunmehr rechtskräftig geschieden worden, und lebte in der ersten Zeit ihrer Ehe mit ihm glücklich. Sehr bald aber trat eine Mißstimmung zwischen ihnen ein, wie Inquisitin sagt, besonders durch die Eifersucht des C. veranlaßt, nach des Letztern Behauptung, weil der Inquisitin ihre Heirath mit ihm, einem Manne geringen Standes, leid geworden.

Noch mißlicher ward ihr Verhältniß, als schon im Anfange des Monats August 1839 Inquisitin an einer Krankheit an den Geschlechtstheilen zu leiden anfing, und diesen Umstand zum Versuche ihrer Ehescheidung benutzte, obschon Damnificat zu jener Zeit nach ärztlicher Besichtigung gesund befunden ward, und die Behauptung der Inquisitin, daß ihre Krankheit durch den Umgang mit ihm verursacht worden, gegen sie in Abrede stellte.

So währte ihr Verhältniß gegen einander bis zum Monat September 1839.

„Am Sonnabende den 15. (14.) September 1839 — sagt Damnificat — nachdem meine Frau sich bis dahin gegen mich sehr kalt benommen hatte, sagte sie mir von freien Stücken, sie wolle mir Apfelpflinzen backen, ich müßte sie aber ganz warm und gleich essen. Sie backte mir hierauf eine und auch eine zweite Pflinze, von denen ich aß." — (Daß er gleich darauf heftiges Erbrechen bekommen, ist bereits oben angeführt worden).

„Am folgenden Tage (Sonntags Abend) — fährt er fort — machte mir meine Frau eine Biersuppe, ohne daß ich solche verlangt hätte, und drang in mich, sie zu essen." — (Auch auf diese Biersuppe ward er, wie oben gesagt, von heftigem Erbrechen befallen).

„Ich genoß nun weiter nichts, was meine Frau bereitet hatte, bis zum nächsten Dienstag über 8 Tage (den 24. September) des Morgens. Da gab sie mir einen Topf Kaffe, der vorher eingegossen war, nach dem Genusse desselben mußte ich ihn wieder fortbrechen. Dr. N., der unser Hausarzt war, ordnete nun an, daß ich eine Obstsuppe genießen sollte. Am Donnerstage oder Freitag darauf war es, als meine Frau mir eine Suppe von frischem Obst zubereitete, sie brachte mir einen Teller voll aus der Küche herein. — Als ich die Hälfte der Suppe genossen hatte, empfand ich augenblicklich Schneiden im Leibe und Uebelkeit, und bekam starkes Erbrechen. Am 4. Tage darauf bestellte ich mir ein Buttermus bei der Köchin; als sie ins Zimmer kam, fragte ich sie danach, und sie erklärte gegen mich, daß meine Frau ihr befohlen habe, das von ihr bereitete Mus einem Juden in die Schenkstube zu bringen, sie würde mir ein anderes kochen. Meine Frau brachte mir auch hierauf einen Teller voll Buttermus, von dem ich etwa 5—6 Löffel aß. Gleich darauf empfand ich, wie früher, Schneiden im Leibe, Uebelkeit, und bekam Erbrechen. Am 18. October, nachdem bis dahin meine Frau alle Speisen, die ich genoß, zuvor hatte schmecken müssen, kam sie um 7 Uhr Abends in meine Stube und fragte mich, was ich essen wollte. Sie fügte hinzu, sie wollte mir Buttermus kochen lassen, sie selbst werde es nicht kochen. Es währte auch nicht lange, so brachte mir meine Köchin C. G. einen Teller voll Buttermus hinauf, sie setzte ihn hin und entfernte sich eiligst, ohne etwas zu sagen. In dem Glauben, die Köchin habe das Mus gekocht, aß ich solches. Als ich bis zur zweiten Hälfte des Tellers gekommen war, empfand ich wieder jenen widerlich kratzenden Geschmack, wie in den Apfelpflinzen und den andern Speisen, nach deren Genuß ich Erbrechen bekommen hatte. Ich klopfte nun nach der Köchin, sie kam herauf, und erklärte mir auf Befragen, daß meine Frau das Mus gekocht hätte. Ich forderte die Köchin auf, das Mus zu schmecken. Sie tauchte den Löffel hinein und leckte daran, spie aber gleich aus und sagte:

„Pfui wie schmeckt das Mus."

Es kommt hier darauf an, wer eben dieses Buttermus, die Apfelpflinzen und die Biersuppe bereitet habe, auf deren Genuß Damnificat erwiesenermaßen, neben den übrigen Krankheitssymptomen Erbrechen bekommen hat. Die Inquisitin hat es zugestanden, die Apfelpflinzen und die Biersuppe für den Damnificaten zubereitet, ihm vorgesetzt, und in das von der Köchin ihm servirte Buttermus die Butter hineingelegt zu haben.

Daß der Inquisitin die giftige Natur dieser Speisen **bekannt** gewesen, folgt aus zusammentreffenden Indicien mit hoher Wahrscheinlichkeit.

Damnificat erwähnt mehrere Fälle, in denen Inquisitin sich geweigert, von den ihm vorgesetzten Speisen zu essen; es ist indeß hiebei etwas näheres nicht ermittelt. Dagegen verdächtigt die Inquisitin folgende Erzählung des Damnificaten:

„Als ich im Bette lag (nach dem auf die genossene Biersuppe erfolgten Erbrechen) — sagt er — kam meine Frau, setzte sich auf das Bett und sagte zu mir:

„„C. Du wirst sterben, hast Du irgendwo Schulden oder
„„ausstehende Forderungen? Mein Schwager ist ebenfalls
„„so schnell am Erbrechen verstorben.""

Ich entgegnete ihr, daß dies wohl noch nicht sobald zu befürchten sei, indem ich erst Tags zuvor krank geworden, worauf sie erwiderte:

„„„Nichtswürdiger Kerl, wenn Du auch krepirst, an Dir ist
„„mir nichts gelegen!“““

Wenn Inquisitin auch diese letzte Aeußerung in Abrede gestellt hat, so hat sie doch die erstgedachte Frage gethan zu haben zugestanden.

Erwägt man, daß damals Damnificat in der That erst Tags zuvor erkrankt, und die Krankheit später von ihrem Arzte nur für ein gewöhnliches gastrisches Fieber erklärt wurde, so folgt allerdings aus jenen Fragen der Inquisitin, daß sie die Krankheit aus ganz andern Ursachen für lebensgefährlich und schnell tödtend gehalten haben muß: denn der Einwand der Inquisitin, sie habe jene Fragen nur im Scherze gethan, ist in die Augen fallend so unglaublich, daß er einer Widerlegung nicht bedarf.

Noch unzweideutiger aber spricht für die Bekanntschaft der Inquisitin mit der giftigen Natur jener Speisen folgender Umstand:

Die damaligen Dienstboten der Inquisitin, verehelichte Sch. und die unverehelichte G. haben eidlich erhärtet, daß die Inquisitin um die Zeit des Anfangs der in Rede stehenden Krankheit des Damnificaten, ihnen den strengen Befehl gegeben, von den für den Damnificaten bereiteten Speisen nichts zu essen, sie auch Hunden und Katzen nicht vorzusetzen.

Die Inquisitin hat nicht in Abrede gestellt, diesen Befehl ertheilt zu haben. Als Grund giebt sie die damalige Krankheit des Damnificaten an den Geschlechtstheilen an, die Dr. N. gegen sie für ansteckend erklärt habe. Letzterer hat aber bei seiner mehrfachen Vernehmung über diese Behauptung der Inquisitin sich nicht erinnern können, eine dergleichen Aeußerung gegen die Inquisitin gethan zu haben. Auch kann einleuchtend der Umstand die Behauptung der Inquisitin nicht unterstützen, daß Dr. N. bei seiner Confrontation mit der Inquisitin endlich, eine solche Aeußerung zu derselben gethan zu haben, als möglich zugegeben hat, obschon er sich dessen nicht entsinnen könne. Ueberdies ist es kaum glaublich, daß Dr. N. dergleichen geäußert, da Damnificat damals an einem Tripperausfluß litt, der niemals ansteckend ist. Und hätte auch Inquisitin mit Rücksicht auf die Ansicht des Dr. N., diese Krankheit für ansteckend gehalten, so kann sie an deren Contagiösität bei Thieren doch unmöglich gedacht, noch weniger überhaupt sie befürchtet haben. Sie hatte dagegen ein bedeutendes Indicium gegen sich zu fürchten, wenn auch Thiere durch den Genuß der dem Damnificaten vorgesetzten Speisen erkrankt wären. —

Noch mehrere Indicien aber bezüchtigen die Inquisitin, die Speisen selbst vergiftet zu haben. Zwar hat sich kein Arsenik in dem Besitze der Inquisitin vorgefunden, auch ist kein Umstand ermittelt, aus dem geschlossen werden könnte, Inquisitin habe sich jemals im Besitz von Arsenik gefunden. Man muß aber erwägen, daß bereits unterm 26. März 1840 die Denunciation wider die Inquisitin gerichtlich anhängig gemacht, und erst gerade ein Jahr später die gerichtliche Haussuchung nach Arsenik veranstaltet worden, das Ergebniß dieser Haussuchung daher jedenfalls nicht für die Unschuld der Inquisitin sprechen kann.

Aus der Aussage des Wagemeisters Sch. läßt sich zwar entnehmen, daß im Jahre 1834 oder 1835 der Schwager der Inquisitin, der verstorbene Gastwirth P., im Besitze von Rattenpulver gewesen sei, denn der Sch. bekundet, daß P. ihm damals ein Säckchen von Papier gezeigt, worin sich anscheinend eine mehlige Substanz befunden, und dabei geäußert habe: „Das ist Futter für meine Ratten." In E. geht auch das Gerücht, P., welcher im März 1839 verstorben, sei durch eine von seiner Ehefrau, der Schwester der Inquisitin, zubereitete Tasse Chokolade tödtlich vergiftet worden. Der objective Thatbestand ist in dieser Beziehung noch nicht ganz festgestellt, und die Leiche des P. noch nicht zur gerichtlichen Obduction ausgegraben worden.

Indeß, würde auch jenes Gerücht sich als wahr herausstellen, und P. wirklich durch die Schwester der Inquisitin vergiftet sein, so würde doch einleuchtend dieser Umstand die Inquisitin nur in sehr entferntem Grade bezüchtigen. Und eines solchen entfernten Indicii bedarf es zur Begründung der Strafe gegen die Inquisitin bei den sonst gegen sie streitenden Indicien nicht; denn wenn zuvörderst überhaupt die von der Inquisitin bereiteten resp. angerichteten Speisen durch Arsenik vergiftet gewesen sind, was als fast gewiß feststeht, so ist durchaus keine Anzeige, kein Grund vorhanden, diese Vergiftung einem andern, als der Inquisitin zu obtrudiren. Zur Zeit der Zubereitung dieser Speisen standen die verehelichte Sch., die unverehelichte G. und ein Hausknecht im Dienste der Inquisitin und des Damnificaten. — Inquisitin behauptet selbst, daß Damnificat mit den beiden erstern in gutem, vielleicht in unerlaubtem vertrauten Vernehmen gestanden: jedenfalls ist nicht ein Umstand ermittelt worden, der auf eine feindselige Gesinnung jener drei Dienstboten gegen den Damnificaten schließen ließe. So bleibt der einzige gegründete Verdacht der Vergiftung auf der Inquisitin haften, bei der ein Grund zu diesem Verbrechen auch nicht schwer aufzufinden ist.

Es mag die Wahrheit der von dem Damnificaten angegebenen, von der Inquisitin bestrittenen, und deshalb wenig glaubwürdigen Behauptung dahingestellt bleiben, daß Inquisitin zu ihm geäußert, er sei ihr zu schlecht, sie müsse sich schämen, mit einem so grinsigen Kerl sich auf der Straße sehen zu lassen, sie hätte können eine Kaufmannsfrau werden; und daß sie während seiner Krankheit zu ihm gesagt: „Wenn Du auch krepirst, an Dir ist mir nichts gelegen." — — Die große Uneinigkeit, in der Inquisitin mit dem Damnificaten lebte, ist von ihr selbst zugestanden, und von mehreren Zeugen, welche in ihrem Hause bekannt waren, namentlich dem Fuhrmann W., der G. und der Sch. eidlich behauptet worden. Auch fehlt es an mehreren einzelnen in dieser Untersuchung zur Sprache gekommenen Thatsachen nicht, welche von dem Widerwillen und unnatürlichen Rohheit der Inquisitin gegen den Damnificaten unzweideutiges Zeugniß ablegen. So bekundet der Bademeister J. eidlich, daß Inquisitin bei einem zwischen ihr und dem Damnificaten durch einen Geistlichen angestellten Sühneversuche erklärt habe, sie wolle sich lieber ersäufen als länger mit dem Damnificaten leben, und Inquisitin hat wenigstens ihre bei dieser Gelegenheit ausgesprochene Weigerung zur Versöhnung zugestanden.

Die verehelichte Sch. bekundet ferner, daß als Damnificat auf die genossene Biersuppe die Nacht hindurch anhaltend gebrochen habe, Inquisitin in demselben Zimmer ruhig in ihrem Bette liegen geblieben sei, ohne irgend welche Theilnahme für den Damnificaten zu zeigen, und Inquisitin hat diese Behauptung nicht in Abrede stellen können.

Ja, Damnificat erzählt sogar, daß als er krank darnieder lag, die Inquisitin eines Morgens an sein Bett gekommen, auf ihn geschimpft und dabei geäußert:

„„Du verfluchter Kerl willst nicht crepiren, Du hast eine
„„Pferdenatur; wenn ich das hätte durchmachen sollen, so
„„läge ich längst unter dem Zaun,""

und ihm darauf eine Schale kaltes Wasser in das Bett hinein auf die Brust gegossen habe. Die Inquisitin hat zugestanden, das

Wasser aus Wuth auf ihn ausgegossen zu haben, weil sie von ihm geschimpft worden.

Bei diesem Widerwillen gegen den Damnificaten war es natürlich, daß sie schon einige Monate nach der mit ihm geschlossenen Ehe, deren Scheidung wünschte, und ihre Krankheit als von dem Damnificaten herrührend zum Ehescheidungsgrunde hernahm.

Damnificat war mit der Ehescheidung einverstanden, er verlangte aber von der Inquisitin die Zahlung von 200—300 Thlr. als sein in die Ehe eingebrachtes Vermögen. Die Inquisitin selbst war vermögenlos, was sie besaß war ihr von ihrer Schwester, der verwittweten P., geliehen. Auch war ihr aufgestellter Ehescheidungsgrund nicht recht begründet, da Damnificat zur Zeit ihrer Krankheit nach ärztlicher Besichtigung gesund befunden war. Da mochte denn in ihr der Gedanke, sich des Damnificaten auf eine andere Weise als durch Ehescheidung zu entledigen, aufgestiegen sein. Indeß diese Vermuthung würde nicht ausgesprochen werden, wenn sie sich nicht auf Grund positiver Indicien zu hoher Wahrscheinlichkeit erhöhte.

Schon durch die Zubereitung jener Speisen, der Apfelpflinzen und der Biersuppe, selbst hat Inquisitin sich in hohem Grade verdächtigt.

Sie hat zugestanden, daß regelmäßig ihre Köchin alle in ihrer Wirthschaft nöthigen Speisen zu Mittag und Abend bereitet hat, und sie hat keinen Grund angeben können, weshalb jene Speisen gerade von ihr, der Inquisitin, gekocht worden.

Auch das Buttermus, auf welches Damnificat am 18. October 1839 erkrankt ist, hat sie geständlich durch Anlegen der Butter angerichtet, ist also doch bei der Zubereitung desselben thätig gewesen, ja es steht ihr sogar das eidliche Zeugniß der freilich unvollständig vernommenen unverehelichten G. entgegen, nach welchem sie auch dies Buttermus gekocht, nachdem sie vorher — wie Damnificat eidlich versichert — ihm das Versprechen gegeben, das Buttermus von der Köchin zubereiten zu lassen. Es verdächtigen sie ferner mehrere Umstände, aus denen hervorgeht, daß sie das Bekanntwerden der Krankheit, und den Verdacht des Damnificaten, so wie eine nähere Prüfung desselben, auf jede Weise zu hintertreiben bemüht gewesen.

Als nämlich Damnificat gegen Dr. N. seine Vermuthung, von der Inquisitin vergiftet zu sein, ausgesprochen hatte, hieß ihn jener die von der Inquisitin ihm vorgesetzten Speisen oder das auf deren

Genuß Ausgebrochene zur chemischen Prüfung aufzubewahren; es kam aber, wie Dr. N. sagt, nie dazu, obwohl, wie derselbe eidlich erhärtet hat, auch Inquisitin zu solcher Aufbewahrung von ihm aufgefordert worden.

Damnificat behauptet nun eidlich, daß, als er das vergiftete Mus am 18. October 1839 genossen, und darauf Erbrechen bekommen, er den Ueberrest jenes Muses unter sein Bett gesetzt habe, um es untersuchen zu lassen. Er ließ darauf den Fuhrmann W. zu sich rufen, der ihn in das städtische Krankenhaus fahren sollte. Bevor W. mit dem Wagen kam — sagt Damnificat — kam meine Frau auf meine Stube hinauf, spähte umher, und als sie den Teller mit Mus unter meinem Bette sah, machte sie Miene ihn fortzunehmen. Ich drohte ihr aber, sie sollte sich dies nicht unterstehen. Als W. mit dem Wagen gekommen war, und bei mir oben sich einfand, nahm ich den Teller mit Mus unter dem Bette hervor, und setzte ihn auf den Tisch, W. half mir mich ankleiden, wozu ich nicht im Stande war. Als wir beide damit beschäftigt waren, fand sich meine Frau auf der Stube ein, schlich sich um den W. herum, ergriff den Teller mit Mus, und wollte sich eben damit entfernen, als ich dies sehend den W. losließ, und sie am Rocke festhielt, so daß sie nicht von der Stube konnte. Als sie sich davon überzeugt hatte, goß sie absichtlich (fol. 161—181) das Mus aus dem Teller längs der Erde hin, so daß es an die Mauer spritzte, worauf sie sich mit dem leeren Teller entfernte. Ich sagte zum W., daß ich nun wenigstens das Nachtgeschirr, in das ich hineingebrochen, mitnehmen wollte. W. leitete mich nun demzufolge zunächst die Treppe hinunter, und ging dann zurück das Nachtgeschirr zu holen, kehrte aber ohne dasselbe mit dem Bemerken zurück, daß mein Zimmer bereits verschlossen sei.

Die Inquisitin hat zugestanden, das Mus aus dem Teller vergossen zu haben, weil Damnificat das Fortnehmen des Tellers ihr habe wehren wollen, sie ergriffen, und dadurch ohne ihren Willen das Vergießen des Muses bewirkt habe. Den Teller will sie in die Küche gebracht haben, der dort von ihrer Köchin ausgewaschen sein soll; denn von einer Aufforderung des Dr. N., die Speisen, auf welche Damnificat erkrankt, aufzubewahren, will sie nichts wissen.

Der Fuhrmann W. weiß nicht mehr, ob das Vergießen des Muses durch Anstoßen des Damnificaten entstanden sei.

Dagegen hat die unverehelichte G. es eidlich und mit der

größten Bestimmtheit versichert, daß sie genau gesehen, wie jenes Vergießen des Muses nicht durch Zufall, und das Anstoßen des Damnificaten, sondern von der Inquisitin absichtlich verursacht sei.

Die Inquisitin hat überdies auch zugestehen müssen, nachdem sie jenen ausgegossenen Teller in die Küche gebracht, dort zu den Dienstleuten geäußert zu haben, daß wenn Damnificat das Nachtgeschirr mitnehmen, sie es ihm mit dem Stocke aus der Hand schlagen würde. Ich hatte dies deshalb gethan — sagt sie — weil es schmutzig war, und dies dann doch auf die Frau zurückfällt.

Indeß wenn es auch nicht erwiesen ist, daß sie sofort, nachdem Damnificat die Stube verlassen, dieselbe verschlossen habe, um jenes Nachtgeschirr seinen Händen zu entziehen, der Fuhrmann W. vielmehr bekundet, daß er sich geweigert, nach demselben zurückzugehen, so hat doch die verehelichte Sch. eidlich bekundet, daß Inquisitin mit einem Knüttel oder Besen sich vor die Küche gestellt, und zu ihr, der Zeugin, gesagt habe:

„„wer mit dem Nachtgeschirr ankommt, dem schlage ich es
„„aus der Hand.““

Noch mehr als diese Thatsachen bezüchtigt die Inquisitin der Verlauf ihrer Ehescheidung.

Schon oben ist es vorübergehend bemerkt worden, daß bereits im Juni 1839 die Inquisitin aus ihrer damaligen Krankheit einen Ehescheidungsgrund entlehnen wollte.

Damnificat war auch der Ehescheidung nicht abgeneigt, man kam aber zu keinem Resultate, da Damnificat in Betreff der Vermögens-Absonderung zu hohe Forderungen der Inquisitin aufstellte. Endlich einigte man sich. Damnificat sollte den von der Inquisitin ihm zur Last gelegten Ehebruch zugestehen, Inquisitin auf die Vermögensstrafen verzichten, dem Damnificaten mehrere Mobilien herausgeben, und außerdem 233 Thlr. 10 Sgr. als sein in die Ehe gebrachtes Kapital baar herauszahlen, wogegen das gesammte übrige gemeinschaftliche Vermögen der Inquisitin zum Alleineigenthum verbleiben sollte. Ganz diesem Uebereinkommen gemäß, ward unterm 18. November 1839 die Ehescheidungsklage von der Inquisitin angestellt, und von ihr zugleich mit Genehmigung des Damnificaten die Grundsätze bei der Vermögens-Absonderung angegeben.

Noch vor der Instruction dieses Processes war Damnificat in die Behandlung des Dr. Schaper gekommen, dem er eine ausführliche Beschreibung seiner Krankheit nebst den Verdachtsgründen gegen Inquisitin schriftlich übergeben hatte.

Eben diese dort angeführten Umstände suppeditirte er seinem Mandatar, Justiz-Commissarius Y., behufs Beantwortung der Ehescheidungsklage.

Am 3. März 1840 stand zu dieser Beantwortung Termin an, der in der Wohnung des Damnificaten, durch den Deputirten des E.'schen Land- und Stadtgerichts in Gegenwart des Justiz-Commissarius Y. und der Schwester der Inquisitin, verwittweten P., abgehalten ward. Der Justiz-Commissar Y. verlas in ihrer Aller Gegenwart die Klagebeantwortung des Damnificaten, die nach jener Information verfertigt war.

Damnificat wollte in die Ehescheidung willigen und Ehebruch zugestehen, aber nur unter der Bedingung, daß auch Inquisitin eines solches Vergehens geständig sei, mehrere Mobilien, die er in die Ehe gebracht hatte, ihm herausgebe, 500 Thlr. ihm baar sofort zahle, und sämmtliche Schulden, die sie gemeinschaftlich in der Ehe contrahirt, übernehme.

Noch an demselben Tage ging Inquisitin auf alle diese Bedingungen ein, und ihnen gemäß wurde über die Vermögens-Absonderung ein gerichtlicher Vergleich sofort aufgenommen. Damnificat behauptet, daß Inquisitin zu diesem ihr so nachtheiligen Vergleiche sich nur aus Furcht vor der Bekanntmachung der in der Klagebeantwortung enthaltenen Anschuldigungen und unter dem ausdrücklichen Versprechen des Damnificaten, stets schweigen zu wollen, sich habe geneigt finden lassen.

Die Inquisitin bestreitet zwar dies Versprechen ausdrücklich vom Damnificaten gefordert zu haben, indeß findet sich doch in jenem Vergleiche § 4 die ausdrückliche Bestimmung.

Beide Theile versprechen sich von nun an aller ehrenrührigen Aeußerungen und Verfolgungen gegen einander, so wie jeder Veranlassung zu diesen, gänzlich zu enthalten, und die Worte „und Verfolgungen" stehen über der Zeile und scheinen nicht gleich im Verlaufe der Verfassung jenes Paragraphen von dem Deputirten hingeschrieben zu sein. Jedenfalls aber erhellt aus dem der Inquisitin so sehr nachtheiligen Vergleiche, zumal wenn man erwägt, daß ihrer Behauptung nach Damnificat in die Ehe nichts als wenige Mobilien eingebracht habe, wie sehr es ihr um die Unterdrückung der von dem Damnificaten gegen sie aufgestellten Verdachtsgründe zu thun war. Auch hat der Justiz-Commissar Y.

jene Klagebeantwortung im Mundum wie im Concept Tags darauf zerrissen, um wie er behauptet es zu verhindern, daß sie in unrechte Hände komme. Nicht fern aber liegt die Vermuthung, daß der Justiz-Commissar Y. zu diesem Schritte durch die Inquisitin bewogen sein mag.

Bei dem Zusammentreffen aller dieser Indicien wie sie bisher aufgeführt worden, von Indicien, die das der Inquisitin zur Last gelegte Verbrechen, als Ursache und Bedingung mit hoher Wahrscheinlichkeit voraussetzen lassen, kann der Schluß, daß Inquisitin den Damnificaten höchst wahrscheinlich durch Arsenik vergiftet habe, nicht zweifelhaft bleiben. Ihre ordentliche Bestrafung kann zwar nicht eintreten, da der auf ihr ruhende Verdacht nur hohe Wahrscheinlichkeit erreicht, und der objective Thatbestand nicht als vollkommen, sondern nur als fast gewiß sich herausgestellt hat. Dagegen hat sie auf Grund des § 405 der Crim.-Ordn. unbedenklich zu außerordentlicher Bestrafung gezogen werden müssen.

Ihr Vertheidiger hat ihre völlige Freisprechung beantragt. Er behauptet nicht nur, daß wie bereits früher angeführt, es an einem objectiven Thatbestande fehle, sondern daß auch im Betreff des subjectiven Thatbestandes die Bezüchtigungen der Inquisitin auf leeren Klatschereien ihrer Dienstboten, die ihr übel, dem Damnificaten aber wohl wollten, beruhen, und daß auch die ihr zur Last gelegten Verbrechen, nach ihrem bisherigen Lebenswandel, keinesweges von ihr zu erwarten stehen.

Allerdings ist Inquisitin bisher wegen eines Verbrechens — so viel erwiesen — noch nicht bestraft worden. Man hat behauptet, sie sei vor ihrer Verheirathung schwanger gewesen, und habe ihre Leibesfrucht fortgeschafft. Diese Verdächtigung ist indeß völlig grundlos geblieben, und mit Recht ist deshalb die Untersuchung wider sie nicht eingeleitet worden. Denn Dr. N., der sie zu der Zeit, da ihr Unterleib aufgetrieben erschien, und man sie für schwanger hielt, ärztlich behandelte, hat diensteidlich versichert, daß sich damals eine Geschwulst über alle Theile des Körpers der Inquisitin verbreitet gehabt, die allmählig durch Anwendung von Bädern und Bewegung in freier Luft, abgenommen und durchaus keinen gegründeten Verdacht einer Schwangerschaft gegeben habe.

Indeß die Schildernng, welche ihr Vertheidiger von ihr macht, wenn er wörtlich sagt: „Sie ist ein unschuldiges Frauenzimmer, in Lieb und Freundschaft von ihren Eltern und ihrer Schwester erzogen und unterhalten worden," widerlegt sich schon durch die Rohheit und Unnatur, mit der sie ihren Ehemann behandelt. Jedenfalls stützen sich die gegen die Inquisitin sprechenden Verdachtsgründe nicht auf leere Klatschereien, sondern zum Theil auf die Zugeständnisse der Inquisitin selbst, zum Theil auf die eidlichen Aussagen der unverehelichten G. und der verehelichten Sch. Beide haben zur Zeit ihrer Vernehmung nicht mehr im Dienste des Damnificaten oder der Inquisitin gestanden, beider Aussagen sind durchweg bestimmt, tragen kein Gepräge der Unwahrscheinlichkeit an sich, und auch im Betreff ihrer Person ist nichts ermittelt worden, was ihrer vollen Glaubwürdigkeit irgend in den Weg träte.

Ist hienach auch der Antrag des Vertheidigers erledigt, so bleibt der Bestimmung des auf die Inquisitin anzuwendenden Strafgesetzes, der Erörterung nur noch die Frage vorbehalten, in welcher Absicht die Inquisitin die für den Damnificaten bestimmten Speisen durch Arsenik vergiftet habe. Die Präsumtion spricht dafür, daß ein in nicht bedeutender Quantität schon schnell und leicht tödtendes Gift wie Arsenik in keiner andern Absicht beigebracht werde, als um zu tödten. Die Anwendung desselben um nur eine Krankheit hervorzubringen, ist gewiß nur in höchst seltenen Fällen glaublich, und müßte besonders erwiesen werden.

Im vorliegenden Falle ist eine andere Absicht der Inquisitin, als den Damnificaten durch das Arsenik zu tödten, nicht gedenkbar. Denn wenn sie sich zu dem begangenen Verbrechen hinreißen ließ, so konnte es nur in der Absicht geschehen, sich des Damnificaten zu entledigen. Daß dies aber durch eine bloße Krankheit, in die er durch das Arsenik hätte verfallen können, nicht zu bewerkstelligen war, liegt zu Tage. Ueberdies hatte sie bei fernerem siechen Leben des Damnificaten vielmehr die Entdeckung ihres Verbrechens zu fürchten, als wenn ein schneller Tod und eine stille Beerdigung den Körper des Damnificaten der Welt entzogen hätte.

Muß hienach auch die Absicht der Inquisitin, durch das Arsenik den Damnificaten zu tödten, angenommen werden, so finden auf sie die §§ 856 sq. Tit. 20 Th. II. A. L. R. festgesetzten Strafbestimmungen Anwendung. Der § 856 l. c. disponirt:

> „Auf jede Mordthat, welche unter Umständen, oder durch Mittel verübt worden, die ihrer Natur nach vorzüglich schwer zu vermeiden oder zu entdecken sind (soll die durch die That an sich verwirkte Art der Todesstrafe durch Schleifung auf den Richtplatz geschärft werden)."

Hieraus erhellt, daß eine Ermordung durch arsenikgiftige Speisen, d. h. durch ein Mittel, das in der That vorzüglich schwer zu vermeiden und zu entdecken ist, im Sinne des Gesetzes für eine **Vergiftung** erachtet werden muß.

Hienach ist Inquisitin in specie den Strafbestimmungen des § 864 l. c. verfallen.

Der diesem Paragraphen vorausgehende schreibt vor:

Hatte der Thäter die Absicht, den Vergifteten wahnsinnig zu machen, und ist daraus ein Wahnsinn, dessen Heilung zweifelhaft ist, entstanden, so soll die Strafe des Schwertes stattfinden.

Und der hierauf folgende § 864 verordnet:

Eben diese Strafe muß erkannt werden, wenn das mit der Absicht zu tödten, beigebrachte Gift eine Krankheit verursacht hat, die den Vergifteten auf Zeitlebens unbrauchbar oder unglücklich macht.

Und dazu tritt:

§ 882, 883 l. c. In Fällen wo gegen gemeine Mörder nur die Strafe des Schwertes stattfindet, werden die Mörder der Kinder und Ehegatten zur Richtstätte geschleift, und daselbst mit dem Schwerte hingerichtet.

Der in § 864 l. c. gebrauchte Ausdruck „unglücklich" ist gleichbedeutend mit unheilbar. Dies erhellt unzweideutig aus dem § 865 aufgestellten Gegensatze.

§ 865. Hat das in böser Absicht beigebrachte Gift nur eine **heilbare** Krankheit verursacht, so soll eine 10jährige bis lebenswierige Festungs- oder Zuchthausstrafe stattfinden.

Nach dem amtlichen Gutachten des Kreisphysikus Dr. Schaper ist die Krankheit des Damnificaten in Folge der Vergiftung eine unheilbare. Dr. Schaper hat nämlich am Ende der vorliegenden Untersuchung über die Krankheit des Damnificaten nachstehendes Gutachten abgegeben.

Der C. leidet, wie früher, an bedeutender Lähmung der Fußgelenke, so daß er die Füße nur sehr unvollständig beugen, strecken und zur Seite bewegen, und daß er sich stehend und liegend gar nicht auf die Füße erheben kann. Er geht deshalb nicht auf gewöhnliche Weise, sondern schleudert die Füße mit dem Unterschenkel vorwärts. Die großen Zehen sind ganz und die übrigen in hohem Grade unbeweglich. Das Gefühl in Händen und Füßen ist stumpf, undeutlich, und kleine Gegenstände können nur mit Mühe von den Händen erfaßt und gehalten werden.

Daß diese Leiden, fährt Dr. Schaper fort, die Folgen einer frühern Arsenikvergiftung sind, ist eben so sehr, als je meine Ueberzeugung. Ich nehme keinen Anstand meine Ueberzeugung, gestützt auf die Erfahrung bei dem Diener der Gräfin U. und ebenso auf die bis jetzt beobachtete Hartnäckigkeit der am C. geschilderten Leiden dahin auszusprechen, daß eine völlige Genesung des C. nie mehr zu erwarten ist.

Diesem Gutachten muß auch auf Grund des feststehenden objectiven Thatbestandes unbedenklich Glauben geschenkt werden, und mit Recht hat das inquirirende Gericht dem Antrage des Vertheidigers der Inquisitin, auch durch den Dr. N. über den jetzigen Gesundheitszustand des Damnificaten ein Gutachten zu den Akten bringen zu lassen, nicht Statt gegeben. Denn die Behauptung des Vertheidigers, daß Dr. Schaper für den Damnificaten und gegen die Inquisitin eingenommen sei, ist durchaus unbegründet. Kein Umstand spricht dafür. Und während auf der einen Seite dem Gutachten des Dr. Schaper über die Unheilbarkeit der Krankheit des Damnificaten um so mehr zu vertrauen ist, als seine Meinung über die Entstehung dieser Krankheit mit der gerechtfertigten Ansicht des Dr. H. und des Medicinal-Collegii übereinstimmt, so würde auf der andern Seite dem beantragten Gutachten des Dr. N. schon um deshalb vielfaches Bedenken entgegenstehen, weil er in seiner Ansicht über die Natur und die Entstehung der Krankheit des Damnificaten von der maaßgebenden Meinung der oben gedachten Aerzte abweicht. —

Hienach ist mit Rücksicht auf die gesetzlich festgesetzte ordentliche Strafe des von der Inquisitin begangenen Verbrechens, und des Gewichtes der gegen sie sprechenden Indicien (§ 407 der Crim.-Ordn.) das Strafmaaß, wie geschehen, auf 15jährige Zuchthausarbeit abgemessen.

Bei Bestimmung des Kostenpunctes ist den Vorschriften der Crim.-Ordn. § 617, 622 und 625 incl. gefolgt worden. N.

Die C. legte hiegegen das Rechtsmittel ein, ließ noch einige Zeugen vernehmen, den C. nochmals durch Dr. H. untersuchen und begutachten, sämmtliche gegen sie lautende Gutachten verwerfen und erhielt darauf das folgende Erkenntniß in zweiter Instanz:

Auf geführte weitere Vertheidigung in der Criminal-Untersuchung wider die separirte Gastwirthin Henriette C., geb. L., zu E. hat das Königl. Tribunal des Königreichs Preußen in seiner Sitzung vom 30. Mai 1843, an welcher Theil genommen haben

der Kanzler Präsident Dr. v. W.;

die Räthe H., Graf v. K., T., K., F., v. R., L., U., L. und K.;

der Tribunals-Assessor L.;

der Land- und Stadtgerichtsrath N.;

die Assessoren R. und H.

auf den schriftlichen Vortrag zweier Referenten den Akten gemäß für Recht erkannt,

daß das Erkenntniß des Criminal-Senats des Königl. Oberlandesgerichts zu M. vom 2. September 1842 dahin zu bestätigen, daß Inquisitin Henr. Amal. C., geb. L., wegen Vergiftung ihres Ehemannes außerordentlich mit einer (15) fünfzehnjährigen Zuchthausstrafe zu belegen, derselben auch die Kosten des Rechtsmittels, wie der Untersuchung zur Last zu legen.

Von Rechts Wegen.

Gründe.

Die bis dahin im Hause ihrer Schwester, der eine Gastwirthschaft zu E. betreibenden Wittwe P., lebende Henriette L. — jetzt 26 Jahr alt, evangelischen Glaubens, von gewöhnlicher Schulbildung, Tochter des annoch in einem Hospital zu E. lebenden Gastwirth L. — verheirathete sich am 3. April 1839 mit dem Kellner Gottfr. C., den sie erst im Januar 1839 bei seinem zufälligen Aufenthalte im Gasthause ihrer Schwester kennen gelernt hatte. Sie kauften im Mai gemeinschaftlich, hauptsächlich mit dem Gelde der Wittwe P. den bei E. an der Chaussee belegenen Gasthof „zur St. D.," in dem sie die Gastwirthschaft betrieben. Die ehelichen Verhältnisse aber gestalteten sich nach kurzer Zeit schlecht; es traten Uneinigkeiten ein nach Angabe der Frau wegen Eifersucht und unangemessenen Betragens des Ehemannes; nach Angabe des Letztern, weil seiner Frau die Verbindung mit ihm, weil er ihr zu geringen Standes und Vermögens war, leid geworden. Als die Frau im Anfange des Monats August an einer Krankheit an den Geschlechtstheilen zu leiden anfing, so benutzte sie diesen Umstand, obgleich der Ehemann jede Ansteckung in Abrede stellte, und nach ärztlicher Besichtigung für gesund befunden worden, zu einem Versuche auf Ehescheidung; sie ging von Dr. B., der sie bis zum 28. August behandelt und ihren Mann besichtigt hatte, ab; nahm auf Rath ihrer Schwester den Dr. N. zum Arzte, und wandte sich mit einem von ihm ausgestellten Atteste über ihre venerische Ansteckung an den Justizrath X. mit dem Auftrage auf Anfertigung der Scheidungsklage. Bei einer von diesem veranlaßten Conferenz der C.schen Eheleute, erklärte sich C. mit der Scheidung einverstanden, wenn er sein eingebrachtes Vermögen zurückbehielte; doch zerschlug sich die Sache, weil die C. sich für schwanger bekannte, und es an einem gesetzlichen Scheidungsgrunde fehlte, da der C., wie dieser angiebt, sich weigerte, auf den Vertrag, einen Ehebruch einzubekennen, einzugehen.

Bald darauf erkrankte der C.; er wurde vom 15. September bis 18. October 1839 verschiedentlich von heftigem Erbrechen befallen; es trat eine Lähmung seiner Extremitäten hervor; er hielt sich vergiftet, und begab sich deshalb, und zu seiner Cur in die städtische Krankenanstalt, demnächst in eine Badeanstalt; er ging zuletzt auf diesen Scheidungscontract seiner Frau ein, einigte sich mit ihr über die Vermögens-Auseinandersetzung, wobei seine Frau, bekannt gemacht mit der durch den Mandatar ihres Ehemannes aufgesetzten Denunciation der gegen ihn intendirten Vergiftung statt der ursprünglich verabredeten Erstattung seines Zugebrachten, von 200—300 Thlr., ihm eine Abfindung von 500 Thlr. zahlte, und gab nunmehr den Ehebruch und seine venerische Krankheit — nach seiner Versicherung als fingirter Scheidungsgrund — gegen Einbekenntniß seiner Frau, die Keuschheit vor Eingang ihrer Ehe verletzt zu haben — zu. Seit Ende Januar 1840 war jedoch der Kreis-Physikus Dr. Schaper als Arzt bei den Leiden des C., der an einer völligen Lähmung seiner dabei vertrockneten ja mumificirten Hände und Füße litt, zugezogen; dieser erkannte in denselben die unzweifelhaften Folgen einer Metall- (Arsenik-) Vergiftung, und brachte am 21. März 1840 eine Denunciation dieser Thatsache beim Land- und Stadtgerichte zu C. an, welches auf Befehl des Criminal-Senats zu M. nach einer Voruntersuchung im März 1841 die Criminal-Untersuchung gegen die separirte C., wegen versuchter Vergiftung ihres Ehemannes eröffnete.

In derselben sowohl beim General- so wie im articulirten Verhör hat die C. das angeschuldete Verbrechen von sich gewiesen; die

Lähmung ihres Ehemannes als eine Folge beigebrachten Giftes, und deren Unheilbarkeit geleugnet; sie ist jedoch — obgleich früher noch nicht in Untersuchung — durch Erkenntniß des Criminal-Senats des Oberlandesgerichts zu M. vom 2. September 1842 wegen Vergiftung ihres Ehemannes außerordentlich zu 15jähriger Zuchthausstrafe aus § 856 und 864 des Strafrechts verurtheilt worden, indem er annahm, daß der objective Thatbestand als fast mit Gewißheit dahin feststehend anzusehen sei, daß der C. durch mehrere in der Zeit vom 14. September bis 18. October 1839 genossene Speisen vergiftet und eine unheilbare Krankheit hervorgebracht sei; und daß in subjectiver Hinsicht sich als höchst wahrscheinlich herausgestellt habe, daß die Inquisitin die Vergiftung verübt, dabei die Absicht zu tödten sie geleitet habe.

Bei der von der Inquisitin hiegegen eingelegten weitern Vertheidigung hat sie sowohl, wie ihr Vertheidiger sich nur bemüht, den Krankheitszustand des C. als wesentlich gebessert, und als Folge seiner venerischen Krankheit und deren Behandlung darzustellen, und die Beweiskraft der ungünstigen medicinischen Gutachten anzufechten. Es sind auch Zeugen über Thatsachen vernommen worden, die darauf hindeuten sollen, daß der C. sich heimlich curirt habe. Es ist demnächst auch ein zweites Gutachten des Dr. H. darüber, ob der C. inzwischen von dem nach seinem frühern Berichte stattgehabten völlig, oder in wie weit genesen sei, und ob nicht Spuren einer von dem C. etwa früher überstandenen venerischen Krankheit an demselben bemerkbar wären, eingeholt worden.

Der Gastwirth C., den die Deduzentin vergiftet haben soll, ist noch am Leben, und sind die Krankheitserscheinungen, die bei ihm wahrgenommen sind, nach der jüngsten ärztlichen Beobachtung vom 19. October 1842 in manchen Beziehungen gemildert gefunden; doch schließt der Dr. H. seine Begutachtung mit den Worten:

> ob der jetzt noch vorhandene Krankheitszustand des C. heilbar ist, oder nicht, läßt sich so gerade hin mit Bestimmtheit nicht aussagen; aber aus der geringen Veränderung, die sich seit länger als 1 Jahr in den bezeichneten Krankheitserscheinungen ergeben hat, kann man schließen, daß auch für die Folgezeit kaum ein gänzliches Schwinden derselben zu erwarten sein dürfte.

Außer dieser mildern Beurtheilung der Folgen der angenommenen Vergiftung ist die Sache durch die Ermittelungen zweiter Instanz wesentlich in keine andere Lage gekommen. Es kommt daher zunächst darauf an, inwiefern die Entscheidung des Königl. Criminal-Senats zu M. nach Lage der Akten, wie sie ihm vorgelegen, gerechtfertigt erscheint.

Der Thatbestand einer geschehenen Vergiftung kann im vorliegenden Falle nur aus den Angaben des Beschädigten, den Wahrnehmungen seiner Umgebungen und den an seinem Körper beobachteten Krankheitserscheinungen durch Folgerungen, die Erfahrung und Wissenschaft an die Hand geben, geschlossen werden. Es hat nicht allein eine innere Untersuchung des angeblich vergifteten Körpers unterbleiben müssen; sondern auch die Speisen, die dies Gift enthalten haben sollen, sind der Prüfung entzogen worden und es ist nicht gelungen schädliche Substanzen im Hause der Inquisitin aufzufinden. Letzter Umstand erscheint aber unerheblich, da die Haussuchung zu diesem Zwecke erst ein Jahr nach Einleitung der Voruntersuchung abgehalten worden ist. Daß die Inquisitin jemals im Besitze von Gifte gewesen ist, ist ihr in keiner Art nachgewiesen, die Nachfrage bei einigen Apothekern in C. hat nichts davon ergeben. — Nach einer, jedoch weiter nicht begründeten Bemerkung des Dezernenten soll jedoch Arsenik von hausirenden Juden zu erlangen sein. Es ist eine jedoch nur sehr entfernte unsichere Spur entdeckt, daß der Schwager derselben, Schiffer P., Rattenpulver besessen hat. Dagegen hat die kürzlich bei Einsendung der Akten auf Grund eines aus denselben herausgestellten Verdachts vorgenommene Section und chemische Analyse der bereits im Jahre 1838 beerdigten Leiche des P. den Thatbestand einer Vergiftung desselben nach Registratur des Gerichts vollständig ergeben. Eine Theilnahme der Inquisitin dabei ist aber nicht im entferntesten angedeutet, und aus diesem Umstande nicht mehr zu entnehmen, als daß Verdacht obwaltet, daß im Hause des P., wo die Inquisitin bis zu ihrer Verheirathung gelebt hat, Gift vorhanden gewesen und verwandt ist, weshalb auch Schwester und Mutter zur Untersuchung gezogen. Für die vorliegende Untersuchung ist auf diesen Umstand kein Gewicht zu legen, weil nicht erhellt, ob Inquisitin zu diesem Gifte gelangen konnte, und gelangt ist.

Ueber seine Vergiftung macht der Damnificat C. in objectiver Beziehung folgende eidliche Angaben.

Am Sonnabende den 15. September 1839 (nach dem Kalender war es jedoch der 14.) genoß er Abends 1½ warme Apfelpflinzen, an denen er einen sehr auffallenden bittern, und im Halse kratzenden Geschmack bemerkte, und überfiel ihn, bevor er noch die zweite Pflinze ganz verzehrt hatte, Leibschmerzen, Uebelkeit und heftiges, von 8 Uhr Abends bis 5 Uhr Morgens anhaltendes Erbrechen.

Am folgenden Tage nach Genuß einer Biersuppe von gleichem eigenthümlichen Geschmacke ist ein noch heftigeres Leibschneiden, bis zum Morgen des nächsten Tages andauerndes Erbrechen eingetreten. — Am 24. September nach Genuß von Kaffee hat wieder ein jedoch nicht so starkes Erbrechen stattgefunden. Am Donnerstage oder Freitag am 26. oder 27. September hat ihn, als er ungefähr die Hälfte einer für ihn bereiteten Suppe von frischem Obste verzehrt hatte, sofort Schneiden im Leibe und starkes Erbrechen befallen, und eben dieses ist vier Tage später, auf den Genuß weniger Löffel Buttermus eingetreten. Am 18. October (also ungefähr 18 Tage später) hat ihm der Genuß eines halben Tellers voll Buttermus, von dem erwähnten widerlichen kratzenden Geschmacke wieder Leibschneiden und Erbrechen verursacht, worauf er am 19. die städtische Krankenanstalt aufsuchte, in der er bis zum 27. Januar 1840 verblieb.

Der Dr. N. zu E. hat ihn vom Beginn seiner Krankheit bis dahin ärztlich behandelt; vom 28. Januar 1840 ab, der Dr. Schaper. Dies wiederholte Erbrechen ist vollständig erwiesen. Die Inquisitin selbst hat es im Allgemeinen nicht in Abrede gestellt. Die Köchin G. hat das heftige Erbrechen nach Genuß der Apfelpflinzen und des Buttermuses eidlich bestätigt; die Wirthschafterin Sch. kennt das Erbrechen nach den Apfelpflinzen zwar nur vom Hörensagen, weil sie erst nach diesem Vorfall in das C.'sche Haus gekommen ist, sie bekundet aber, daß die Speisen, welche die C. für ihren Mann kochte, ihm selten bekommen und er größtentheils in Folge des Genusses derselben stark brechen mußte.

Auch der Dr. N. weiß von einigen Erbrechungen, die er jedoch in die Zeit vom 6. bis 20. October verlegt.

Der Dr. Schaper fand den C., als er ihn in die Cur nahm, an Händen und Füßen, die völlig schmerzlos und auffallend vertrocknet waren, völlig gelähmt; die Lähmung hatte gleichmäßig Beuger und Strecker betroffen; besonders waren die Nagelglieder abgemagert, die Nägel sehr hart, spröde, krallenartig, Hände und Füße folgten, einer Unterstützung beraubt, nur der eigenen Schwere; nur in den Händen, besonders in den Handwurzelgelenken, hatte sich einige, jedoch nur sehr geringe Muskelthätigkeit erhalten. Eine Auftreibung der Knochen oder Bänder war nirgend wahrzunehmen. Der übrige Körper war völlig gesund, das Aussehen blühend,

Appetit, Verdauung und Schlaf normal, Schulter- und Ellenbogen-, Hüft- und Kniegelenke beweglich.

Dr. B., der den C. in der W.schen Badeanstalt sah, bekundete, daß C. in den Extremitäten stark abgemagert gewesen, und Hände und Füße einen besondern Grad von Steifheit und Unbeweglichkeit gehabt, so daß derselbe mit den Händen nichts fassen konnte, in den Fingerspitzen kein Gefühl hatte.

Dr. H. behandelte in Stellvertretung des Schaper den C. im Mai 1840. Er fand auch die Hände gelähmt, besonders in den Fingern, sowohl Beug- wie Streckmuskeln, letztere im hohen Grade, so daß die Finger etwas gekrümmt waren. Kleinere Gegenstände war C. außer Stande aufzunehmen und festzuhalten; es fehlte den Fingern das feinere Gefühl, sie waren gegen kleinere Verletzungen unempfindlich; sie waren an Umfang und Form geschwunden, die Wölbung der Fingerspitzen fehlte; die Haut hing faltig um die Knochen, weshalb die übrigens gesunden Gelenke hervorstanden. Auch die Füße waren gelähmt; die Zehen waren gleich den Fingern abgemagert, welk, mit faltiger Haut, und ließen sich nicht willkührlich ausstrecken; beim Gehen mit Krücken, oder sonstiger Hülfe war die Beugung in den Schenkeln und Kniegelenken normal; die Füße aber schleppte C. lose nach sich, ohne daß er darauf selbstständig zu stehen vermochte; Zittern wurde nicht bemerkt, auch nicht über Schmerzen in Händen und Füßen geklagt. Bei der am 21. April 1841 behufs Abgabe seines Gutachtens vorgenommenen Untersuchung fand Dr. H. die Lähmung des C. so weit vermindert, daß ihm der Gebrauch seiner Glieder wiedergegeben war, doch war eine auffallende Schwäche darin zurückgeblieben, und fehlte den sonst wieder gehörig genährten Fingern und Zehen das feinere Gefühl. Sehr dünne Gegenstände konnte er nur mit größter Mühe von einem Tische aufheben; die Feder beim Schreiben hielt er nicht mit den Fingerspitzen; beim Gehen trat er nie mit den Zehen, sondern mit ganzer Sohle auf.

Das am Schlusse der Untersuchung von Dr. Schaper gegebene Gutachten stimmt mit diesen Wahrnehmungen im Wesentlichen überein.

Das in zweiter Instanz, über den jetzigen Zustand des C. erforderte abermalige Gutachten des Dr. H. vom 16. October 1842 bezeugt die Fortdauer der Schwäche in den gelähmten Extremitäten. Den Fingerspitzen fehlt das feine Gefühl, ein Stück Papier, eine Nadel, kann er zwar etwas leichter aufnehmen, aber nicht festhalten; man kann sie ihm entziehen, ohne daß er es fühlt. Er kann die Finger etwas mehr, aber doch noch nicht ganz gerade ausstrecken. An den Füßen, namentlich den Zehen ist keine wesentliche Verbesserung bemerkt worden. — C. tritt immer noch mit der ganzen Sohle auf, weshalb sein Gang etwas sehr eigenthümlich Schwerfälliges behält. Die Streckmuskeln der Füße sind noch so sehr geschwächt, daß er im Stehen nicht fähig ist seinen Körper auf den Zehen aufzurichten, auch fehlt den Zehenspitzen bis über den Ballen hin das richtige Gefühl. Ueber die Ursache dieser Krankheitserscheinungen haben dem ersten Richter vier technische Gutachten vorgelegen. Die des Dr. Schaper und des Dr. H. stimmen in dem Hauptresultate überein; der Dr. Schaper spricht sich in seinem Gutachten vom 28. Januar 1841 mit größter Entschiedenheit dahin aus, daß C. mit Arsenik vergiftet worden. Dr. H. kommt dagegen auf den als aus seiner Untersuchung sich nothwendig ergebenden Schluß:

> daß es nicht allein möglich, sondern auch wahrscheinlich sei, daß die an dem Gastwirth C. bemerkten krankhaften Erscheinungen von Schwäche und Lähmung seiner Hände und Füße, irgend einem seinem Körper und vorzüglich seinem Magen einverleibten Arsenikpräparate ihre Entstehung verdanken.

Sollte aber die gerichtliche Untersuchung die oben erwähnte Angabe des C. über die Erscheinungen bei dem Anfange seiner Erkrankung, nämlich:

> von dem Befallen von heftigem Erbrechen und Durchfalle, und großer Angst, Beklommenheit und darauf folgender fieberhafter Hitze, auf den Genuß gewisser Speisen; von der Wiederholung dieser stürmischen Erscheinungen nach einer genossenen Mahlzeit und der demnächst noch inzwischen stattgefundenen ärztlichen Behandlung, und einer von Brechmitteln zurückbleibenden Schwäche im ganzen Körper, so daß er längere Zeit darniedergelegen, und endlich von der, nach Besserung des Allgemeinbefindens verbliebenen Schwäche und Lähmung der Extremitäten in detaillirter Art,

als richtig bestätigen, so sprach er sich dahin aus, daß diese Wahrscheinlichkeit fast zur Gewißheit sich erhöhe.

Diesen Gutachten steht das des Dr. N. geradezu entgegen. Dieser kommt unter Vortrage der Krankheitsgeschichte des C. zu dem Resultate, daß der C. an einem gewöhnlichen gastrisch-rheumatischen

Fieber mit gleich im Anfange beginnenden heftigen rheumatisch-nervösen Leiden der unteren Extremitäten gelitten, ohne besondere Erscheinungen, als etwa solche, die Diätfehler bei beginnender Reconvalescenz nach sich ziehen; die in der spätern Zeit der Reconvalescenz wiederholentlich eingetretenen Erbrechungen, nur den Character von Erbrechungen nach unmäßigem Genusse und Ueberladung gehabt, ohne Begleitung von Symptomen und Folgen, die den Verdacht genossenen Giftes erregen konnten; endlich daß das Leiden der untern Extremitäten, welches sogleich mit dem ersten Beginne der Krankheit in seiner ganzen Heftigkeit aufgetreten, und daher nicht zu den heimlich und allmählig auftretenden und entfernt ähnlichen Folgen einer vorsichtig längere Zeit in kleinen Dosen fortgesetzten Arsenikvergiftung gehören könnte, offenbar ein nicht seltenes rheumatisch-nervöses gewesen, und in seiner Heftigkeit, Dauer und Folgen dieser Krankheit so vollkommen dargethan hat, daß dem ärztlichen Beobachter die Ableitung der Krankheitserscheinungen nicht einfallen konnte.

Das über diese verschiedenen Gutachten eingeholte Gutachten des Medicinal-Collegii zu K. hat nun mit Berücksichtigung des sonstigen Akteninhalts sich den DDr. H. und Schaper angeschlossen, und ausgesprochen, daß die Zufälle des C. nach Genuß der von seiner Frau bereiteten Speisen als die primairen Symptome einer Arsenikvergiftung angesehen werden konnten, nämlich Uebelkeit, Leibschneiden, heftiges und anhaltendes Erbrechen, Mattigkeit und ein fieberhafter Zustand, der der Krankheit das Aussehen eines gastrischen Fiebers gab, und das Gift größtentheils bald wieder aus dem Körper durch so schnell nach Genuß der verdächtigen Speisen eintretendes, lange anhaltendes Erbrechen, zu dem der Gebrauch von Brechmitteln noch hinzutrat, fortgeschafft wurde, so daß es seine Wirkung auf Magen und Darmkanal nicht entwickeln noch auch den Tod herbeiführen konnte; daß dagegen das Gift hätte tiefer in den Körper eindringen können, um eine chronische Vergiftung zu bewirken, daher den primairen Zufällen Gliederschmerzen bald zugesellt, weshalb das Fieber für ein gastrisch-rheumatisches Leiden gehalten wurde; demnächst im October eine angehende Lähmung der Extremitäten sichtbar wurde.

Das Medicinal-Collegium bestätigte daher in seinem Gutachteen vom 14. Juni 1841 das der DDr. Schaper und H., daß C. mit Arsenik vergiftet worden, indem es das Gutachten des Dr. N., den es nicht ganz als vorurtheilsfrei erachtete, verwarf, da seine

Krankheitsgeschichte unvollständig; seine Behauptung, daß das Leiden der Extremitäten gleich beim ersten Beginne der Krankheit so heftig gewesen, und nur bei ebenso hartnäckiger Fortdauer in eine Art Lähmung übergegangen sei, unrichtig; so wie das Ignoriren der von C. angegebenen Leib- (Kolik oder Magen-) schmerzen auffallend; die dem C. beigemessenen Diätfehler unerwiesen und unwahrscheinlich; die Angabe des C., der sich, Mattigkeit und Appetitlosigkeit abgerechnet, nach dem 14. (15.) September gesund gefühlt habe, mit einem bedeutenden gastrisch-rheumatischen Fieber schwer zu vereinigen, und das Ende eines solchen vollständig ausgebildeten Fiebers nach sechs Tagen etwas Ungewöhnliches sei.

Der erste Richter ist dem Gutachten des Dr. H. und dem des Medicinal-Collegii gefolgt; während er das des Dr. Schaper zu wenig motivirt erachtete, das des Dr. N. aber verwarf, weil er auf Grund zum Theil falscher zum Theil unrichtiger Prämissen zu einem andern Resultate gelangt sei.

Es ist hierin dem ersten Richter beizupflichten.

Aus den vom Dr. H. mit Beifall und Ergänzung des Medicinal-Collegii unter Anführung vielfacher Beispiele und Autoritäten angeführten Gründen, ist die Lähmung des C. nach ihrem Auftreten und detaillirten Beschaffenheit nur als eine Folge einer metallischen Vergiftung zu erachten. Sie besteht nicht bloß in Aufhebung der Empfindung und Bewegung, sondern auch der Ernährung; sie characterisirt sich durch Affection des äußersten Bereichs des animalischen Lebens, da die Nagelglieder am meisten und längsten leiden; sie ist nicht plötzlich nach einer heftigen Erkältung aufgetreten, auch nicht mit Auftreibung der Knochen, Verdickung der Bänder, Abnormitäten in den Gelenkkapseln begleitet. Sie unterscheidet sich durch diese Merkmale nach Ausspruch der Sachverständigen von einer rheumatischen oder gichtischen Lähmung; kann auch nicht von einer Affection des Gehirns oder Rückenmarks herrühren, da keine Spur einer Abnormität dieser Organe sich vorfindet. Der Dr. H. kommt, und das Medicinal-Collegium stimmt ihm darin bei — zu dem Resultate, daß die metallische Vergiftung nicht durch Blei oder Quecksilber bewirkt, sondern nur durch Arsenik die Lähmung bewirkt sein kann, weil die lähmungsartigen Erscheinungen, an denen C. gelitten hat und zum Theil noch leidet, am meisten mit denen unter den Nachkrankheiten der Arsenikvergiftung bei ihrer Beschreibung nirgends übergangenen characteristischen Erscheinungen übereinstimmen. Bleikolik, die Zusammenziehung der Bauchdecken und der

Gliedmaßen, chronische Verstopfung, so wie Speichelfluß, tremor mercurialis, aschgraue Farbe des Gesichts, welche Bleivergiftung und resp. Merkurialkrankheiten zu begleiten pflegen, haben den C. nicht heimgesucht; dagegen wirkt das Arsenik auf den menschlichen Körper einestheils als corrodirend scharfes Gift primair auf den Darmcanal, wo es die höchsten Grade der Entzündung bis zum Brande erzeugen könne, anderntheils wird es aber bei langsamer Einwirkung in kleinen Dosen, oder beim Einathmen von Arsenikdämpfen ins Gefäßsystem aufgenommen, so daß es allmählig der ganzen Säftemasse seinen verderblichen Einfluß imprägnirt, und er endlich auf entschieden dynamische Weise das Nervensystem afficirt.

Nach Ausführung des H. zeigen sich, je nachdem die eine oder die andere der Einwirkungssphären prävalirte, je nach der Masse und der Zeit der Einwirkung des Giftes, und der Constitution des Menschen, die Erscheinungen der sogenannten Arsenikkrankheit sehr verschieden. Bisweilen treten nach einigem Erbrechen die entzündlichen Darm-Affectionen (Leibschmerzen, Brennen im Schlunde und Magen) ganz zurück, und rein nervöse Erscheinungen stärker hervor, namentlich wenn durch freiwilliges oder durch ein schnell gereichtes Brechmittel herbeigeführtes Erbrechen der größte Theil des Giftes entfernt werde, und nur der primaire Angriff auf's Ganglien-System seine Wirkung in den Verzweigungen dieses Systems fortspielen lasse. Bleibe noch etwas Arsenik im Magen zurück, nicht genug um schnell zu tödten, aber noch so viel, daß es durch Resorption in die allgemeine Säftemasse aufgenommen wird, so erzeugt sich die sogenannte Arsenikkrankheit, zu der sich ein hektisches Fieber mit Abmagerung des ganzen Körpers, vorzüglich aber der Extremitäten, die zuletzt alle noch gelähmt werden, hinzugesellt. Wo nun aber endlich die ganze Masse des Giftes durch Erbrechen und Stuhlgang aus dem Körper geführt würde, dann kämen die gedachten Erscheinungen, die sich durch die Symptome der Aufnahme des Giftes in das Gefäßsystem characterisiren, nicht zum Vorschein, sondern es könne dann nach Beseitigung der ersten stürmischen Angriffe auf den Magen entweder völlige Besserung eintreten, oder als die einzige Aeußerung des durch Gift gekränkten Nervensystems eine eigene Schwäche und Lähmung der Extremitäten zurückbleiben. Dieser Ausführung ist das Königl. Medicinal-Collegium im Wesentlichen beigetreten, es spricht sich auch dahin aus, daß wenn die Arsenikvergiftung nicht schnell tödtet, sie ihre Wirkungen vornehmlich durch Störung der Nerventhätigkeit äußert;

die erste Reihe von Symptomen ist ganz die der entzündlichen Varietät; im 2. Stadium beziehen sich die Symptome auf Nerven-Irritation, die Nerven-Affection ist bei verschiedenen Personen verschieden, die schwächste eine eigenthümliche unvollkommne Lähmung der Arme oder Unterschenkel.

Dies Gutachten des Dr. H. ist mit überzeugenden Gründen unterstützt, es stimmt in den Hauptpunkten überdies mit dem des Medicinal-Collegii überein, welches aus umständlich entwickelten wissenschaftlichen Gründen zu dem Resultate einer Arsenikvergiftung ebenfalls gelangt. Dies Gutachten kann daher nach § 388 der Crim.-Ordn. als vollgültig erachtet, und bei der Beurtheilung zu Grunde gelegt werden. Es fragt sich nur, in wiefern es durch das abweichende Urtheil des Dr. N. wieder in Zweifel gezogen erachtet werden kann. Das des Dr. Schaper steht ihm dagegen zur Seite, dieser erkennt die Arsenikvergiftung hauptsächlich in der völlig gleichförmigen Lähmung in den Beugern und Streckern. Es läßt sich nicht leugnen, daß das Urtheil des Dr. N., da dieser den Damnificaten um, und gleich nach der Zeit, wo sich seine Krankheit zeigte und entwickelte, ärztlich behandelte, von höchster Erheblichkeit erscheint. Dieser Umstand verliert aber den größten Theil seines Gewichts, weil Dr. N. kein Tagebuch geführt, und erst ein Jahr nach dem Auftreten der Krankheit, im October 1840 aus dem Gedächtnisse und unter Einsicht seiner frühern Recepte die Krankheitsgeschichte und sein Gutachten, und zwar viel später als die Schapersche Geschichtserzählung vom 21. März 1840, ausgearbeitet hatte. Sein Gutachten entbehrt nun der wissenschaftlichen Begründung ganz; es zeigt Spuren von Flüchtigkeit und Ungenauigkeit, indem es mit erwiesenen Umständen in Widerspruch steht; z. B. giebt er an, daß die C. bis zum 20. September — vom 6. ab — das Bett gehütet habe; während die Inquisitin mit ihrem Ehemanne einig ist, daß sie selbst am 14. oder 15. September Apfelpflinzen gebacken hat, wozu sie, da die Köchin im Hause war, die Nothwendigkeit nicht trieb, und das Bett zu verlassen nicht zwang; der Lähmung der Hände gar nicht gedenkt, obgleich diese gleich in der ersten Periode nach Aussage des Fuhrmann W. einigermaßen sich zeigte, aber nothwendig sich während seiner Kur bereits völlig ausgebildet hatte, da der Dr. Schaper bei Antritt seiner Kur dies schon so antraf.

Das Medicinal-Collegium hat dies Gutachten aus wissenschaftlichen Gründen in Zweifel gezogen, zum Theil widerlegt, auch Unrichtigkeiten und Lücken nachgewiesen. Es kann auch um so weniger in Zweifel gezogen werden, daß der Ansicht der übrigen Sachverständigen von der Existenz einer Arsenikvergiftung den Vorzug zu geben ist, da der Krankheitszustand des C. gerade, wenn auch nur allmählig, der Besserung näher geführt wurde, als sein Leiden als Arsenikvergiftung erkannt, und dagegen die statthaften Mittel angewandt wurden, während bei der Behandlung des N., nach seiner eigenen Angabe, die Lähmung bald zwar sich besserte, so daß C. zu gehen anfing, bald sich wieder verschlimmerte, mithin der Heilung nicht näher gebracht wurde. Außerdem hat N. ein naheliegendes Interesse, die Krankheitserscheinungen aus anderer Quelle abzuleiten, da das Verkennen wiederholter Vergiftungen während seiner Behandlung indirect die Bezüchtigung der Ignoranz, oder großer Oberflächlichkeit nach sich ziehen konnte, anderntheils ihn die wissentliche Verschweigung verdächtiger Umstände einer harten Ahndung aussetzen könnte.

In seinem Gutachten hat N. ganz übergangen, daß bei ihm selbst der Verdacht einer stattgehabten Vergiftung aufgestiegen war, wie C. und Schaper auf Grund seiner Aeußerungen bekundet haben; es zeigt vielmehr sein Verhalten bei dem Umgehen der C. aus richtigen Gründen um seine Aufforderung ihm das Ausgebrochene aufzubewahren — von großer ungerechtfertigter Sicherheit. Für die Oberflächlichkeit des Gutachtens selbst spricht aber noch besonders, daß er nicht allein das Erbrechen, als ohne Kolik und Magenschmerzen begleitet bezeichnet, und darauf Gewicht legt, während C. wiederholt von heftigen Leibschmerzen, die mit dem Erbrechen ihn befallen, spricht, sondern auch, daß er vielfach von den groben Diätfehlern des C. spricht, und daraus viele, selbst verdächtige Krankheitserscheinungen herleitet, er aber bei seiner gerichtlichen Vernehmung hat zugeben müssen, daß sich seine desfalsigen Behauptungen lediglich auf die Angabe der Inquisitin gründen, während C. einige kleine Abweichungen von den vorgeschriebenen Speisen, die ihm gut bekommen, zugiebt; seine Umgebungen wissen von solcher Unmäßigkeit nichts; der Dr. Schaper schildert vielmehr C. als einen mäßigen nüchternen Menschen und folgsamen Kranken. N. aber hatte um so mehr Anlaß, die Richtigkeit der Angaben der Inquisitin bei Abfassung seines Gutachtens zu prüfen, als ihm auffallend erscheinen mußte, daß C. sich im Krankenhause von solchen Diätfehlern frei hielt, deren wenigstens nicht weiter Erwähnung geschieht. Wie sehr übrigens N. geneigt ist den Angaben der Inquisitin zu folgen, zeigte sein Schluß, daß als, nachdem er die Inquisitin bereits einige Zeit an einer syphilitischen Krankheit curirt hatte, der Mann auch über Brennen in der Harnröhre später zu klagen anfing, und sich ein Tripperausfluß zeigte, er für unleugbar hielt, daß der Mann die Frau angesteckt habe; während der umgekehrte Schluß wohl noch näher lag, selbst, wenn auch C. schon früher einmal an gleichem Uebel gelitten hatte. Das Medicinal-Collegium stellt auch in Zweifel, daß aus seinem Uebel die venerische Krankheit der Frau in beschriebener Art durch Ansteckung entstehen konnte. Der Dr. B. hat den C. im August untersucht, und ganz gesund gefunden, er leugnet auch, daß die C. an einer syphilitischen Krankheit während seiner Behandlung im August gelitten habe. Aus diesem Vertrauen des Dr. N. zu den Angaben der Inquisitin, kann auch der allerdings sonst sehr auffallende Umstand, daß Vergiftungsversuche unter den Augen und während der Behandlung eines Arztes gewagt sein sollten, seine Erklärung finden.

Der Dr. N verlegt die Zufälle, aus denen die Vergiftungsversuche hergeleitet werden sollen, auf den 6. bis 20. October, C. aber auf die Zeit von Mitte bis Ende September, und soll am 18. October nur noch der letzte Versuch gemacht worden sein. Die Angabe des C. ist durch die der Inquisitin und der Dienstboten über die Zeit der Erbrechungen bestätigt. Aus dieser Zeitdifferenz läßt sich auch wohl dies Raisonnement des N., daß der spätere und jetzige Krankheitszustand unmöglich eine Folge von Vergiftungsversuchen sein könne, die vorgenommen sein sollten, nachdem das besagte Uebel bereits vorhanden und ausgebildet war, da sonst die Wirkung der Ursache müßte vorangehen können, beseitigen; die vom Medicinal-Collegio angeführten Beispiele zeigen, daß nach Verlauf weniger Tage die lähmungsartigen Wirkungen der Arsenikkrankheiten schon hervortraten, also die Zeitdifferenz ausreicht, um die Erscheinungen, als sie dem N. sichtbar wurden, aus den vorangegangenen Wirkungen zu erklären. — Will man aber auf N.'s Angabe, daß gleich beim Beginne der Krankheit C. über Uebelkeit, namentlich über Schmerzen in allen Gliedern, besonders in den Beinen geklagt habe, Gewicht legen, so muß doch angenommen werden, daß er in seinen Zeitangaben sehr ungenau ist, und wird dadurch auch jene Behauptung auch wieder geschwächt. Das Medicinal-Collegium hat aus wissenschaftlichen Gründen die Ausbildung und Beseitigung des rheumatischen Fiebers in der angegebenen Zeit, auch das sofortige Auftreten der Leiden in den Extremitäten wenigstens im vollen Umfange bezweifelt, auch spricht N. bei seiner gerichtlichen Vernehmung davon, daß der lähmungsartige Zustand sich nur allmählig ausgebildet habe.

Nach allen diesen Gründen kann man nicht umhin dem Gutachten des Medicinal-Collegii, welches das des N. verwirft, und dem Schaper und H.schen den Vorzug giebt, beizupflichten.

Das H.'sche Gutachten giebt mit Bestimmtheit und unter genauer Angabe der Abweichungen bei Lähmungen und andern Ursachen eine Characteristik der chronischen Arsenikkrankheit; das Medicinal-Collegium ist ihm darin beigetreten, und sind die Krankheitserscheinungen des C. derselben conform. Das dem C. etwa beigebrachte Arsenik konnte auf die Art und Weise, wie die schnell tödtliche Wirkung des Arseniks auf Magen und Darmkanal beseitigt wird, und nur die Affection des Nervensystems durch Lähmung der Extremitäten hervortritt, als ferneres Leiden zurückbleibt, sehr füglich sich äußern, daß außer heftigem freiwilligen Erbrechen und Stuhlgange, auch noch die Verordnung von Brechmitteln nach Angabe des N. hinzutrat, der C. im kräftigsten Lebensalter bis dahin sich einer blühenden Gesundheit erfreut haben soll.

Der Möglichkeit einer Arsenikvergiftung steht sonach nichts im Wege; diese wird aber auch einer hohen Wahrscheinlichkeit entgegengeführt, da nach der Ausführung des Dr. H. sich Erscheinungen bei dem C. gezeigt haben, die als eigenthümlich bei der Arsenikvergiftung zu betrachten sind, und die Annahme einer andern metallischen Vergiftung, noch mehr aber der Lähmung aus andern Ursachen ausschließen; wohin namentlich und besonders die Aufhebung nicht bloß der Empfindung und Bewegung der äußern Extremitäten, sondern auch der Ernährung derselben, die Herabsetzung nicht bloß der Nerventhätigkeit, sondern der ganzen Lebensthätigkeit in den afficirten Theilen zu zählen ist. Dr. Schaper geht noch weiter, er erklärt die Arsenikvergiftung für gewiß, indem er sie aus der gleichförmigen Lähmung der Beuger und Strecker schließt. Das Medicinal-Collegium scheint gleicher Ansicht zu sein, ohne sich jedoch über die Richtigkeit des Schaper'schen Schlusses direct auszulassen; es bestätigt aber auch zugleich die Ansicht des Dr. H. Dieser nimmt aber die Arsenikvergiftung für wahrscheinlich an, und läßt diese Wahrscheinlichkeit nur unter einer Voraussetzung fast bis zur Gewißheit erhöhen. Seiner Ansicht ist der erste Richter gefolgt, welcher den Thatbestand als dahin festgestellt annimmt: daß Damnificat mit hoher Wahrscheinlichkeit vergiftet worden, er nimmt die Vergiftung nur als fast gewiß an. Hierin ist ihm beizutreten, denn die oben erwähnten Angaben des C. über die Erscheinungen beim Anfange seiner Erkrankung sind als erwiesen anzunehmen, wovon Dr. H. die hohe Wahrscheinlichkeit einer Arsenikvergiftung abhängig macht.

Das Erbrechen nach dem Genusse gewisser Speisen, den Durchfall, Uebelkeit, darauf folgende Hitze, die Wiederholung dieser stürmischen Erscheinungen nach genossenen Mahlzeiten, das längere Hüten des Bettes, die ärztliche Behandlung, die Einnahme von Brechmitteln, die nach Besserung des Allgemeinbefindens verbliebene Schwäche der Extremitäten hat nicht allein C. beeidigt, sondern es ist auch von seinen Umgebungen, der G. und der Sch. und resp. vom Dr. N. bestätigt, auch von der Inquisitin nicht geleugnet worden.

Wollte man auch die Richtigkeit des Schlusses aus den Wirkungen auf die Ursache, wobei doch auch der Richter nur dem auf Erfahrung und Wissenschaft gegründeten wohl motivirten Urtheile der Sachverständigen, besonders des diesen vorgesetzten Collegii folgen kann — in Zweifel ziehen, so fehlt es doch auch nicht an Momenten, die dieselbe zu bestärken vermögen. Der C. hat nach seiner Behauptung in den Speisen, die sein Erbrechen herbeigeführt, einen kratzenden, barschen Geschmack wahrgenommen; die Köchin G., die auf seinen Anlaß ein Buttermus gekostet hat, hat diesen Geschmack auch gefunden; sie beschreibt ihn mit dem C. übereinstimmend, als widerlich, nach altem Fleische schmeckend, und der Dr. Schaper hat den Geschmack von Arsenik ganz ähnlich beschrieben. Ferner hat die G. auf dem Grunde des Kessels, in welchem dies Buttermus gekocht worden war, eine griesliche Masse, einen Viertel Theelöffel voll, gefunden, die, in die Hand genommen, wie Kalk zerging, und weiß aussah. Apotheker Berndt und Dr. Schaper haben aber angegeben, daß der Arsenik, wenn er gekocht wird, und die Flüssigkeit erkaltet, zerstreut zu Boden falle, seine weißgraue Farbe behalte und in seinem Innern eine trockene kalkartige Masse bilde. Dagegen läßt sich nicht leugnen, daß die Möglichkeit an sich nicht als ganz ausgeschlossen erscheinen könnte, daß die Krankheitserscheinungen, die bei C. als Wirkungen einer chronischen Arsenikvergiftung behandelt sind, durch eine Merkurialkur und deren Folgen herbeigeführt sein könnten.

Damnificat hat nämlich zugegeben, vor mehreren Jahren während seiner Militairdienstzeit zu K. an einem Tripper gelitten und sich der Kur zweier dortigen practischen Aerzte, jedoch ohne Anwendung von Quecksilber unterworfen zu haben. Die Vernehmung dieser Aerzte über die gebrauchten Mittel ist wider den Antrag des Defensors unterblieben, und mit Recht, da sie einestheils nach Verlauf mehrerer Jahre sich einer gewöhnlichen Krankheit, und eines Individui von wenig hervortretender Persönlichkeit in Details nicht erinnern werden, anderntheils nach Ansicht des Dr. H. und des Medicinal-Collegii es ungedenkbar ist, daß practische Aerzte zur Kur eines gewöhnlichen Tripperausflusses so viel Mercurialpräparate verwendet haben sollten, daß er in eine Mercurialkrankheit verfallen konnte. Sie verneinen dabei, daß C. nach seiner Aussage an einem wirklich venerischen Uebel gelitten habe; dies auch nicht der Fall gewesen sein könne, weil die Spuren solchen Leidens, als Narben, Substanzverluste oder Entartung einzelner Organe seines Körpers nicht wahrzunehmen sind. Dr. H. geht von dem Satze aus, daß C. von approbirten Aerzten nicht so unvernünftig mit Quecksilber überfüttert sein könne, um in eine Mercurialkrankheit des höchsten Grades zu verfallen, die immer vorhergehen mußte, wenn das endliche Resultat derselben die Lähmung der Gliedmaßen die Folge für ihn bleiben konnte. Dies schließt aber nicht die Möglichkeit aus, daß durch heimliche Curen und Quecksilber, zu denen bei dergleichen Uebel häufig gegriffen wird, das vorliegende Resultat herbeigeführt sei. Dies haben Inquisitin und deren Defensor wohl gefühlt; sie haben sich bemüht den Verdacht, daß C. bei und nach Eingehung der Ehe heimlich medizinirt, verdächtige Arzneimittel geführt und diese der nähern Untersuchung entzogen habe, aufzustellen und durch Zeugen zu begründen. Doch ist dies nicht gelungen, C. hat dies geleugnet, er will nur an den Folgen einer Erkältung, Druck vor der Brust, gelitten haben, und giebt nur als möglich zu, noch leere Arzeneiflaschen und einen von Medicin geschwärzten Löffel mitgebracht zu haben. — Ein Zeuge hat bekunden sollen, durch den Gebrauch einer Pfeife des C. inficirt worden zu sein; er bekundet zwar, daß er bald nachdem er sich qu. Pfeife geliehen, einen Ausschlag am Munde erhalten habe, setzt aber hinzu, daß er öfters an dergleichen Ausschlägen schon gelitten habe. Erheblicher könnten die Angaben des Goldarbeiter B. und der A. St., welche mit ihm in wilder Ehe lebt, erscheinen, da sie übereinstimmend den Besitz von Medicamenten und eines schwarz angelaufenen Löffels bei C. bekunden; der C. auch insbesondere den von Pulver und Pillen, die nach seiner Untersuchung und Meinung

Mercur enthielten; indessen tragen ihre Aussagen theils das Gepräge des Unwahrscheinlichen, theils stehen sie mit den Angaben des C. und der Inquisitin so wie unter sich in Betreff der begleitenden Umstände in erheblichem Widerspruche; und überdies verdienen diese Personen in Rücksicht ihrer moralischen Bescholtenheit an sich wenige Glaubwürdigkeit. Es läßt sich auch nicht absehen, woraus C., der sich von Dr. B. rücksichtlich der Spuren seiner frühern Krankheit untersuchen ließ, und gesund befunden ward, später sich dem Dr. N. sofort offenbarte, und seiner Cur sich anvertraute, sich heimlich und durch Quecksilber während seines Aufenthaltes in C. zu einer Zeit, wo der Unfriede mit seiner Frau schon ausgebrochen, also auch deren Krankheit schon zur Sprache gekommen war, hätte curiren lassen sollen. Alle diese Bedenken einer möglichen Mercurialvergiftung in Folge einer venerischen Cur durch übermäßige Anwendung des Quecksilbers, oder Vernachlässigung der bei einer solchen Cur so nöthigen Vorsichtsmaaßregeln werden aber durch das zweite Gutachten des Dr. H. vom 16. October 1842 beseitigt; der sich dahin ausspricht, daß an dem C. auch nicht eine Spur einer früher etwa überstandenen venerischen Krankheit bemerkbar ist.

In dem früheren ist aber endlich schon ausgeführt, daß die Krankheitserscheinungen sich von denen einer Mercurialkrankheit unterscheiden, es fehlt an der eigenthümlichen cachectischen Farbe der Haut, an den Drüsen-Anschwellungen, Knochen-Auftreibungen, und überhaupt ganz und gar an dem Characteristischen der Mercurialvergiftung. — Somit ist auch dieser Einwand der Inquisitin für beseitigt anzusehen.

Der § 393 der Crim.-Ordn. bestimmt nun aber, daß der Richter hinreichende Gewißheit habe, wenn für die Wahrheit eines Umstandes vollkommen überzeugende Gründe vorhanden sind, und nach dem gewöhnlichen Laufe der Dinge ein bedeutender Grund für das Gegentheil nicht wohl denkbar ist. Wenn man nun erwägt, daß nach dem wohl begründeten, sowohl durch wissenschaftliche Ausführung unter Angabe der bedeutendsten ärztlichen Autoritäten, wie durch die factischen Ermittelungen überall unterstützten Gutachten des Dr. H., bestätigt durch das Medicinal-Collegium, mit fast bis zur Gewißheit gesteigerter höchster Wahrscheinlichkeit aus den bei dem C. sich offenbarten Krankheitserscheinungen eine stattgefundene Arsenikvergiftung geschlossen werden muß, aber kein Grund für die Annahme einer andern Quelle seiner Leiden, aus dem von der vorgesetzten technischen Behörde verworfenen, der wissenschaftlichen und thatsächlichen Begründung entbehrenden Gutachten des Dr. N. sich darbietet, dies Gutachten aber hiernach als ein bedeutender Grund für das Gegentheil nicht zu erachten ist, so kann es keinem Bedenken unterliegen, den objectiven Thatbestand einer vorgefallenen Vergiftung wenigstens für so weit feststehend anzunehmen, daß mit dem ersten Richter eine außerordentliche Strafe wegen Vergiftung eintreten kann. Nach § 133 der Crim.-Ordn. genügt zum Thatbestande der Inbegriff derjenigen Umstände, die es höchst wahrscheinlich machen, daß ein Verbrechen begangen worden. Nach § 301 l. c. kann die ordentliche Strafe, wenn der Thatbestand auch nur mit größter Wahrscheinlichkeit ausgemittelt ist, unter Voraussetzungen, die mit der Feststellung des Thatbestandes nicht weiter in Beziehung stehen, verhängt werden. Die folgenden §§, welche schwerere Verbrechen vor Augen haben, sprechen nur von der Nothwendigkeit der Beweisnahme über die Verbindung zwischen der That und dem vermeintlichen Thäter, ohne auf die vollständige Ausmittelung des Thatbestandes zurückzukommen, und kann es also um so unbedenklicher sein, auch bei nur bis zu höchster Wahrscheinlichkeit ermittelten Thatbestande eines schweren Verbrechens eine harte außerordentliche Strafe eintreten zu lassen, die das Strafmaaß des § 301 übersteigt.

In der vorliegenden Untersuchung hat die Feststellung des objectiven Thatbestandes bei dem Mangel substanzieller Indicien besondere Schwierigkeit gehabt; wogegen der subjective Thatbestand sich leichter aus der einmal angenommenen Existenz einer Arsenikvergiftung ermitteln läßt; bei der Prüfung desselben ergeben sich aber auch neue Bestärkungsgründe für den angenommenen objectiven Thatbestand, da sich zum Theil die Handlungsweise der Inquisitin nur aus der Existenz schädlicher Substanzen in den verdächtigen Speisen erklären läßt.

Der erste Richter hat die Inquisitin unter der Annahme, daß Damnificat durch mehrere im Zeitraume vom 14. September bis 18. October 1839 genossene Speisen mit höchster Wahrscheinlichkeit vergiftet sei, der Vergiftung dieser Speisen in der Absicht ihren Ehemann zu tödten so dringend verdächtig erachtet, daß er die Verhängung einer außerordentlichen Strafe unbedenklich gefunden.

Wenn man die zur Sprache gekommenen mehr oder weniger ermittelten Thatumstände in ihrer Gesammtheit erwägt, und die für die Schuld, und für die Unschuld sprechenden Momente abwägt, so dringt sich unleugbar das Resultat auf, daß aus den verschiedenen unter sich unterstützenden Umständen im hohen Grade der Verdacht, daß die Vergiftung von der Inquisitin in offenbar feindseliger Absicht ausgegangen sei, stehen bleibt.

Zuerst wird die Inquisitin durch die eidliche Aussage ihres ehemaligen Ehemannes dringend bezüchtigt. Seine Aussage verdient aber vollen Glauben, da C. vor Eröffnung der Untersuchung aufgehört hatte, Ehegatte der Inquisitin zu sein, er auch nicht als Denunciant aufgetreten ist, er keinen Grund der Rachsucht oder zur Feindseligkeit aus der Ehescheidung hat, da diese nach seinem Wunsche und unter Gewährung bedeutender pecuniären Vortheile für ihn sich arrangirt hat. Nur als Damnificat könnte er gegen die vermeintliche Urheberin seiner Leiden ein Rachgefühl hegen, doch sind diese wohl größtentheils als beseitigt anzusehen, anderntheils zeigt sein Benehmen, bei der selbst nur vermeinten lebensgefährlichen Behandlung durch seine Frau, von großer Langmuth, Duldsamkeit und Characterschwäche, die mit consequenter Verfolgung von Racheplänen sich nicht gut vereinigen läßt; auch hat er sich nach Angabe des Zeugen K. und der Inquisitin selbst mehrmals wieder vor der Ehescheidung zur Versöhnung hingeneigt. C. hat nun folgende Aussage in Betreff der Vergiftungsversuche gemacht, nachdem er angegeben, daß die von seiner Frau beabsichtigte Ehescheidung wegen Mangels eines Scheidungsgrundes ins Stocken gerathen.

Am Sonnabend den 15. September 1839, nachdem sich meine Frau bis dahin gegen mich sehr kalt benommen hatte, sagte sie mir, sie wolle mir Apfelpflinzen backen, ich müsse sie aber ganz warm und gleich essen. Sie backte mir hierauf eine, dann eine zweite, von denen ich aß. Ich fand in denselben einen auffallenden bittern im Halse kratzenden Geschmack; gleichzeitig empfand ich heftiges Schneiden im Leibe und Uebelkeiten, mußte auch bevor ich die zweite Pflinze ganz verzehrt hatte stark brechen. Dies Brechen währte von Abends 8 Uhr bis Morgens 5 Uhr ohne Unterbrechung. Meine Frau äußerte, die Pflinzen würden mir wohl zu fett gewesen sein. Als ich später nach dem Rest der zweiten Pflinze fragte, erklärte sie, daß die Katze sie aufgefressen habe. Am folgenden Tage Abends machte mir meine Frau, ohne daß ich sie verlangt, eine Biersuppe, und drang in mich sie zu essen. Ich aß die Biersuppe fast ganz auf, fast ½ Quart, empfand hierauf ein viel stärkeres Schneiden im Leibe, mir wurde sehr übel, und ich mußte gleich nach dem Genusse aufs heftigste brechen, was bis zum folgenden Morgen um 8 Uhr fortwährte. Als ich im Bette lag, kam meine Frau, setzte sich aufs Bett und sagte zu mir: „C., Du wirst sterben, hast Du irgend wo Schulden oder ausstehende Forderungen? Mein Schwager ist ebenfalls so schnell am Erbrechen gestorben." Ich entgegnete ihr, daß dies wohl noch nicht sogleich zu befürchten sei, worauf sie erwiderte: „Nichtswürdiger Kerl, wenn Du auch crepirst, an Dir ist mir nichts gelegen." — Ich empfand seit diesem Tage Mattigkeit und Uebelkeit, sonst fühlte ich mich gesund, nur hatte ich keinen Appetit, und aß bis zum Donnerstage nicht das mindeste. In der Biersuppe hatte ich einen ähnlichen Geschmack, wie in den Pflinzen gefunden. Meine Frau zeigte sich bei meinem Unwohlsein so keck und feindselig, daß ich gegen sie den Argwohn schöpfte, als wollte sie mich über die Seite schaffen. Am Donnerstage Abends bot sie mir eine Biersuppe an, ich schlug sie aus, doch setzte sie sie mir in einem Glase neben das Bett. Ich ließ sie ungenossen stehen; die Suppe war mir um so mehr auffallend, da ich einen dicken Schaum auf derselben wahrnahm. Auf meine Aufforderung die Suppe zu schmecken und zu sehen, ob sie schon abgekühlt sei, erwiderte sie: „Verrückter Kerl, was werde ich die Suppe trinken, ich habe sie für Dich gemacht" und genoß davon nicht. In der Nacht sah ich meine Frau aufstehen und mit dem Glase nach der andern Stube gehen; sie kam ohne Glas zurück, am Morgen sagte sie mir von selbst, sie habe die Suppe in der Nacht ausgetrunken, und entgegnete auf meine Frage nach dem Glase, es sei schon ausgewaschen. Die Schänkerin sagte mir, daß die Frau ihr besonders befohlen, das Glas sofort auszuwaschen. Am Sonnabend den 22. September ließ ich mein Bett nach dem oberen Zimmer bringen — (weil er das Benehmen seiner Frau nicht länger ertragen konnte). — Ich genoß nun nichts weiter was meine Frau zubereitet hatte bis zum nächsten Dienstage, da gab sie mir einen Topf mit Kaffee, nach dessen Genuß ich sofort wieder brechen mußte, doch nicht so lange wie sonst. Auf Anrathen des Dr. N., der mich einen Tag um den andern besuchte, genoß ich eine Obstsuppe, nachdem ich mich des Genusses von Speisen ganz wieder enthalten hatte. Meine Frau brachte mir einen Teller Suppe von frischem Obst, ich bat sie davon mitzuessen, sie holte sich aber andere Suppe vom Tische. Als ich etwa die Hälfte der Suppe genossen hatte, empfand ich augenblickliches Schneiden im Leibe, Uebelkeit, und bekam sehr heftiges Erbrechen. Am 3. Tage ließ ich mir von der Köchin G. ein Buttermus bereiten, was mir sehr wohl bekam. Am folgenden Tage bestellte ich mir dasselbe Gericht bei der Köchin; sie zeigte mir an, daß sie auf Befehl der Frau das Buttermus einem Juden habe bringen müssen, sie mir aber ein anderes kochen würde; meine Frau brachte mir hierauf einen Teller voll Buttermus, von dem sie sich weigerte mitzuessen; ich aß 5 bis 6 Löffel, gleich darauf empfand ich wie früher Schneiden im Leibe und Uebelkeit und bekam Erbrechen; ich hörte daß meine Frau den Rest des Buttermuses in den Spüleimer goß. Am folgenden Tage erhielt ich einen Teller voll Fische, die meine Frau zubereitet hatte, — ich aß aber ohne Schaden — von den übrigen Fischen auf dem Mittagstische, da meine Frau auf mein Verlangen von jenen nicht essen wollte, sie begann heftig zu schimpfen, als sie sah, daß ich von jenen Fischen nicht aß; von der G. hörte ich, daß meine Frau das Essen auf jenem Teller fortgeworfen hätte. Von einem am Abend für mich aufgegebenen Teller voll Milchsuppe wollte ich nicht essen, setzte mich an einen leeren Teller, den riß mir die Frau fort, und genoß ich also nichts, da ich den mir wieder vorgesetzten Teller mit der für mich aufgeschöpften Suppe stehen ließ; den meine Frau nach Angabe der Dienstboten weggegossen haben soll. Am folgenden Tage, als ich noch im Bette lag, schimpfte meine Frau heftig auf mich:

> „Du verfluchter Kerl, willst nicht crepiren, Du hast eine Pferdenatur, wenn ich das hätte durchmachen sollen, so läge ich längst unterm Zaun."

Sie goß mir hierauf eine Schale kaltes Wasser in das Bett auf die Brust.

C. wandte sich hierauf seiner Angabe nach an den Justizrath X., wegen des Fortganges der Ehescheidung an Justizcommissarius Y., der ihm sagte, daß er seine Frau wegen Giftmordes-Versuch zur Untersuchung ziehen lassen sollte, nur sei es übel, daß er nicht genug Beweismittel habe, an Dr. N. der Alles für sehr verdächtig erklärte, auch rieth, etwas von den Speisen aufzubewahren, und in eine Apotheke zur Untersuchung zu schicken. Es traten neue Unterhandlungen wegen der Ehescheidung ein, es wurden dem C. 200 Thlr. geboten; seinen Vorsatz sich ins Krankenhaus aufnehmen zu lassen suchten Schwägerin und Frau auszureden. Seine Frau mußte nun von jeder Speise, die sie ihm selbst zubereitete, zuerst selbst etwas genießen; so blieb die Sache bis zum 18. October, an welchem, wie C. von der Schänkerin erfuhr, seine Frau zur Schwester gegangen war, und den Leuten untersagt hatte, davon etwas zu sagen.

Die Frau kam um 7 Uhr Abends nach Hause. Sie fragte, fährt C. fort, was ich essen wollte, sie fügte hinzu, daß sie ein Buttermus kochen lassen wolle, sie selbst werde es nicht kochen. Die Köchin G. brachte auch einen Teller voll Buttermus hinauf, setzte ihn hin und entfernte sich eiligst. In dem Glauben, die Köchin habe es gekocht, aß ich vom Muse, als ich aber auf die zweite Hälfte des Tellers gekommen war, empfand ich wieder jenen widerlichen kratzenden Geschmack. Die herbeigerufene Köchin erklärte auf Befragen, daß die Frau das Mus gekocht habe; als die Köchin auf mein Verlangen das Essen schmeckte, spie sie aus und rief: Pfui, wie schmeckt das Mus. Soll ich etwa Madame fragen, was darin ist? Ich verbot dies, schob den Teller mit dem Rest Mus unter das Bett, um es untersuchen zu lassen. Zu diesem Behufe ließ ich am folgenden Morgen, nachdem ich Schneiden im Leibe und heftiges Erbrechen am Abende bekommen hatte, den Fuhrmann W. hinüberrufen, und bestellte ein Fuhrwerk um mich 8 Uhr Morgens zur Stadt zu bringen. Meine Frau ließ ihn zwar abbestellen, W. kam jedoch. Meine Frau war, sobald sich W. das erste Mal entfernt hatte, wieder auf meine Stube, wo ich lag, heraufgekommen, spähte umher, und machte Miene den Teller mit Mus, als sie ihn unterm Bette sah, wegzunehmen; ich drohete ihr aber sich dies nicht zu unterstehen. Als W. kam, setzte ich den Teller auf den Tisch. W. half mir beim Ankleiden; meine Frau fand sich wieder ein, schlich sich um W. herum, ergriff den Teller und wollte sich eben entfernen, als ich sie am Rock festhielt, so daß sie nicht von der Stelle konnte. Als sie sich davon überzeugte, goß sie das Mus aus dem Teller längs der Erde, so daß es an die Mauer spritzte. Ich sagte zu W. daß ich nun wenigstens das Nachtgeschirr, in welches ich hineingebrochen hätte, mitnehmen wolle. W. leitete mich demnächst die Treppe hinunter, ging dann zurück, kehrte aber ohne Nachtgeschirr wieder, angeblich weil das Zimmer verschlossen sei. Nach Angabe der Köchin und Schänkerin hat meine Frau ihnen befohlen aufzupassen, ob jemand das Nachtgeschirr mitnehmen werde, und sich selbst mit einem Besen hingestellt, um es dem Träger aus der Hand zu schlagen.

Diese eidlich erhärteten Angaben tragen an sich das Gepräge der Wahrheit, sie zeugen von großer Lieblosigkeit der Frau gegen ihren Ehemann, von der Erwartung seines Todes ohne einen eigentlichen Grund, falls sie nicht aus der Kenntniß der Ursachen seiner Krankheit entsprang, von der Schädlichkeit der erhaltenen

Speisen, bei deren Zubereitung oder Verabreichung die Frau betheiligt erscheint, ferner von muthmaßlicher Wissenschaft um diese Schädlichkeit aus der Weigerung, sie mit zu genießen, und aus der Beflissenheit, die Speisen und deren Ueberbleibsel fortzuschaffen, und einer Untersuchung zu entziehen.

Diese Angaben sind zwar nicht überall doch gerade in den erheblichsten Puncten anderweit bestätigt worden.

Die jetzt separirte C. bestreitet zwar, wie gesagt, jede Vergiftung der von ihrem Ehemanne genossenen Speisen, und ihre Theilnahme und Wissenschaft daran. Sie giebt zu, dem C. die Apfelpflinzen gebacken und die Biersuppe zubereitet zu haben — welches Letzteres jedoch im articulirten Verhör — jedoch unmotivirt zurückgenommen ist — sie bestreitet auch nicht, daß C. nach Genuß dieser Speisen Erbrechen befallen hat. Sie räumt ferner ein, daß die G. ein Buttermus gekocht hat, welches auf ihre Anweisung ein Jude erhalten, da es aus Roggenmehl zubereitet, und sie selbst ein anderes aus Weizenmehl für ihren Mann zubereitet habe; sie will dasselbe im Aerger in den Spüleimer gegossen haben, als es die Köchin mit der Nachricht, daß es der Herr nicht essen wolle, zurückgebracht. Auch giebt sie den Vorfall mit den Fischen und dem Milchmus, so wie mit dem Eierbiere zu; sie behauptet jedoch, dasselbe zwar nicht auf Verlangen des C. doch später in der Nacht ausgetrunken zu haben. Die Milchsuppe will sie gleichfalls im Aerger fortgegossen, die verschmähten Fische dagegen selbst später aufgegessen haben. Von der Bereitung eines Kaffees und einer Obstsuppe, wonach sich C. gebrochen habe, will sie sich nichts erinnern können. Beim articulirten Verhör spricht sie jedoch auch von Obstsuppe und Kaffee, den C. genossen, und diese Speisen nicht bei sich behalten habe. Im Allgemeinen giebt sie zu, daß C. nach allen Speisen, die er genossen habe, sich gebrochen habe; sie schiebt es auf seinen geschwächten Magen, und auf die Diätfehler ihres Mannes. Das am 18. October zugesandte Buttermus will sie dagegen nicht zubereitet, dasselbe nur geschmeckt, und vielleicht Butter daran gemacht haben, was ihr jedoch nicht mehr erinnerlich sei. Sie kann nicht in Abrede stellen, sich gegen die Entfernung ihres Mannes in das Krankenhaus erklärt, und das vom Manne aufgehobene Buttermus vergossen zu haben; sie will jenes nur aus Rücksicht, weil die Scheidung noch nicht erfolgt war, letzteres aus Ungefähr wider ihren Willen gethan haben. — Endlich hat sie auch eingestanden, gegen die Mitnahme des Nachtgeschirrs drohend sich ausgesprochen zu haben, jedoch nur in der Ansicht einer ungebührlichen, schmutzigen Handlung — im articulirten Verhöre hat sie jedoch auch dies wieder geleugnet.

Der C. hat nun als specielle Fälle, wo ihm Speisen gereicht, nach deren Genuß ihn Leibschmerzen und Erbrechen sofort befallen haben — ein heftiges Rumoren und Schneiden im Bauche, dann ein bitterlicher, widerlicher Geschmack im Halse, und ein heftiges lang anhaltendes Erbrechen, wie er es generell für alle Speisen angiebt — 6 aufgezählt. Nach Genuß 1) der Apfelpflinzen und 2) der Biersuppe, 3) des Kaffees, 4) der Obstsuppe, 5) des an die Stelle des an den Juden fortgegebenen Buttermuses und 6) des am 18. October 1839 gereichten Buttermuses. Sodann hat er Specialien über 3 Fälle, wo ihm Speisen unter verdächtigen Nebenumständen von seiner Frau gereicht sind, angegeben, in Betreff einer Biersuppe oder Eierbieres, einer Milchsuppe, und von Fischen; wo der etwanige Versuch aber vernichtet ist, da die Speisen nicht genossen sind. Hinsichtlich des Kaffees und der Obstsuppe sind außer den Angaben des C. keine Details ermittelt, und sind die Zugeständnisse der Inquisitin zu unbestimmt, um darauf eine Verurtheilung gründen zu können.

Dagegen steht hinsichtlich der Apfelpflinzen und der Biersuppe fest, daß für C. diese Speisen von seiner Frau bereitet und ihm verabreicht sind, und nach deren Genuß ihn heftiges Erbrechen befallen hat. Denn nicht allein hat die Inquisitin die desfalsigen Angaben ihres Mannes, — wenn gleich sie die Dauer des Erbrechens kürzer angiebt, bestätigt, da die unmotivirte Modification ihres Geständnisses in Bezug der Biersuppe nicht zu berücksichtigen ist, sondern auch die Umgebungen der C.'schen Eheleute bestätigen dies. Die verehelichte Sch. — früher Schänkerin in deren Dienst, weiß zwar nur von Hörensagen — (von der Köchin G., da der Vorfall sich am Tage vor ihrem Dienstantritt ereignet hat) über das Erbrechen nach den Apfelpflinzen, sie bekundet aber, daß sie gleich beim Antritte ihres Dienstes eine Nacht bei C., da er sehr krank gewesen, gewacht, C. ein starkes Erbrechen, welches bis gegen Morgen die ganze Nacht hindurch anhielt, gehabt habe. Dies muß das Erbrechen nach der Biersuppe gewesen sein, wenn gleich sie die Ursache nicht weiß und den Vorfall auf die Nacht vom Sonnabende zum Sonntage, doch auch nur muthmaßlich, statt auf die Nacht vom Sonntage zum Montage verlegt, da sie erst in Folge der Erkrankung des C. am Tage nach dem genossenen Apfelkuchen am

16. September in den Dienst getreten ist. Die Köchin Elis. G. hat dagegen aus eigener Wissenschaft die Zubereitung der Apfelpflinzen — die sie — aber offenbar synonym Apfelkuchen nennt — durch die Inquisitin, und das Tag und Nacht währende Erbrechen auf den Genuß derselben bekundet. Hinsichtlich dieser Apfelpflinzen tritt der verdächtigende Umstand hinzu — den Inquisitin zwar leugnet, C. aber erhärtet hat — daß Inquisitin aus freien Stücken, zu einer Zeit wo sich ein bereits sehr unfreundliches Verhältniß herausgestellt hatte — sich zum Backen der Apfelkuchen erboten hatte; so wie die zugestandene Aeußerung der Inquisitin auf die Frage nach der andern Hälfte der nur halb verzehrten zweiten Pflinze, „daß die Katze sie verzehrt habe", womit sie anscheinend jede weitere Untersuchung der Pflinze abschneiden wollte, da sonst kein Grund zu dieser Lüge der Inquisitin, die selbst sie verzehrt haben will, abzusehen ist, weil, wenn jemand nach einer Speise gebrochen hat, der Appetit darauf auf längere Zeit verloren zu sein pflegt.

Die Zubereitung des Buttermuses, welches dem Damnificaten an die Stelle des an den Juden verabfolgten gereicht worden, seitens der Inquisitin und das heftige Erbrechen auf dessen Genuß, ist ebenfalls völlig erwiesen. Die C. hat die Zubereitung zugegeben, und hat die Elis. G. dies auch erhärtet. Diese hat das heftige Erbrechen auf den Genuß dieser Speise bestätigt, auch bekundet, daß sie das Mus auf Verlangen des C. gekostet und darin einen barschen Geschmack, wie nach altem Fleische, wahrgenommen habe. Auch die Sch. spricht von diesem Erbrechen nach Genuß des Buttermuses, und hat die G. auch ihr von dem Ekel erregenden Geschmacke desselben gesprochen. Als verdächtigend tritt hiebei hervor, daß die Inquisitin den Rest des Buttermuses sofort fortgegossen hat, und es an einem haltbaren Grunde fehlt, das Buttermus umzutauschen, zumal der Mann immer Speisen, die die Köchin zubereitet hatte, genießen wollte.

Eben so wenig läßt sich das heftige Erbrechen nach Genuß des Buttermuses am 18. October bezweifeln, die Inquisitin giebt dies zu. Die Sch. und G. bestätigen es auch. Die Zubereitung desselben hat die C. nicht gerade zugegeben, aber auch nicht abgelehnt, sie giebt wenigstens zu, allein bei dem Muse gewesen, und es gekostet, vielleicht auch die Butter dazu gelegt zu haben. Die G. scheint aber zu wissen, daß die C. das Mus bereitet hat; sie giebt an, in dem Kessel am Grunde eine griesliche Masse, wie

Kalk, zwischen den Fingern zerreiblich, vorgefunden zu haben. Auch hier ist die Einwirkung der Inquisitin als fast erwiesen anzusehen, und wird sie durch ihr Bemühen, den Rest der Speisen und des Ausgebrochenen der Untersuchung zu entziehen, nicht wenig verdächtigt.

Die 3 Fälle, in denen ein vergeblicher Versuch der Vergiftung gefunden werden konnte, sind mehr oder weniger erwiesen; nur bei den Fischen ist das verdächtige Beseitigen nicht erwiesen. Das Fortreißen der für den C. aufgefüllten Milchsuppe als dieser sie nicht genießen wollte ist zugegeben, auch von den Dienstboten bestätigt. Noch mehr ist aber das Benehmen der Inquisitin bei dem Glase Biersuppe verdächtigend, die Zubereitung derselben durch Inquisitin ist zugegeben, auch von den Dienstboten bekundet. Die Inquisitin giebt zu, sich geweigert zu haben, von derselben zu trinken, als der Mann es verlangte, angeblich in Rücksicht auf ihren damaligen schwangern Zustand, später diese Biersuppe aber unbemerkt doch ausgetrunken zu haben; die Art und Weise, wie sie dieselbe aber nach Angabe des C. entfernt hat, läßt aber den Verdacht entstehen, daß die Biersuppe etwas schädliches enthalten habe und anderweitig heimlich beseitigt ist.

Wenn nun aber mehr oder weniger theilweise völlig erwiesen, daß C. auf die Speisen, die ihm seine Frau zubereitet hat, heftiges Erbrechen bekommen hat, so entsteht daraus der dringende Verdacht, daß darin schädliche Substanzen enthalten waren, und es fehlt auch nicht an Gründen, die schließen lassen, daß nur seine Frau diese beigemischt haben kann, und zwar absichtlich, mit Bewußtsein der Schädlichkeit.

Die Inquisitin leugnet dies zwar, und will das Erbrechen der Unmäßigkeit ihres Mannes in Essen und Trinken namentlich seinen Diätfehlern zugeschrieben haben. Dies ihr Behaupten wird in keiner Art unterstützt. Der Dr. N. hat zwar verschiedene Krankheitserscheinungen des C. aus diesen Diätfehlern erklärt; auch dies Erbrechen denselben zugeschrieben, weil es ohne Magen- und Leibschmerzen eingetreten sei; auf seine Angaben ist aber, wie schon oben erwähnt, nicht viel zu geben, als die Diätfehler von ihm lediglich auf die Bezüchtigungen der Inquisitin, die allerdings sich für die natürlichste Erklärung des Erbrechens bei dem gegen sie erhobenen Verdacht auszusprechen Anlaß hatte, angenommen sind, und er nur als Beweis ihrer Wahrheit das Schweigen des Mannes auf dieselbe anzuführen hat; auch hat N. nie einem Erbrechen beigewohnt, und ignorirt die vom Damnificaten behaupteten Leib- (Kolik) Schmerzen, die sich beim jedesmaligen Erbrechen eingestellt haben sollen. Die Behauptung der C. wird aber außerdem, daß der Damnificat sie leugnet, dadurch widerlegt, daß weder die Sch. noch die G. etwas von dieser Unmäßigkeit wissen; sie bekunden vielmehr, daß C. sowohl im Trinken wie im Essen sehr mäßig und nüchtern gewesen, er sich sogar der Speisen ganz enthalten habe, wenn er keine andern, als die von seiner Frau bereiteten erhalten konnte; weshalb sie aus Mitleid Brod, Bier und Käse ihm heimlich zugetragen haben. Mögen diese Speisen auch der Wiederherstellung des C. vielleicht nicht günstig gewesen sein, so können sie doch nicht als Ursache der Krankheitserscheinungen erachtet werden. Die Sch. hat viel mehr bekundet, daß die von der C. selbst zubereiteten Speisen dem Damnificaten im Allgemeinen nicht bekamen, sondern Erbrechen nach sich zogen, während die ihm von andern Personen verabreichten Speisen ihm sehr gut bekamen, was grade umgekehrt der Fall sein müßte, wenn die C. den von ihr bitter gerügten Diätfehlern vorzubeugen bestrebt gewesen. Will man auch auf die Aussage der Sch. wegen ihrer Allgemeinheit nicht viel Gewicht legen, so wird sie doch dadurch unterstützt, daß C. seit seiner Entfernung aus dem Hause vom Erbrechen verschont geblieben ist, wie er ausdrücklich versichert hat, und Dr. N. durch sein Schweigen bestätigt. Nach Dr. Schaper ist C. ein folgsamer Patient, mäßig, nüchtern. — Von 2 Flaschen Wein, die C. sich zu seiner Stärkung nach den Krankheitszufällen Ende September hat holen lassen, hatte er nach Angabe der G. erst wenig verzehrt, als er am 18. October abzog. Die Angaben der Inquisitin über die Völlerei und Trunksucht des Mannes sind hienach erlogen, und können sie nur verdächtigen. Sie hat zwar die Glaubwürdigkeit der Sch. und G. angegriffen, weil ihr Mann in gutem Vernehmen mit ihnen gestanden, ja sogar unanständige Vertraulichkeiten sich erlaubt; sie dagegen die Sch. einmal gezüchtigt habe; dies kann aber der Glaubwürdigkeit der Zeuginnen, die beide längst aus den Dienstverhältnissen geschieden, keinen Eintrag thun, da nicht abzusehen ist, wie sie dadurch zu falschem Zeugnisse hätten verleitet werden können, zumal da C. selbst nicht einmal als Denunciant aufgetreten ist.

Dagegen sind als Verdächtigungsgründe, die auf eine absichtliche Beimischung schädlicher Substanzen schließen lassen, zu erachten:

1) Der Köchin G. lag die Zubereitung der Speisen in der Regel ob, und hat die Inquisitin nur das Aufgeben und Vertheilen derselben zu besorgen gepflegt. Die schädlichen Speisen hat aber ausnahmsweise die Inquisitin gerade bereitet, wenigstens steht dies in Betreff der Apfelpflinzen, der Biersuppe, des ersten Buttermuses fest, wenn auch bei letzterem die G. auch nach Angabe des C mit Hand angelegt haben soll. Hiezu fehlt es aber ganz an Veranlassung, zumal die Inquisitin selbst in der Mitte September noch krank war, ja sogar nach Angabe des Dr. N. das Bett hütete, oder doch hüten sollte.

Die C. ging aber noch weiter, sie untersagte der Köchin Speisen für ihren Mann, die diesem stets gut bekamen, auf seinen Befehl ferner selbst zuzubereiten, mit dem Zusatze, daß ihr Mann, wenn er das nicht essen wolle, was sie ihm koche, er gar nichts haben solle; sie verbot sogar, ihrem Manne Wasser zu reichen. Dies hat die Sch. ausgesagt und die G. bestätigt.

2) Die Inquisitin hat sich geweigert, von den Speisen, die sie für ihren Mann bereitet hatte, etwas zu genießen. Sie streitet dies zwar, und giebt dies nur hinsichtlich des Eierbieres zu; es werden aber die Angaben des C. dadurch unterstützt, daß die Inquisitin die Vertauschung des Tellers mit Milchmus nicht gelitten, diesen vielmehr ausgegossen hat, wie sie zugiebt und die G. bestätigt. Die Furcht des C., daß die für ihn bestimmten Speisen vergiftet seien, muß den Umgebungen wohl begründet erschienen sein, da die Sch. aus Furcht, die für jenen bestimmte Milchsuppe erhalten zu haben, lieber auf das Abendbrod verzichtet hat.

3) Die Inquisitin ist besorgt gewesen, daß auch andere nicht von diesen Speisen genießen, sie hat sowohl der Köchin wie der Schänkerin untersagt etwas von den Speisen, von denen C. gegessen habe, zu genießen, zu schmecken — wie die Köchin sagt — auch sogar Katzen oder Hunden davon zu geben, vielmehr angewiesen es sofort in den Spüleimer zu gießen. Die Inquisitin giebt diesen von beiden Dienstbotinnen bekundeten Befehl zu, nur will sie ihn auch auf die von ihr genossenen Speisen und gebrauchten Geschirre ausgedehnt haben — angeblich aus Furcht vor Ansteckung mit ihrer Venerie, und auf Befehl des Dr. N. Dieser weiß aber von

solchem Befehle nichts, und hat nur zuletzt als möglich zugegeben, vor dem Gebrauche des Löffels Seitens Anderer gewarnt zu haben. Hierauf hat die C. den Befehl demnächst beschränkt, diese Anordnung kann aber das Verbot der Speisen noch nicht motiviren. Die Dienstboten sprechen nur von einem Befehl in Betreff der Speisen des Mannes, während die Inquisitin gerade doch selbst heftiger an den Geschlechtstheilen erkrankt. Ungereimt war aber der Befehl wegen Hunde und Katzen, falls nur eine Ansteckung befürchtet wurde; er ist dagegen wohl erklärlich, wenn die Spuren der Vergiftung an den Thieren verhindert werden sollten.

4) Die Inquisitin hat mit großer Beflissenheit die Reste der von ihrem Ehemanne genossenen Speisen, und selbst das vom 18. bis 19. October Erbrochene einer weitern Untersuchung entzogen, abgesehen von den Apfelpflinzen, Eierbier, Milchsuppe hat sie den Rest des ersten Buttermuses selbst in den Spüleimer gegossen. Sie hat aber auch den Rest des Buttermuses, das der C. am 19. October mitnehmen wollte, absichtlich, wie die G. ausdrücklich in Uebereinstimmung mit dem C. erhärtet hat (und Fuhrmann W.'s Aussage steht damit nicht in Widerspruch) — fortgegossen, und ebenso ihren festen Vorsatz, die Mitnahme des Nachtgeschirrs mit dem Erbrochenen zu verhindern — ausgesprochen. Dies Verhindern der nähern Untersuchung, deren Absicht und Zweck ihr nicht unbekannt sein konnte, muß sie aber um so mehr verdächtigen, da es ihr nur lieb sein konnte, die Unschädlichkeit des Inhalts festgestellt zu sehen, und der Dr. N. selbst sie aufforderte, diese Untersuchung durch Aufbewahrung zu befördern.

Alle diese Verdachtsgründe werden durch keine Gegengründe wieder gehoben oder geschwächt. Das Wagestück einer Vergiftung unter den Augen eines Arztes bleibt zwar immer auffallend, doch ist schon oben dafür eine Erklärung gegeben. Dazu kommt noch, daß alle Vergiftungsversuche des Abends gemacht zu sein scheinen, da die Wirkungen sich des Nachts stets gezeigt haben. Des Nachts war die Zuziehung des Arztes oder ein zufälliges Eintreffen bei der Abgelegenheit des Gasthofes von der Stadt nicht so leicht zu fürchten. Die Apathie, Unbeholfenheit und Characterschwäche des C., das Verhalten seiner Umgebungen, konnten die Inquisitin allerdings dreister machen, in ihren Unternehmungen fortzufahren.

Hiezu kommen noch entferntere Unterstützungsgründe: Die G. hat die C. einst bei Zubereitung eines Tellers mit Mus in der Küche unerwartet betroffen, was diese verlegen gemacht hat, so daß sie sich damit entfernt hat. Es scheint bei Gelegenheit der Milchsuppe gewesen zu sein. Die C. hat sich nicht allein gegen die absichtliche Aufnahme ihres Mannes in das Krankenhaus erklärt, sondern auch seine Entfernung zu hintertreiben, und den W. vom Transporte abzuhalten gesucht, ohne daß bei dem sonstigen ehelichen Verhältnisse ein Grund dafür zu finden ist.

Auch das Benehmen der Inquisitin beim articulirten Verhör, wo sie auf die die vergifteten Speisen angehenden Fragen, zum Theil unbestimmte und schwankende Antworten ihren früheren Auslassungen entgegen gegeben hat, scheint auf ein Gefühl der Unschuld nicht hinzudeuten. Eine Beimischung der schädlichen Substanzen von anderer Seite kann aber nicht angenommen werden. Ratten und Mäuse sind im Hause nicht gewesen; Gift ist für sie nicht bereitet gewesen. Die übrigen Umgebungen haben mit C. in gutem Verhältnisse gelebt, und schließen die wiederholten Erbrechungen nach ganz verschiedenen Speisen die Möglichkeit einer zufälligen Beimischung oder Verderbung der Speisen aus. Es waltet gegen keinen Dritten der Verdacht der Vergiftung der qu. Speisen ob. Niemand konnte an der Vergiftung — Beseitigung des C. Ursach haben; nur bei seiner Frau fehlte es an einer causa facinoris nicht. Sie lebte in unglücklicher Ehe, ihr Mann war ihr in hohem Grade zuwider, sie wollte von ihm geschieden sein, es fehlte aber an einem gesetzlichen Scheidungsgrunde, da der Mann die ihm angemuthete Schuld eiues Ehebruches nicht übernehmen wollte, der Beweis der Inficirung bei dem Ergebnisse der Dr. B.schen Untersuchung nicht zu führen war. Der C. würde der Tod des C. sehr gelegen gewesen sein; sie erkaufte bald darauf mit sehr bedeutenden pecuniären Opfern die Ehescheidung.

Ihr Betragen gegen ihren Mann während seiner Krankheit, zeugte von der höchsten Gleichgültigkeit, ja Lieblosigkeit gegen denselben. Nach Aussage der Sch. schlief sie ruhig im Bette, während ihr Mann mit dem heftigsten Erbrechen neben ihr kämpfte, sie schimpfte auch ihn mit gemeinen Schimpfwörtern, goß ihm eine Schale mit Wasser aus Aerger — angeblich weil er sie aus Eifersucht gescholten hatte — auf den Leib, da er krank im Bette lag. Das Fortschaffen des Geldes, da der Mann erkrankte, und die Aufforderung an die Sch. den Arzt zu bitten, ihm noch ein Brechmittel zu geben, damit er noch länger im Bette bleiben müsse, und das Einnahmegeld nicht abnehme — welches die Sch. ebenfalls bekundet hat, zeigt an, wie lieb der C. die Krankheit des C. war, und wie sie sie zu benutzen suchte. Die von C. bekundete Aeußerung seiner Frau bei seinem ersten Erbrechen legt an den Tag, daß sie auf seinen Tod rechnete, und dabei ihr pecuniäres Interesse zunächst vor Augen hatte, sie sogar sich zum empörenden Betragen und Schimpfen fortreißen ließ, als er ihre Hoffnung — nicht Befürchtung — zu widerlegen suchte. Die Entschuldigung der C., nur im Scherze nach den Geld- und Schuldverhältnissen ihres Mannes gefragt zu haben, hat wenig Wahrscheinliches; die heftige Erkrankung ihres Mannes war gerade keine passende Gelegenheit zu solchem Scherze, der bei ihrem ehelichen Verhältnisse, und der Befürchtung ihres Mannes wegen seiner Vergiftung mindestens sehr unvorsichtig war. Die Inquisitin hat sich auch geweigert, dem C. seine Sachen ins Krankenstift verabfolgen zu lassen, weil er doch bald sterben müsse, und nichts mehr gebrauche, was mindestens auf Gemüthsrohheit, wenn nicht auf Hoffnung der nachträglichen Wirkung der Vergiftung hindeutet.

Ihr späteres Benehmen bei Gelegenheit der Ehescheidung steht damit in Widerspruch, und kann folglich nur aus dem Schuldbewußtsein der Inquisitin erklärt werden. Dieselbe hatte sich mit ihrem Ehemanne über die Scheidung und die Vermögensregulirung geeinigt, er hatte die von ihr angestellte Ehescheidungsklage mit unterschrieben, er sollte 233 Thlr. und die von ihm eingebrachten Mobilien, worin nach Angabe der Inquisitin sein ganzes eingebrachtes Vermögen bestand, von der Frau, die den Gasthof behielt, erhalten. Dies geschah im November 1839, in dem Klagebeantwortungstermine am 3. März 1840 kam die Sache anders zu stehen. C. erhielt 500 Thlr., die die Schwester P. hergab, da die Inquisitin, vermögenslos, selbst nichts hatte, und das Geld von der Schwester anlieh. Diese auffallende Uebernahme einer erhöhten Ehescheidungs-Abfindung, während C. sich für den schuldigen Theil erkannte, will Inquisitin durch die spätere Weigerung des C., sich unter andrer Bedingung scheiden zu lassen, und ihre Sehnsucht ihn los zu werden erklärt haben. Sie ist aber offenbar in Folge dessen, daß C. in dem Tischler K. und dem Dr. Schaper inzwischen Freunde gewonnen, die sich seiner Sache und Entschädigung annahmen, aus Furcht vor der Denunciation der Vergiftung bewilligt worden. Der Justiz-Commissarius Y. hatte die Klagebeantwortung, die die Anschuldigung der Vergiftungsversuche enthielt, ausgearbeitet, und wurde diese der C. vorgelesen, darauf ging sie den Vergleich ein, indem sich gegenseitig angelobt wurde, sich aller ehrenrührigen Aeußerungen und Verfolgungen zu enthalten. Die C. zahlte auch dem Y. in den folgenden Tagen seine Gebühren, worauf dieser seine Manualakten, die Klagebeantwortung im Concept und im Mundo cassirte; Y. behauptet dabei, die Inquisitin doch von der Absicht des Dr. Schaper, dennoch die Vergiftung denunciren zu wollen, unterrichtet zu haben, und giebt an, daß keineswegs zur Bedingung des Vergleichs die Unterlassung der Denunciation gemacht sei; derselbe ist aber in seinen verschiedenen Aussagen sich nicht immer treu geblieben, er hat seine eigene Nachlässigkeit in der Anzeige des zur Sprache gekommenen Verbrechens, die ihm als Rechtskundigen und Justizbeamten besonders obgelegen hätte, und sein übereiltes und unbefugtes Cassiren der Manualakten zu exculpiren. Es kann zwar überhaupt auf die Zugeständnisse in Folge der Androhung einer Denunciation schwerer Verbrechen nicht viel Gewicht gelegt werden, da es immer ein großes Uebel bleibt, auch nur unschuldig angeschuldigt, und in schwere Criminaluntersuchung verwickelt zu werden; es treten aber noch andere Momente hinzu, die auf ein Schuldbewußtsein schließen lassen. Die C. wollte um jeden Preis geschieden sein; dies hatte sie noch bei der geistlichen Sühne erklärt. Am 1. März, wie C. angiebt, ist sie aber zu ihrem Manne gekommen, hat ihn flehentlich um Versöhnung und Vergessen des Vorgefallenen gebeten, ihm Wein und andere Lebensmittel zugesandt. Die Sinnesänderung kann nicht Frucht der Furcht vor einer falschen Anschuldigung, sondern nur vor Entdekkung sein. Dieser von K. und theilweise vom Bademeister T. bestätigte Versöhnungsantrag ist von Inquisitin nicht geleugnet, ohne daß sie einen rechten Grund angegeben, als daß ihr Mann bei Gelegenheit, als er ihr das Heu im Gasthofe weggenommen, und alles zu zerschlagen gedroht habe, selbst einen Antrag gemacht habe, sie darauf eingegangen; dies aber wegen Willensänderung ihres Mannes nicht zu Stande gekommen sei. Die freilich wegen Widerspruch wenig glaubwürdige Aussage des K. geht sogar dahin, daß Inquisitin bei diesem Versöhnungsantrage gesagt habe: „meine Schwester, die Bestie, sie ist an meinem Unglücke Schuld, sie hat mich verführt;" doch weiß C. selbst davon nichts. Aber auch ohne dies treffen mehrere nahe Verdachtsgründe dahin zusammen, daß die mit hoher Wahrscheinlichkeit stattgefundene Vergiftung des C.

mit Arsenik durch die Speisen bewirkt ist, welche in der Zeit von Mitte bis Ende September, so wie am 18. October C. genossen hat, und seine Frau entweder selbst zubereitet hatte, oder bei deren Zubereitung und Verabreichung sie Hand gereicht hatte, da diese Speisen allein das verdächtige Erbrechen, unter den zwar nicht überall, meistens nur durch den jedoch auch allein über seine innern Empfindungen sichere Auskunft zu geben vermögenden C., erwiesenen Symptomen einer solchen Vergiftung nach sich zogen — ferner daß diese Speisen nicht füglich durch einen dritten vergiftet sein können, die schädliche Beschaffenheit derselben der Frau aber bekannt war, sie dies zu verheimlichen suchte, und im Voraus die Entdeckung, so wie die Entziehung des Genusses dieser Speisen zu verhindern beflissen war, weshalb der Schluß, daß die Vergiftung von der C. selbst, und zwar absichtlich ausgegangen ist, so nahe liegt, und sich mit solchen unabweislichen Gründen aufdringt, daß mit großer Wahrscheinlichkeit die Urheberschaft der Inquisitin an den wiederholten Vergiftungen ihres Mannes mit dem ersten Richter anzunehmen ist, zumal sie ein naheliegendes Interesse an der That hatte, ihre Gesinnungen gegen ihren Mann sie einer solchen wohl fähig zeigen, und ihre spätern Handlungen dringend auf ein Schuldbewußtsein hindeuten. Wenn gleich die Inquisitin eine bis dahin unbescholtene Person zu sein scheint, da die Andeutungen einer verheimlichten Schwangerschaft ohne Begründung geblieben sind, die Verdächtigungen ihrer frühern Umgebungen Mutter und Schwester auch auf sie gerade noch keinen Schatten zu werfen vermögen, so erscheint dennoch bei so vielfach sich unterstützenden und durch nichts Haltbares widerlegten Verdachtsgründen die Verhängung einer außerordentlichen Strafe nicht bedenklich, § 405 der Crim.-Ordn., zumal die Rohheit ihres Gemüths, und das Niedrige ihrer Denkungsweise, welches ihr ganzes Verhalten gegen ihren Mann documentirt, ihren Character keinesweges in dem Lichte erscheinen lassen, daß aus demselben ein Gegengrund für ihre Unschuld genommen werden kann.

Der erste Richter hat aus § 864 des Straf-Reglements eine außerordentliche Strafe von 15 Jahren Zuchthaus arbitrirt, indem er eine unheilbare Krankheit annahm. Es kann nicht bedenklich sein, der Inquisitin die Absicht zu tödten bei der Vergiftung beizumessen, da nur Tod, nicht Krankheit ihrem Zwecke, sich ihres Mannes zu entledigen, d. i. die Ehe zu trennen, entsprechen konnte, wenigstens der Tod der nächste ungefährlichste Weg dazu war.

Zeitlebens unbrauchbar hat aber das Gift den C., der bereits als Gastwirth wieder fungirt, nicht gemacht, seine Leiden sind in jetziger Beschaffenheit nicht von der Art, daß sie ihn gerade unglücklich machen, da ihm nur Beweglichkeit und feines Gefühl in den Spitzen der Extremitäten fehlen, was ihm lästig und hinderlich sein wird, aber sein Glück, sein sonstiges Wohlbefinden, nicht stört, ihn nicht zum Krüppel macht. Der § 864 muß aber um so mehr ausgeschlossen bleiben, als nicht einmal feststeht, ob diese Leiden nicht im Laufe der Zeit aufhören, heilbar sein werden. Der Zustand hat sich nach Dr. H.'s Gutachten seit der letzten Untersuchung, wenn auch nicht bedeutend, doch um etwas gebessert, und wagt derselbe einen bestimmten Ausspruch über die Unheilbarkeit nicht zu thun. Es handelt sich hier nicht um ein verlornes Organ, dessen Ergänzung unmöglich ist, sondern um eine Lähmung, auf die der Lauf der Zeit unleugbar einen wohlthätigen Einfluß ausübt, nur bezweifeln die Sachverständigen aus dem langsamen Verlauf und wissenschaftlichen Gründen die gänzliche Heilung. Der Erfolg steht aber dahin und muß daher in favor. defens. die Heilbarkeit angenommen werden. Es findet daher § 865 des Straf-Reglements Anwendung, welcher besagt:

> Hat das in böser Absicht beigebrachte Gift nur eine heilbare Krankheit verursacht, so soll nach Beschaffenheit der Dauer und Gefahr dieser Krankheit 10jährige bis lebenswierige Zuchthausstrafe eintreten.

Da die Krankheit von zweifelhafter Heilung, jedenfalls sehr langer Dauer ist, wiederholte Vergiftungen stattgefunden haben, sie von einer Ehefrau gegen ihren Mann gerichtet sind, so würden wenigstens 30 Jahr Zuchthaus als eine ordentliche Strafe zu erkennen gewesen, deshalb eine 15jährige Haft als eine außerordentliche zu verhängen.

Hienach muß die Bestätigung des ersten Urtheils erfolgen, da die erkannte Strafe, wenn auch aus andern gesetzlichen Vorschriften, nicht zu hoch erscheint.

Der Kostenpunct bestimmt sich nach § 621 der Crim.-Ordn.

K. i. Pr., den 30. Mai 1843.

Königl. Tribunal des Königreiches Pr.

Nach Eingang dieses Erkenntnisses wandte man sich an den Thron mit der Bitte um Begnadigung, wurde aber zurückgewiesen. Die C. erleidet gegenwärtig ihre Strafe, findet nach Veröffentlichung des Vorstehenden höchst wahrscheinlich Theilnahme und Vertheidigung, aber im Nachfolgenden unfehlbar auch die Erneuerung einer Anklage, deren Untersuchung sich der Richter zu früh überhoben sah. Im Lauf der Untersuchung über die Vergiftung des C. sah sich die C. mehrfach einer verheimlichten Schwangerschaft und einer verheimlichten Entbindung vor ihrer Ehe mit C. angeklagt, Dr. N. reinigte sie in den Augen der Gerichts-Behörde von jeder Spur eines Verdachtes dieser Anklage mit Hülfe ihrer eigenen eidlichen Aussagen in dem Grade, daß bei dem Stadtgericht zu C. von Ermittlung dieser Anklage Abstand genommen wurde, daß das Oberlandesgericht zu M. erklärte: man hat behauptet, sie sei vor ihrer Verheirathung schwanger gewesen und habe ihre Leibesfrucht fortgeschafft, diese Verdächtigung ist indeß völlig grundlos geblieben, und daß endlich das Tribunal zu K. i. Pr. annahm, die Andeutungen einer verheimlichten Schwangerschaft seien ohne Begründung geblieben. Die hierüber vorliegenden Akten lerne ich erst jetzt kennen, es wird mir deßhalb auch erst jetzt möglich das völlig Unbegründete in der Annahme der drei bezeichneten Behörden nachzuweisen.

Das mit so großem Vertrauen behandelte Zeugniß des Dr. N. vom 22. April 1841 lautet wörtlich: „Wie ich schon erwähnt habe, war ich im Hause der Gastwirth P.schen Eheleute Arzt, besuchte sie aber nur dann, wenn ich gerufen wurde. Ich bemerke hier, daß P.'s kaum ihre Verpflichtungen so weit gegen mich erfüllten, daß sie mir bezahlt hätten, was nur billig gewesen wäre, weßhalb ich mich auch nie als ihren Hausarzt betrachtete und sie nur besuchte, wenn nach mir geschickt wurde. Ich habe demnach auch nicht das mindeste Interesse und bin nun seit wenigstens zwei Jahren nicht im Hause der P. gewesen.

Ich glaube es war einige Monate nach dem Tode des Gastwirth P., als dessen Wittwe mich zu ihrer Schwester, H. L., rufen ließ, indem diese krank sei. Ich ging hin und fand, daß die H. L. auffallend stark war. Die Füße bis an die Kniee und den Unterleib waren stark aufgeschwollen, wie das äußere Ansehen ergab, auch das Gesicht war etwas geschwollen und die Gesichtsfarbe ließ mich deutlich erkennen, daß ich eine kranke Person vor mir habe. Aus dem bedeutenden Umfange des Unterleibes hätte man schließen können, und der Laie schließen müssen, daß die H. L. schwanger sei. Die P. sagte mir daher auch, daß ihr die Sache bedenklich vorkomme, sie indeß nicht glauben könne, daß ihre

Schwester wirklich schwanger sei. Diese selbst bestritt es auch, sie klagte über Schwäche, Mangel an Appetit u. dgl. und gab auf Befragen an, daß sie seit einiger Zeit ihre monatliche Reinigung nicht mehr gehabt hätte und daher allmälig in jenen krankhaften Zustand verfallen sei. Ich erklärte ihr aber vorne weg, daß ich sie unter allen Umständen selbst untersuchen, oder sie sich von einer Hebamme untersuchen lassen müsse, bevor ich ihr irgend eine Medizin verschreiben könne. Die L. wollte aber diese Untersuchung, wie es mir schien, aus Schamhaftigkeit nicht gleich gestatten. Ich erinnere mich, daß ich beim Weggehen zur P. geäußert habe, daß die L. krank sei, doch aber vielleicht auch schwanger sein könne, daß in diesem Falle aber die Schwangerschaft weit vorgerückt sein müsse, daß sie bei der Untersuchung nicht mehr verborgen bleiben könne. Ich versprach ihr deßhalb, nach einigen Tagen wieder zu kommen, um zu sehen, ob die L. dieser Untersuchung sich unterwerfen wolle. Ich that dies auch und untersuchte sie nun, als ich nach einigen Tagen wiederkam, auf dem Bette in der Hinterstube, eine Treppe hoch — ich glaube, daß die Schneider G.'schen Eheleute damals in jenem Hause gewohnt haben. — Bei der Untersuchung war ihre Mutter und wenn ich nicht irre, auch die P. zugegen, ich fand nun, daß die Füße bis zu den Knieen hinauf, der Unterleib, die Brust leukophlegmatisch aufgedunsen war, die Hautdecken waren selbst angeschwollen und das Aufgetriebene des Unterleibes kam nicht von innen her. Bei der genauesten Untersuchung des Unterleibes fand ich es überzeugend und unzweifelhaft, daß die L. nicht schwanger war. Wäre dieser aufgetriebene Unterleib schwanger gewesen, so hätte die Schwangerschaft schon so weit vorgerückt sein müssen, daß das Vorhandensein und die Bewegungen des Kindes auf das Deutlichste zu fühlen gewesen wären. Ob ich auch die innern Geschlechtstheile untersucht habe, darauf kann ich mich nicht besinnen, vielleicht habe ich es unterlassen, weil ich die vollkommene Ueberzeugung gewonnen habe, daß hier eine Geschwulst vorhanden sei, die curirt werden konnte und mußte, und nicht eine vorgerückte Schwangerschaft. Die L. bestritt übrigens selbst auf das Bestimmteste und empfindlich, daß sie schwanger sei. Ich behandelte sie nun circa 6 bis 8 Wochen lang und sprach in jeder Woche durchschnittlich zwei Mal bei ihr an, aber nicht an bestimmten Tagen. Ich habe sie bei meinen Besuchen nie bettlägrig gefunden, sondern stets herumgehend in Geschäften. Ich curirte die leukophlegmatische Geschwulst durch die gewöhnlichen, von der Medicin dargebotenen Mittel und diese Cur hatte den Erfolg, daß die Geschwulst sich allmälig und nach und nach verlor und ihr Zustand überhaupt sich besserte. Die Geschwulst hatte sich übrigens anfangs über alle Theile des Körpers verbreitet, auch die Brüste waren geschwollen, in diesen aber keine Feuchtigkeit. Im Laufe der Cur, als die Kranke sich schon gebessert hatte, wandte ich Bäder an und ließ sie Brunnen trinken, ich weiß nicht mehr welchen. Sie erholte sich nun allmälig so, daß ich, während sie noch Brunnen trank, meine Besuche einstellte. Seitdem habe ich die H. L. nicht wieder gesehen, bis sie als verehelichte C. meine Hülfe in Anspruch nahm.

Ich wiederhole es, daß die Geschwulst sich über den ganzen Körper verbreitet hatte und allmälig abnahm, also auch das Aufgetriebene des Unterleibes nicht plötzlich schwand. Eine Schwangerschaft der L. hätte mir, im Laufe der mehrwöchentlichen Behandlung, nicht entgehen können.

So viel besinne ich mich, daß die Behandlung der L. in der guten Jahreszeit stattfand, denn ich empfahl ihr, beim Genuß des Brunnens, Bewegung in der freien, warmen Luft. Ich kann es aber durchaus nicht näher angeben, wann die Behandlung begann und wann ich damit aufhörte und ob sie im Monat September noch fortgedauert hat.

Ich glaube nicht, daß ich zur Ermittlung der Wahrheit noch Notizen vorfinden würde, sollte dies aber der Fall sein, so werde ich es anzeigen, vielleicht sind auch die Recepte noch vorzufinden, die in die S.'sche Apotheke gebracht sind.

Im September kann die H. L. auf keinen Fall ein lebendiges, lebensfähiges und ausgetragenes Kind zur Welt gebracht haben, so viel kann ich mit Bestimmtheit aus dem Vorangeführten behaupten.

Ich nehme die Richtigkeit meiner vorstehenden Aussage auf meinen Diensteid und führe noch nebenbei an, daß ich für jene Behandlung der H. L. bis jetzt noch nicht einen Groschen erhalten habe."

Dies Gutachten wurde, so unglaublich es ist, einem ganzen Collegio von Richtern so unbedingte Auktorität, daß sie es nie der Mühe werth erachteten, es im Interesse der Wahrheit revidiren zu lassen; doch ich werde das Urtheil darüber noch vorbehalten, bis die vorhandenen Aussagen der Zeugen und der H. C. selbst mitgetheilt sind, um das Mangelhafte eines solchen Verfahrens um so entschiedener zu beleuchten.

Die H. C. leugnete in ihren Aussagen, vor ihrer Ehe je krank gewesen sein und ärztlicher Hülfe bedurft zu haben; der Schneider G. und dessen Frau hörten oft, daß der Gastwirth P. mit der Schwägerin H. L. in einem näheren Verhältniß stehen solle und sahen im Sommer 1838, daß sich die H. L. auffallend veränderte, daß ihr Leib so stark wurde, als ob sie schwanger sei, daß sie über diesen Zustand durch ihren Anzug zu täuschen suchte und daß sie am 21. September d. J. auf drei Tage unsichtbar wurde. In dieser Zeit verließ sie ihre Stube nicht, an welcher die G.'schen Eheleute bemerkten, daß sie gegen jede Beobachtnng gesichert wurde, daß man sie verschlossen hielt, und daß außer der alten L. und der Wittwe P. Niemand dieselbe betrat, nicht Arzt, nicht Hebamme, nicht Dienstboten. Im Hause hieß es die H. L. habe das Fieber, aber G.'s, welche aus ihrer Wohnstube die Stubenthür der H. L. immerwährend beobachten konnten, waren überzeugt, daß dieselbe entbunden würde, sprachen dies auch aus und man widerlegte, oder verbot ihnen dies nicht. Nach drei Tagen kam die H. L. wieder zum Vorschein, sehr bleich, matt und zog Bier ab. Vorher hatte sich die H. L. bei der Frau G. oft erkundigt, wie einem zu Muthe sei, wenn man schwanger sei. Die Wittwe P. hatte Schwangerschaft bei ihrer Schwester vorausgesetzt, dies auch dem Dr. N. in Gegenwart der Frau G. gesagt und soll sich selbst an anderem Orte bereit erklärt haben, das Kind der Schwester pflegen und erziehen zu wollen. Dr. N. hatte um die Zeit des mehrtägigen Verschwindens der H. L. seine Behandlung schon eingestellt.

Die damalige Köchin, M. Sch., im P.'schen Hause bestätigt die Aussage der G.'schen Eheleute buchstäblich, zog mit der H. L., als sie wieder zum Vorschein kam, das Bier ab und glaubt, daß sie an dem Tage den dicken Bauch nicht mehr hatte, obgleich dies wegen der vielen krausen Röcke, die sie auch im Anfange ihrer Veränderung trug, nicht leicht zu entscheiden war. Die Sch. so wie sämmtliche Gäste des Gasthauses hielten die H. L. für schwanger und neckten sie auch beständig damit. Ein Jeder nahm an, daß es vom verstorbenen P. sei.

Dieser hatte auch der Schänkerin E. Fr., später an den Fleischer R. in Danzig verheirathet, Mittheilungen über ein Liebesverhältniß zur H. L. gemacht und in deren Gegenwart sehr vertraulich mit der H. L. gelebt. Durch die Frau G. wollte die E. Fr. sogar gehört haben, daß der Schneider G. das von der H. L. heimlich über die Seite geschaffte Kind im Appartement gesehen hätte.

Die alte L. giebt zu, daß die H. L. einige Tage das Zimmer gehütet haben könne, weiß auch, daß dieselbe an Bauch und Beinen stark geschwollen gewesen sei, erklärt aber sonst alles Uebrige vergessen zu haben.

Die Wittwe P. erinnert sich, daß ihr die eigene Schwester der Schwangerschaft wegen verdächtig gewesen sei, auch einige Tage das Zimmer gehütet habe, versichert aber, daß in diesem nichts Besonderes vorgefallen sei. Ueber den verstorbenen P., ihren Mann, sagt sie, sie könne namentlich gar nicht behaupten, daß er sich zu andern Frauenzimmern gehalten habe, dürfe also auch nicht annehmen, daß er sich mit ihrer Schwester zu thun gemacht, dieselbe geschwängert habe. Auf die Behauptung der damaligen Dienstboten, daß sie diesen verboten hätte, das Zimmer der Schwester während jener drei Tage zu betreten und daß dies Zimmer an denselben dicht verhangen gewesen sei, erwiedert sie, daß von ihr ein solches Verbot nicht ausgegangen sei und daß sie von letzterwähnter Maßregel nichts wisse.

Statt diese Aussagen zu beachten, das Zeugniß des Dr. N. prüfen zu lassen, verfügt das Stadtgericht zu C. am 15. October 1841:

> „Bei der bestimmten Versicherung des Dr. N., daß er bei der genauesten Untersuchung des Unterleibes der C. zu der Ueberzeugung gelangt sei, daß ihr Zustand nicht von Schwangerschaft hergerührt habe, und daß der Verlauf der Krankheit dies bestätigt habe, soll vorläufig in dieser Sache nichts geschehen."

Recepte haben sich in keiner Apotheke C.'s gefunden, und so ist es sogar möglich, daß die H. C. auch eine wahre Aussage gemacht hat, nämlich die, vor ihrer Ehe nie krank gewesen zu sein, da es ihr vernünftiger Weise wohl nachgegeben werden darf, daß sie eine Schwangerschaft nicht zu den Krankheiten zählt. Daß diese aber im Jahre 1838 stattfand glaube ich nach den eben mitgetheilten Zeugenaussagen und den in der folgenden Untersuchung enthaltenen Thatsachen, besonders aber nach dem Zeugniß des Herrn Dr. N. mehr als je. Dieser begründet auf eine bloß äußere Untersuchung den von ihm gethanen folgenreichen Ausspruch, hat also ein Urtheil gefällt, zu dem er in gar keiner Weise ermächtigt war. Von der geburtshülflichen Untersuchung benutzte er zu seiner Information nur den unwesentlichsten Theil und ließ sich selbst durch die auffallende Erscheinung, daß auch die Brüste geschwollen waren, die doch bei Krankheit schlaff und welk hätten sein müssen, nicht bestimmen, auf die allein sachgemäße Weise zu untersuchen. Es geht hieraus entschieden hervor, daß er nichts wußte, also nichts bezeugen konnte und es ist also nicht nöthig, das Unhaltbare der einzelnen Behauptungen in seinem Gutachten nachzuweisen.

Obgleich Dr. N. erklärt, ob ich auch die innern Geschlechtstheile untersucht habe, darauf kann ich mich nicht besinnen, so genügt doch einem ganzen Collegio seine Aussage, um einen nur zu begründeten Verdacht über Verheimlichung einer Schwangerschaft und einer Entbindung nicht gewissenhaft und eifrig zu ermitteln. Würde dies auch möglich sein bei Mündlichkeit und Oeffentlichkeit unsers Gerichtsverfahrens? Ich glaube nicht, und können gerichtliche Untersuchungen den Wunsch nahe legen, daß alle noch vorhandenen Schranken gegen die beiden letztgenannten Wohlthaten fallen mögen, so sind es sicher die beiden Untersuchungen über C. und P. zu thun im Stande. Haben sie bis jetzt die Wahrheit in mancher Richtung fördern, sich nützlich zeigen können, so sind sie durch die Beziehungen, welche sie durch ihre Mahnung an die größten Wohlthaten unserer Rechtsverhältnisse gewinnen, noch zu weit größerem Nutzen berufen. Dies möge auch entschuldigen, daß sie in aller Ausführlichkeit mitgetheilt werden.

Die fünfte Erfahrung über Arsenikvergiftung betrifft den Gastwirth Fr. W. P. zu C.

Am 30. April 1840 deponirte Herr C. bei seiner Vernehmung: „Wie mir meine Frau während unserer Ehe mittheilte, ist der Mann ihrer Schwester, Gastwirth P., auch unnatürlichen Todes, an vergifteter Chocolade gestorben, wenigstens sei das Gerede so allgemein. In Folge des Genusses dieser Chocolade soll er fortwährend bis zu seinem Tode das heftigste Erbrechen gehabt haben. P. ist im Jahre 1838 verstorben."

Am 17. October 1840 referirte Fleischerfrau W. Sch., geb. P., bei ihrer Vernehmung in Mühlhausen: „Noch muß ich bemerken, daß ich früher bei der P., der Schwester der C. diente, und von dieser nur auf einige Zeit bei C.'s zur Hülfe hingeschickt war. Der Ehemann der P. starb als ich bei ihm diente ebenfalls an starkem Erbrechen. Diese lebten ebenfalls in großem Zank und Streit, die

Frau des P. schien sich über den Tod ihres Mannes zu freuen und die Mutter derselben, geschiedene L., sagte zu mir, als ihr Schwiegersohn so fürchterlich brach: nun geht's mit ihm zu Ende, nun bricht er schon Lunge und Leber aus. Was die Ursache dieses Erbrechens gewesen, weiß ich nicht, es wurde aber gesprochen, er sei vergiftet. Nach dem Genuß einer Tasse Chocolade, oder vielmehr mehrerer Tassen derselben, stellte sich das Erbrechen bei ihm ein, welches 8 Tage fortwährte und er endlich daran starb."

Am 26. December 1840 zeigte Herr C. dem Wohllöbl. Stadtgericht zu C. an, daß der Gastwirth P. Arsenik aus seinem Oderkahn in seine Wohnung befördert habe, wie Steueraufseher Schm. bezeugen könne. Letzterer hatte auch die bereits von ihm angeführte Aussage gemacht und so die mögliche Quelle des Arseniks deutlich bezeichnet.

Die Ueberzeugung, daß C. vergiftet wurde, ließen mir die eben berührten Momente zu beachtenswerth erscheinen, als daß ich sie hätte wieder verloren gehen lassen dürfen, deßhalb suchte ich sie in meinem Gutachten vom 28. Januar 1841 dem Auge des Richters deutlicher zu machen. Das Erbrechen bei C. war als das durch Arsenik hervorgerufene Erbrechen eines Vergifteten entschieden bezeichnet und das des P. wurde in seiner Verwandtschaft dazu nachgewiesen.

So kam es, daß der Criminal-Senat in M. am 13. März 1841 darauf hinwies, daß auch eine Untersuchung gegen die Wittwe P., wegen Theilnahme an dem Verbrechen gegen C., ja wegen Vergiftung ihres eigenen Mannes, dessen Leiche dann ausgegraben werden müsse, nothwendig werden könne.

Am 25. März, nach Inhaftirung der C. beantragte der C. wie schon bemerkt ist, daß auch die Wittwe P., die Wittwe L., Mutter der P. und C., inhaftirt, und die Leiche des P. ausgegraben werden müsse, damit letztere durch den Kreisphysikus Dr. Schaper untersucht werde, denn seine Frau habe im Anfange ihrer Ehe gesagt: „ihre Schwester sei eine schlechte Person. Man spreche, P. sei vergiftet, und sie sei überzeugt, daß P. eines natürlichen Todes nicht gestorben sei."

Von nun an war die Nothwendigkeit der Ausgrabung, der anatomischen und chemischen Prüfung der Leiche des P. unbezweifelt vorauszusehen, und ich ersuchte den für eine solche gemeinschaftliche Aufgabe besonders tüchtigen, sittlich und wissenschaftlich ganz qualificirten Apotheker Herrn Berndt zu C., sich hiezu mit allem zu versehen, dessen er bedürftig sein könne. Zur Vorbereitung durften wir noch ein ganzes Jahr benutzen, da gegen dies unabänderliche Verfahren von den dabei betheiligten Parteien und besonders von dem Inquirenten, Herrn Stadtgerichts-Rath L., unablässig die größten Schwierigkeiten erhoben wurden. Je lästiger ich dabei wurde, desto vorsichtiger, desto behutsamer mußte ich verfahren, um nicht alle Mittel der Täuschung aus Leidenschaft oder Furcht in Bewegung zu setzen, und so kam endlich ganz allmälig, ganz unerwartet und geräuschlos der Befehl des Oberlandesgerichts zu M., auch das Grab über die Wahrheit der Ereignisse zu befragen. Es sprach der Tod nicht ohne Zögern sein Urtheil, aber er sprach es deutlich, hörbar, unwiderleglich, und die fünfte Erfahrung über Arsenikvergiftungen, welche ich zu mitzutheilen habe, wird ihre Seite in das große Buch der gerichtlichen Arzneikunde für ewige Zeiten einzeichnen.

Der Gastwirth Fr. W. P. ist am 12. März 1838 nach dem Todtenscheine „am hitzigen Fieber" in einem Alter von 33 Jahren, verstorben. Die P.'schen Eheleute errichteten in der Woche vor seinem Tode, als er schon krank war, ein wechselseitiges Testament, worin sie sich zu gegenseitigen Erben einsetzten. Der P. beschränkte seinen noch lebenden Vater auf den Pflichttheil. Der Erbtheil der Wittwe P. aus dem Nachlaß des Mannes beträgt nach dem von ihr eingereichten Inventario 102 Thlr. 1 Sgr. 9 Pf. Alles dies ergeben die Testamentsakten P. 330 und die Nachlaßakten P. 788. E. 7. 4. 41. L. Die Frau H. A. C., aus der vorigen Mittheilung genügend bekannt, geb. L., erklärt bei ihrer Vernehmung am 7. April 1841: „Meine Schwester heirathete den P. als ich 14 Jahr alt war. Derselbe war Schiffer, hatte anfangs einen, dann zwei Oderkähne, kaufte sich später eine Gastwirthschaft in C., verkaufte seine Wasserfahrzeuge, mit denen er bis ein Jahr vor seinem Tode selbst Fahrten unternommen hatte, lebte mit meiner Schwester sehr einig, verdiente ihr sehr viel, war stets gesund und wohl, und starb nach Dr. N.'s Aussage am schwarzen Fieber, zu dem ein Schlagfluß hinzutrat. P. genoß an einem Sonntage Chocolade, welche ich selbst und meine Mutter, die abgeschiedene L., bereitet hatten, erkrankte am Montag Abend, eine Stunde nach dem Kaffee, mit Frost in den Gliedern, er brach sich, erhielt noch desselben Abends ein Brechmittel durch Dr. N., verfiel einige Tage später in einen Blutsturz und starb als die Krankheit 8 Tage gedauert hatte.

Dr. N. behandelte ihn; die Schwester war trostlos über seinen Tod und beerbte ihn laut des eben errichteten gegenseitigen Testaments."

Am 10. April 1841 erklärt Herr Dr. N. im Termin: er habe den P. schon längere Zeit vor seinem Ende gekannt und gewußt, daß er dem Trunke sehr ergeben gewesen sei, namentlich eine Menge spirituöser Getränke zu sich genommen habe. Ehe P. in seine letzte Krankheit verfiel habe er ihn nur dann und wann in Kleinigkeiten behandelt. Als er das letzte Mal erkrankte, befand sich P. bei dem ersten Besuch des Dr. N. außer dem Bett, er brach Blut, entleerte auch solches durch den Stuhl, hatte Schwindel und Ohnmachten. Ueber Schmerz klagte er nie, behielt stets seine Besinnung und Dr. N. erkannte die den Säufern nicht ungewöhnliche schwarze Krankheit, morbus niger.

Einige Tage dauerte das Blutbrechen, das Blut anfangs schwarz, wurde bräunlich, die Kräfte nahmen bei langsam schwindendem Bewußtsein ab, und ohne sonstige Krankheitserscheinungen starb P. am 8. oder 9. Tage. Dr. N. gab die technischen Mittel, anfangs Resolventia, später Nervina, so wie die nöthigen ableitenden Mittel.

P. war ein starker, vollblütiger, rother, kräftiger Mann. Er starb auf die angegebene Art und aufs Bestimmteste ist zu versichern, daß eine Vergiftung irgend einer Art die Ursache seines Todes nicht gewesen, vielmehr in dem übermäßigen Genusse spirituöser Getränke zu suchen ist.

Am 22. April 1841 erklärte der Zeuge M. Sch.: „Ich habe sieben Jahr als Köchin beim Gastwirth P. gedient, auch in der Zeit als P. starb, war aber fast nur in der Küche und habe mich um das Haus nicht viel kümmern können. Das Kochen der Speisen und Getränke besorgte stets die alte L. und ich war nur behülflich dabei. Kurze Zeit vor dem Erkranken des P. wurde Chocolade getrunken, ich weiß aber nicht wer sie kochte. P. trank diese gern und sie wurde daher oft gekocht. Er erkrankte mit heftigem Erbrechen, was auf dem Hofe begann und wobei er gleich zusammensank. Betrunken habe ich P. nie gesehen, weiß auch nicht, daß er dem Trunke ergeben war. Er war eine Woche krank, brach auch noch im Laufe der Krankheit, doch habe ich das Erbrechen nicht gesehen; nach dem Tode des P. weinte die Wittwe P. und die H. C. oft, und die Leute vertrugen sich gut, so viel ich weiß."

Der Marqueur C. H. wußte am 28. Mai 1841 nicht, woran

der P. gestorben war, aber auch er wußte nichts davon, daß der P. dem Trunk ergeben gewesen wäre.

Die 36 Jahr alte im Dorfe Kerbshorst geborene Wittwe P. verheirathet sich nach ihrer Aussage vom 3. Juni und 20. Juli 1841, 23 Jahr alt, mit dem Schiffer P. Beide besitzen nichts, er erwirbt aber erst einen Oderkahn, dann einen zweiten, endlich eine Gastwirthschaft in C., welche die P. noch fortführt. Sie kauft auch später das Gasthaus zur St. D. aus der Hand der Schwester und läßt dasselbe als Gastwirthschaft durch ihre Mutter, die geschiedene L., verwalten. Sie hat nur einmal ein todtes Kind geboren. Ihr Mann der Schiffer F. W. P. starb am sogenannten schwarzen Fieber nach Dr. N., an welchem er etwa 10 Tage lang krank lag. Mit Erbrechen begann dasselbe, doch nahm P. den Finger zur Hülfe, da er nicht recht ausbrechen konnte. Als er erkrankte will seine Frau wegen Reißen in den Füßen krank zu Bett gelegen haben und daher nicht wissen, ob er Chocolade, und von wem er sie bekommen habe. Nachdem P. erkrankt war, verlangte er das Testament zu machen, setzte seinen Vater auf das Pflichttheil und so zahlte die Wittwe P. diesem 52 Thlr. aus. Das Erbrechen dauerte nicht bis zum Tode, von welchem der P. nicht zu Ohren kam, daß P. durch Gift umgebracht sein solle. P. schlief ganz sanft und ruhig ein, schlief überhaupt die letzten Tage sehr viel. Er trank sehr viel Wein und Punsch, wie Schiffsleute zu thun pflegen. Mit der Schwester H. besorgte er die Wirthschaft gemeinschaftlich. Mit ihrem Manne habe sie sich recht gut vertragen. Wittwe L., 73 Jahr alt, ist seit 12 Jahren, nach ihrer Aeußerung vom 20. Juli 1841, bei der Tochter P., welche sie, so lange es die Kräfte erlaubten, in der Wirthschaft unterstützte. Den P. sah sie während der ganzen Krankheit nicht, weil sie in der Gaststube war. Mit ihm zugleich lag die P. ebenfalls zu Bett. Beide behandelte Dr. N. In ihrer Ehe vertrugen sie sich recht gut, P. war ein ordentlicher Mann, den sie nie betrunken sah. Mitunter trank er ein Glas Bier oder Punsch, sehr gern trank er Chocolade. Mutter und Tochter kannten Arsenik gar nicht, es war nie in ihrem Hause gewesen und sie hatten nie von einem Gerücht gehört, nach welchem P. hätte vergiftet sein sollen.

Das Stadtgericht zu C. fand die bis dahin verlautbarten Ermittlungen schon so verdächtig, daß es am 15. October 1841 Herrn Superintendent R. aufforderte, das Grab des P. genau ermitteln zu lassen, wenn etwa eine Ausgrabung nothwendig werden sollte.

Am 29. October 1841 wurde Dr. N. abermals vernommen, erklärte, daß er durchaus nicht mehr wisse, als er schon angegeben habe. Die Krankheitserscheinungen waren der Art, daß sie ihm durchaus nicht ungewöhnlich oder auffallend vorkamen und dokumentirten unzweifelhaft den morbus niger. Sie sprachen gegen den geringsten Grad von Wahrscheinlichkeit einer Vergiftung. Schon am 30. October fordert ihn das Stadtgericht zur Abgabe eines Gutachtens auf, welches Erscheinungen, Verlauf, Behandlung der Krankheit des P. und comparative Darstellung der Erscheinungen der Krankheit und der Arsenikvergiftung enthalten soll, um die Wahrscheinlichkeit oder Unwahrscheinlichkeit der letztern sogleich daraus entnehmen zu können.

Dies erfolgt als: Aerztliche Relation über die Krankheit und den Tod des Gastwirths P.

In das Haus des Oderkahnschiffers und Gastwirths P. bin ich niemals anders gekommen, als wenn ich besonders dazu aufgefordert worden, einem erkrankten Mitgliede der Familie ärztliche Hülfe zu leisten, und da der P. vom Frühjahr bis zum Spätherbst, als Schiffer, fast immer auf Reisen abwesend war, so habe ich ihn im Ganzen zwar wenig gesehen, doch aber immer noch häufig genug, um mit seiner Persönlichkeit und seinem körperlichen Zustande im Allgemeinen hinlänglich bekannt geworden zu sein.

Er war ein Mann in mittlern Jahren, mittler Größe, von kräftigem, gedrungenem Körperbau, cholerischem Temperamente und straffer Faser, und eine schwarz-gelbliche Gesichtsfarbe und eben solche Färbung der Haut, überhaupt, ein trübes finsteres Auge, ein auffahrendes rauhes Temperament, verbunden mit seinen häufigen Klagen über Magen- und Unterleibsbeschwerden, träger Stuhlgang, Flatulenz u. dergl. verriethen bei ihm deutlich eine vorwaltende sogenannte atrabilarische Körperconstitution. Wegen solcher Beschwerden hat er mich dann und wann gelegentlich um ärztliche Hülfe angesprochen, nie aber etwas ordentlich gebraucht, da er sich mit der Diät keinen Zwang anthun und von den spirituösen Getränken, die er leidenschaftlich genoß, nicht ablassen wollte. Besonders Rum, zuweilen auch Madeira waren seine täglichen und liebsten Getränke, und ich glaube fast mit Sicherheit behaupten zu können, daß, so oft ich ihn gesehen, ich ihn auch bei diesem Lieblingsgeschäft angetroffen habe, auch erinnere ich mich deutlich, daß er auf meine warnende Erinnerung, wie nachtheilig die hitzigen Getränke auf seinen Körper wirken müßten, erwiderte: „Das könne nicht sein, ein

Schiffer müsse trinken." Durch diese beständige Ueberreizung und Erhitzung des Magens und der übrigen Unterleibsorgane, namentlich der Milz und der Leber, bildeten sich erklärlicher Weise allmälig bedeutende Congestionen des Bluts nach diesen Organen und Störungen des Blutumlaufs im ganzen Unterleibe, welche, verbunden mit der in seiner ganzen körperlichen Constitution schon begründeten Prädisposition, leicht Veranlassung zu dieser ersten und letzten bedeutenden Krankheit, an welcher ich ihn ärztlich zu behandeln gehabt habe, geben konnten: zum Blutbrechen nämlich, vomitus cruentus, haemalemesis, auch morbus niger Hippocratis genannt. Die schwarze Krankheit, so genannt nach den bei ihr vorkommenden Ausleerungen schwarzen Blutes nach oben und unten, kommt am häufigsten in dem mittleren Lebensalter, d. h. in den Jahren von 40—50, und bei Menschen von cholerischem Temperamente und der oben bezeichneten atrabilarischen Körperconstitution vor, und die gewöhnlichsten und häufigsten aller Gelegenheitsursachen ist anhaltender Mißbrauch hitziger Getränke. Aus diesen Gesichtspunkten konnte mir das Erscheinen gerade dieser Krankheit bei ihm wohl nicht im entferntesten Sinne auffallend vorkommen, um so weniger, als dieselbe in ihrem Auftreten, ihrem Verlaufe, und den dabei vorkommenden Erscheinungen, nichts von dem dieser Krankheit Angehörigen und Eigenthümlichen Abweichendes darbot, vielmehr das deutlichste Bild derselben ohne irgend eine fremdartige Beimischung oder Verwicklung charakteristisch darstellte. Da mir mithin der ganze Krankheitsfall bei ihm nicht im mindesten wunderbar, sondern als ein ganz gewöhnlicher erscheinen mußte, so fand ich auch keine Veranlassung, ihn mir in seinem Verlaufe näher aufzuzeichnen, welches nur bei seltenen und interessanten Krankheitsfällen auszuführen meine Zeit mir gestattet. Ich kann daher über den ganzen Verlauf und die Behandlung derselben zwar keine ganz speciellen Data von jedem Tage derselben angeben, doch sind mir die dabei vorgekommenen Erscheinungen noch vollkommen lebendig im Gedächtniß. Ich weiß mich des Jahres und der Jahreszeit nicht mehr genau zu erinnern, glaube aber, daß die Krankheit ihn im ersten Frühjahr betraf; eben so wenig weiß ich genau anzugeben, wie viel Tage die Krankheit bis zu ihrem tödtlichen Ausgange dauerte, glaube aber, daß es 7 — 10 Tage waren. Was mir davon treu und deutlich im Gedächtniß geblieben, werde ich in Folgendem berichten, es wird wenigstens so viel sein, um hinreichenden Aufschluß geben zu können.

Vor einigen Jahren wurde ich eines Tages, ich glaube in den Nachmittagsstunden zum Gastwirth P. gerufen, um denselben, welcher sehr krank sei, ärztlichen Beistand zu leisten. Ich fand denselben in seinem Schlafzimmer noch außer Bett, an einem Tische stehend und sich gewissermaßen an demselben haltend oder anlehnend, da er gleich sehr angegriffen erschien. Er sah gelblich blaß im Gesichte aus, die Augen waren matt, trübe, schläfrig; der Puls klein und matt, zuweilen aussetzend; dabei klagte er über fortwährende Uebelkeiten, Druck, Spannung und Schwere in der Magengegend und den Hypochondrien, hatte häufiges und schweres Würgen und Erbrechen eines sehr sauren, scharfen, dickschleimigten Speichels, der schon jetzt eine dunkelbraune Farbe und einen scharfen übeln Geruch hatte, wie ich mich überzeugte, und begleitet von dumpfem Kopfschmerz, Wüstigkeit, Schwindel, dann Gefühl herannahender Ohnmacht, und der Empfindung, als sei ihm ein Brett vor die Stirn genagelt. Damit waren Aufgetriebenheit des Unterleibes und Stuhlverstopfung verbunden, sein Athem übel riechend, die Zunge feucht und belegt, die Respiration erschwert, seufzend; nach jedesmaliger Anstrengung beim Würgen träufelten ihm kalte Schweißtropfen die Stirn herab. Auf Befragen erinnere ich mich von ihm oder seinen Angehörigen erfahren zu haben, daß er einige Tage sich schon sehr matt und unwohl gefühlt, sehr mürrisch gewesen und dabei viel Rum getrunken habe. Die vorhin genannten Symptome ließen mich deutlich erkennen, daß ich es hier mit beginnendem morbus niger zu thun habe; auf meine Anordnung mußte er sich sogleich zu Bette legen, während ich die gehörige Diät verordnete und die nöthigen Medicamente verschrieb. Wenn ich nicht irre so bestand die erste Medicin aus Liquor digesticus, wobei ich Senfpflaster, Einreibungen auf den Unterleib und ein lösendes Klystier verordnete. Am folgenden Tage war nun bei Zunahme obiger Symptome das förmliche Blutbrechen schwarzen, übelriechenden Blutes in großen Quantitäten eingetreten, welches nur mit wenigen Unterbrechungen einige Tage bis gegen das Ende der Krankheit anhielt, unter förmlichen Ohnmachten, sehr kleinem intermittirendem Pulse, beständigem Schwindel, üblem Geruche aus dem Munde, häufigem Würgen, Druck und Krampf in Magengegend und den Hypochondrien, aufgetriebenem und teigigt anzufühlendem Unterleibe, blassem Gesichte und bleichen Lippen, trüben, matten, häufig geschlossenen Augen, Ohrensausen, gänzlicher Niedergeschlagenheit der Kräfte und völliger Apathie. Erst nach 2—3 Tagen traten in Folge der dargereichten Medicamente Stuhlgänge ein, die, wie bei dieser Krankheit gewöhnlich, ebenfalls breiigte, übelriechende Massen schwarzen Blutes ausleerten, und einige vorübergehende Erleichterungen gewährten. Der Patient klagte über keine Schmerzen, nur über große Unbehaglichkeit und außerordentliche Hinfälligkeit, sprach überhaupt unbefragt fast gar nicht und anscheinend sehr ungern, zeigte aber bis gegen das Ende der Krankheit und des Lebens fast immer Bewußtsein, bis die allgemeine Erschöpfung den höchsten Grad erreicht hatte und er auf diese Weise der Krankheit unterlag. Von den ihm in seinen Krankheitstagen verordneten Medicamenten erinnere ich mich unter andern bestimmt verordnet zu haben: Tart. tartarisat. mit Extr. gramin. in aqua melissae; pulpa Tamarind; infus. Valerian. mit aeth acet; außer diesen Klystiere, Senfpflaster, Einreibungen, Waschungen mit Wein, oder auch spirituöse Waschungen.

Alle diese genannten Krankheitserscheinungen und der ganze Verlauf der Krankheit beweisen in Verbindung mit den Vorboten bei ihrem Beginn, und der durch die körperliche Constitution des Kranken schon dazu begründeten Prädisposition, so wie mit den ihr Entstehen am leichtesten und häufigsten begünstigenden Gelegenheitsursachen, nämlich dem anhaltenden Mißbrauche spirituöser Getränke: ganz unzweifelhaft und unverkennbar, daß die Krankheit, an welcher P. starb, der reine morbus niger war, und daß nicht ein einziges dabei vorgekommenes Symptom mit der geringsten Wahrscheinlichkeit eine andere Deutung seiner Entstehung zuläßt, als rein und nothwendig hervorgegangen aus dem, immer solche Erscheinungen begründenden innern Wesen dieser Krankheit.

Obgleich nach obiger Darstellung es wohl keinem Zweifel unterliegen darf, daß der P. am wirklichen morbus niger gestorben ist, so will ich doch, um der Aufforderung möglichst Genüge zu leisten, im Folgenden noch eine Parallele ziehen zwischen den Symptomen, die nach einer (hier angedichteten) Arsenikvergiftung hätten eintreten müssen, und denen, die die hier vorhanden gewesene Krankheit wirklich darbot, wobei natürlich nur zu berücksichtigen ist, daß nicht etwa ein vereinzelt dastehendes Symptom, welches an und für sich in 20 verschiedenen Krankheiten vorkommen kann, sondern nur die ganze Gruppe von Symptomen, für die Darstellung des ganzen getreuen und deutlichen Krankheitsbildes von vollgültiger Wichtigkeit ist.

Man kann bei Arsenikvergiftungen eine chronische und eine

akute Arsenikkrankheit annehmen, je nachdem längere Zeit hindurch immer nur kleine und die kleinsten Gaben davon, oder auf einmal eine größere Quantität verabreicht werden, da in beiden Fällen die darauf eintretenden Vergiftungszufälle sich ganz verschieden äußern.

Bei der chronischen Arsenikkrankheit offenbaren sich folgende Symptome: bleibende Störungen der Verdauung, Diarrhöen, Stuhlzwang, häufige Uebelkeiten, Durst bei vermehrter Speichelabsonderung, Magen- und Gedärmeschmerzen, krampfhafte Zusammenziehungen derselben, erschwertes Athemholen, Druck auf der Brust, hektischer Husten, Gliederzittern, Schmerzen und Taubwerden in allen Gelenken, partielle Lähmungen, geistige Abspannung, Ausfallen der Haare, Abschilferung der Oberhaut, erdfale Hautfarbe, Trokkenheit der Haut, die öfter mit ekelhaften Geschwüren sich bedeckt, eingefallenes Gesicht und so allmäliges Hinschwinden.

Daß von einer langsamen Vergiftung dieser Art beim P. schon gar nicht die Rede sein kann, zeigt die völlige Abweichung der genannten einzelnen Symptome sowohl, als ihrer ganzen vollständigen Gruppe von jenen Erscheinungen, unter und mit welchen P. wirklich erkrankt war, und wie sie oben gründlich geschildert worden; ferner: das plötzliche, nicht allmälige Auftreten seiner Krankheit und deren rascher Verlauf; außerdem auch noch: die Schwierigkeit, eine solche Vergiftungsmethode bei ihm in Anwendung zu bringen, da er meistens auf Reisen abwesend, nur selten in seinem Hause lebte. Von der chronischen Arsenikkrankheit kann leicht ersichtlich hier also gar nicht die Rede sein; es bliebe daher nur übrig, eine akute Arsenikkrankheit zu supponiren, welche plötzlich nach Darreichung einer größern Quantität von Arsenik auf einmal entstanden wäre. —

Die Symptome einer akuten Arsenikkrankheit würden nun folgende sein: heftige, brennende Schmerzen im Schlunde, Magen und den Gedärmen, bis zu dem unerträglichsten Grade zunehmend; starkes immerwährendes Würgen und Erbrechen mit Krämpfen im Schlunde und Unterleibe; heftiger unauslöschlicher Durst bei dürrer Zunge; Flecken und Erosionen im Munde und Schlunde, heftige Diarrhö mit Stuhlzwang und aashaft riechenden, blutig gefärbten Stühlen; tiefes Einziehen des Unterleibes; fürchterliche Angst und Brustbeklemmungen; unregelmäßiger, zitternder, schneller Puls; Frösteln mit fliegender Hitze abwechselnd, und innerlich gleichsam von einem verzehrenden Feuer gepeinigt; Gliederzittern, und höchste

Mattigkeit, oft in klonische Krämpfe übergehend; Kleinmuth, höchste Unruhe und Verzweiflung; bleiches, verstörtes, eingefallenes Gesicht; blaue Ringe um die Augen und blaue Lippen; verstörter, unruhiger Blick; unter den Erscheinungen allgemeiner Lähmung meistens schnell, selten nach etwas längerer Dauer eintretender Tod.

Diese Symptome einer akuten Arsenikkrankheit werde ich nun der Reihe nach vergleichend mit jenen Symptomen durchgehen, welche sich bei der Krankheit des P. offenbarten.

1) An Schmerzen im Schlunde, Magen und den Gedärmen litt P. gar nicht, geschweige denn an heftigen, brennenden, unerträglichen.

2) Er hatte zwar Würgen und Erbrechen eines anfänglich sauern, scharfen, braunen Speichels und Schleims, nachher schwarzen Blutes, begleitet von Schwindel und Ohnmachten: doch gehören gerade diese Symptome zusammen ganz charakteristisch dem morbus niger, nie aber einer Arsenikvergiftung an.

3) Er klagte über keinen besonders heftigen Durst, und seine Zunge war feucht und belegt, nicht dürre und trocken, und von Flecken und Erosionen im Munde und Schlunde zeigte sich keine Spur bei ihm.

4) Er litt nicht allein nicht an Diarrhö mit Stuhlzwang, sondern an Stuhlverstopfung, so daß ihm erst durch künstliche Hülfe der Stuhlgang verschafft werden mußte, worauf dann die allein dem morbus niger charakteristisch eigenthümlichen schwarzen Ausleerungen erfolgten.

5) Der Unterleib war bei ihm nicht tief eingezogen, sondern im Gegentheil aufgetrieben und teigig anzufühlen, wie beim morbus niger gewöhnlich.

6) Wenn er gleich unruhig und beklemmt war, so litt er doch nicht entfernter Weise an einer fürchterlichen Angst und wirklichen Brustbeklemmungen.

7) Sein Puls war klein und aussetzend, nicht aber zitternd und schnell; eben so wenig waren Frösteln mit fliegender Hitze bei ihm bemerkbar und noch viel weniger die Empfindungen eines innerlich verzehrenden Feuers.

8) Gänzliche Niedergeschlagenheit der Kräfte führte sein Zustand wie natürlich mit sich, doch fehlten Gliederzittern, klonische Krämpfe, Kleinmuth und Verzweiflung gänzlich, vielmehr zeigte sich eine völlige Apathie.

9) Gesicht und Lippen waren zwar bleich: die Gesichtszüge je-

doch nicht eingefallen, nicht verstört, und keine Spur von blauen Ringen um die Augen, keine blauen Lippen.

10) Sein Tod erfolgte auch keineswegs schnell, und nicht unter den Zeichen allgemeiner Lähmung, sondern erst nach einem Zeitraum von 7 — 10 Tagen an völliger Erschöpfung, wie diese Todesweise gewöhnlich im morbus niger, wenn er nicht etwa nach überwundenen Anfällen allmälig zu langsamem Siechthum führt und dann erst später durch Wassersucht oder Auszehrung tödtet.

Aus der obigen Mittheilung der Krankheitsgeschichte des P. und den ad 1—10 aufgestellten Vergleichungspunkten zwischen den Krankheitssymptomen, die bei ihm sich offenbarten, und denen, die einer Arsenikvergiftung hätten folgen müssen, geht mit Gewißheit und evident hervor, daß derselbe unverkennbar und außer allem Zweifel am morbus niger litt und starb, und daß das Vorhandensein aller diese Krankheit charakterisirenden und begleitenden Symptome, so wie das gänzliche Fehlen aller eine Arsenikvergiftung charakterisirenden Krankheitszeichen, die entfernteste Wahrscheinlichkeit einer hier stattgefundenen Vergiftung in solchem Grade ausschließt, daß man nicht anstehen dürfte, hier die wirkliche Unmöglichkeit einer solchen auszusprechen und anzuerkennen.

Solches attestire ich nach meinem besten Wissen und meiner völligen Ueberzeugung der Pflicht und Wahrheit gemäß.

E., den 10. November 1841.

W. A. N., Dr. der Medicin und Chirurgie.

Dieses Bild einer Arsenikvergiftung, den Pfennigportraits großer Männer wunderbar ähnlich, und diese in sich zertrümmerte Krankengeschichte wurde mir am 12. November 1841 vorgelegt vom Stadtgericht zu E., um zu beantworten:

1) ob nach Lage der Sache sich eine Vergiftung des P. nicht annehmen läßt?

2) ob event. die Ausgrabung der Leiche des P. mit Rücksicht auf die Zeit seines Todes (den 12. März 1838) und die Art seiner Krankheit ein Resultat verspricht?

Da meine Parteilosigkeit in dieser Sache längst absichtlich in Abrede gestellt war, so erlaubte ich mir zu erwiedern:

1) nach Lage der Sachen ist die Annahme einer Vergiftung des P. keineswegs eine ganz unbegründete. Da die Angaben des Herrn Dr. N. der Art sind, daß sie weder für, noch

wider eine solche Annahme benutzt werden dürfen, so begründet sie sich allerdings nur auf die Aussagen der P. und des C. selbst, aber in diesem Augenblick auch schon auf die Resultate der Ermittlungen über C.

2) Ob die Ausgrabung des P. zu Resultaten führen wird, ist auch dann zweifelhaft, wenn er wirklich mit Arsenik vergiftet ist. Er hat nach der Beschreibung immer gebrochen und abgeführt, also auch Arsenik, das etwa im Darmcanal gewesen ist, ausgeleert. Ist gar keins zurückgeblieben, so kann auch keins gefunden werden. Nach dem Tode sind 3 bis 3¼ Jahr verflossen (selbst dies ist aus allen Zeugenaussagen nur ohngefähr zu ersehen), es sind also alle Folgen einer Jahre langen Fäulniß zu erwarten, und die noch vorhandenen Reste des Arsenik sind äußerst schwer aufzufinden. Dennoch bleibt immer noch eine Möglichkeit übrig, Arsenik aufzufinden, wenn solches zur Tödtung des P. benutzt sein sollte.

C., den 14. November 1841.

Dr. Schaper, Kreisphysikus.

Ich enthielt mich hier jeder Beurtheilung des vorliegenden ärztlichen Gutachtens als einer zu frühzeitigen und überging geflissentlich die Mumification der durch Arsenik Vergifteten als einer auch jetzt noch nicht als unfehlbar nachgewiesenen Eigenthümlichkeit ihrer Leichen. Sie kann nur chemische Wirkung des Arsenik selbst sein und wird also in den Fällen nicht angetroffen werden, wo alles Arsenik vor dem Tode ausgeleert ist.

Bei einer fernern Vernehmung der Köchin M. Sch. am 15. September 1841 erklärte diese: ich habe das vorige Mal nicht alles gesagt, was ich weiß:

P. bekam ein heftiges Erbrechen 1½ Stunden nachdem er eines Nachmittags Chocolade getrunken hatte. Topf und Tasse, worin die Chocolade gewesen und aus denen P. sie genossen hatte, fand ich in der Küche, um sie auszuwaschen. Sie enthielten noch einen Rest, den ich austrinken wollte, als ich bemerkte, daß auf dem Grunde etwas lag, was schneeweiß und grieselig, d. h. ganz fein und in kleinen Stückchen gesondert, war. Es war nicht ein Theelöffel voll, wie Kalk beschaffen, weißer als Zucker, für den ich es nicht halten konnte, und erinnerte mich an eine ebenfalls grieselige schneeweiße Masse, welche ich einst in der Röhre im blauen Papier in der kleinen Stube stehen sah, als ich auch schon bei P. diente, er aber in dem Hause auf Schiffsholm wohnte. Die Masse betrug recht gut ein halbes Pfund, wer sie dorthin gelegt hatte und wo sie blieb, weiß ich nicht, doch sagte mir die H. L., später verehelichte C., von selbst: „Lecke nur nicht daran, sonst wirst Du bald auf dem Rücken liegen.“ Dies war der Grund, warum ich den Rest der Chocolade nicht trank, obgleich mir dies nicht verboten war.

Die H. L., später verehelichte C., sagte, als P. krank war, zu ihrer Mutter, es daure sie, daß der P. so viel leiden müsse und erhielt zur Antwort: „Er hat mich genug geärgert.“

Ein Sattlermeister A. J., seit längerer Zeit mit der separirten C. verlobt, selbst schon von einer Frau geschieden, leidenschaftlich, nichts weniger als pflichtmäßig lebend, verdächtigte in einem Schreiben vom 22. November 1841 die Zeugen wider die P. und C. und schlug selbst eine Anzahl neuer Zeugen für beide Frauen vor, wie den Schiffer C. nebst Frau, die verehelichte Fleischer B., den Milchhändler L.

Der für diese Untersuchung ernannte Decernent, Stadtgerichts-Rath K., erklärt nun: der durch eine Krankheit einiger Tage erfolgende Tod des sonst starken und kräftigen P., die völlig ungewiß gebliebene angebliche Krankheit morbus niger, durch Dr. N. aus der Trunksucht desselben, von welcher Niemand der Angehörigen und Hausgenossen etwas weiß, abgeleitet und s. Hitzig's Annalen Bd. 11, die auf die äußern Krankheitserscheinungen gegründete, dem Irrthum und der Täuschung unterworfene Ansicht der Aerzte, so wie die Aussagen der W. P. über das Erbrechen des P. nach Chocolade, den Zwist unter den P.schen Eheleuten, der M. Sch. über den Befund in Tasse, Topf und in der Röhre, und über die Aeußerung der H. C., über den sittlichen Gehalt ihrer Schwester P., des Steueraufsehers Sch., über wahrscheinlichen Besitz des P. von Arsenik, die Auszahlung der Wittwe P. von 500 Thlr. zu Gunsten der Schwester C., deren Veranlassung ganz unerklärt bleibt, sind Umstände, welche den Verdacht begründen, daß der am 12. März 1838 verstorbene Schiffer P. durch Gift ums Leben gekommen ist. Deßhalb darf kein Mittel, die Wahrheit an das Licht zu fördern, unversucht bleiben. Das Collegium beschließt daher mit Rücksicht auf das Gutachten des Dr. Schaper vom 14. November c. die Ausgrabung und Untersuchung der Leiche. Inquirent wird hiemit am 24. September 1841 beauftragt; Schaper ist zu befragen, was dazu nöthig ist.

Am 25. November 1841 giebt Herr Inquirent ein Separat-

Votum ab, so lautend: Es liegt auch nicht einmal ein entferntes Indicium vor, daß P. vergiftet worden sei. Der Dr. N. hat als Sachverständiger eidlich bekundet, an welcher Krankheit P. gelitten hat und gestorben ist; er hat ihn bis zu seinem Ende ärztlich behandelt, und es ist gar kein Grund, jene Angabe geradehin und ohne Weiteres für falsch anzunehmen. Alles was dagegen angeführt ist, wiegt die Aussage dieses einen klassischen Zeugen und Sachverständigen nicht auf. Es hat Niemand bekundet, daß P. unmittelbar nach dem Genusse der Chocolade Erbrechen bekommen habe, selbst die Sch. hat bei ihrer zweiten Vernehmung ausgesagt, das Erbrechen sei $1\frac{1}{2}$ Stunden darnach eingetreten. Ueberdies ist die Angabe der Sch. bei ihrer zweiten Vernehmung überhaupt ganz unglaubwürdig:

Sie sagt, sie habe bei ihrer gerichtlichen Vernehmung die Wahrheit verschwiegen, weil sie sie nicht habe sagen wollen (?), und trägt nun allerlei fabelhafte Details vor. Einen Bodensatz in der Chocoladentasse wird man stets finden, ein solcher kann nicht auffallen, sollte aber ein ganzer Bodensatz von Arsenik in einer Tasse zurückbleiben, in solcher Masse, daß er als besonders sich unterscheidend auffiele, so müßte in den Topf mit Chocolade ein Quantum geworfen sein, welches Hunderte von Menschen tödten könnte, auch in der Tasse so viel gewesen sein, daß P. nach dem Genusse derselben nicht noch 10 Tage hätte leben können. Am Auffallendsten ist es aber, wenn die Zeugin die Eigenschaft des Arsenik als „grieslich" bezeichnet, wenn man damit die Angabe der G. wie sie fol. 29 vol. gener. s. B. verschrieben ist, zusammenhält. Das Wort „grinslich" kann leicht für „grieslich" gelesen werden, das Weitere bleibt der Conjectur des Lesers überlassen. Cf. übrigens die Eingabe des J. hier am 22. November c.

Die Aeußerung der C. gegen ihren Ehemann über den Tod des P. ist völlig unerheblich, weil diese dritte Person, die C., nicht einmal von Thatsachen, die sie wüßte, etwas erwähnt hat.

Daraus, daß nach der Angabe eines Zeugen der P. vor längerer Zeit Arsenik gehabt haben soll, ist nicht zu folgern, daß auch die P. solchen gehabt und ihren Ehemann damit vergiftet hat. Dies letztere würde auch dadurch noch nicht wahrscheinlich gemacht werden, wenn die P.schen Eheleute wirklich in Uneinigkeit gelebt hätten.

Endlich läßt sich am wenigsten daraus, daß die P. ihre Schwester C. unterstützt hat, folgern, daß jene ihren Mann vergiftet hat, wenn man nicht petitione principii als feststehend annehmen will, daß die C. ihren Ehemann zu vergiften versucht hat und die P. ihr dabei behülflich gewesen ist.

Dennoch würde ich, wenn es sich darum handelte, ob die Section einer Leiche vor deren Begräbniß erfolgen solle, dafür stimmen. Hier aber soll eine Leiche, welche 3¾ Jahre in der Erde begraben gelegen hat, ausgegraben werden. Es handelt sich nicht darum, ob ein solcher Schritt, der etwas Naturwidriges enthält, im Publikum Aufsehen erregt, und bei dem im Princip die Rechte jedes Menschen interessiren, sich gesetzlich rechtfertigen läßt, sondern ob er nach Lage der Sache nöthig ist und mit Wahrscheinlichkeit Erfolg verspricht. Dies ist nach dem oben Ausgesagten und der Natur der Sache nach nicht der Fall, auch die Erklärung des Dr. Schaper spricht sich dagegen aus; ich stimme daher mit vollkommner juridischer Ueberzeugung gegen die Ausgrabung der Leiche des P., abgesehen davon, daß wenn sich auch objectiv eine Vergiftung feststellen ließe, im Betreff des subjectiven Thatbestandes auch nicht das entfernteste Indicium vorliegt.

Das Collegium beschließt hierauf am 30. November 1841 die Aufhebung der Bestimmung, die Leiche des P. aufzugraben, doch protestirt der Decernent hiegegen, weil der erste Beschluß im vollständig besetzten Collegio, nach reiflicher Erwägung, letzterer aber bei unvollständig besetztem Collegio erfolgt sei.

Der möglichen Ausgrabung wegen wurden durch den Inquirenten folgende Vorfragen zur Beantwortung vorgelegt:

1) Welches Lokal kann zu der nöthigen Untersuchung der Leiche benutzt werden?
2) Welche Sachverständige sind hier noch zuzuziehen?
3) Durch welche hier zu Gebote stehenden Mittel und Apparate kann die Untersuchung der vermuthlich schon in Verwesung übergegangenen Leiche erfolgen?
4) Sind die vorhandenen Mittel ausreichend, um mit Gewißheit ein Resultat zu erreichen, wenn überhaupt ein solches gewonnen werden kann?
5) Welche der Wissenschaft an sich zu Gebote stehenden Mittel zur Untersuchung hier etwa fehlen?

Die Antwort lautete:

1) Da der Sarg des P. höchst wahrscheinlich sehr gelitten hat, und zu jedem Transport untauglich geworden ist, so haben wir die legale Obduction, und, so weit sie möglich ist, die

legale Section in der Gruft selbst vorzunehmen, weshalb diese in erforderlichem Umfange aufzuräumen ist. Die untersuchenden Richter und Aerzte, so wie etwa nöthige Zeugen müssen ungehindert den Sarg umgehen können.

2) Bei Obduction und Section sind außer dem gerichtlichen Arzt und Wundarzt, Sachverständige gar nicht zuzuziehen. Ob Sachverständige als Zeugen zugezogen werden müssen, kann nur aus Beschaffenheit der vorliegenden Akten hervorgehen.

3) Die in der dritten Frage angedeutete Untersuchung kann nur der chemischen Analyse überwiesen werden, weshalb es nöthig ist, für fünf große Standgefäße, welche leicht und gut bedeckt und versiegelt werden können, zu sorgen. Am besten eignen sich solche aus Glas mit weitem Halse, das eine für den Magen und dessen Inhalt, so weit er sich auffinden läßt, das andere für Darmkanal und dessen Inhalt, das dritte für Leber, Milz, Bauchspeicheldrüse und Nieren, das vierte für die Brustorgane und das fünfte für Theile der Extremitäten. Es sind Texturen, Bindfaden, Siegellack, Siegel, eine brennende Laterne mit in die Gruft zu nehmen, und da es möglich ist, daß die Eingeweide sich bereits in fauliger Auflösung befinden, so ist auch ein blecherner oder silberner Löffel, zum Einschöpfen der Eingeweide und deren Inhalt in die Standgefäße, mitzunehmen.

4) Ist die Ermittelung der Wahrheit möglich, so genügen die vorhandenen Mittel hiezu. Für mehr als möglich dürfen wir sie im vorliegenden Falle nicht halten.

5) Alle erforderlichen Mittel für die Untersuchung sind vorhanden. — Ihre Anwendung fordert aber Zeit und Ausdauer.

E., den 27. November 1841.

Dr. Schaper, Kreisphysikus.

Herr Director R. rügt am 13. December 1841 das Verfahren des Inquirenten, einen Beschluß des Collegii aufzuheben, als die Mitglieder, zu denen Herr Director R. selbst gehört, nicht anwesend sind, und dasselbe aus dem Gutachten des Schaper, der im Gegentheil die Ausführbarkeit der Ausgrabung nachweist, und sich bereits dazu vorbereitet erklärt, zu motiviren, und erklärt, daß er es nur deshalb nicht zu einer besondern Vorlage für das Stadtgericht zu E. machen will, weil die Akten dem Hochlöbl. Oberlandesgericht zu M. zur Beleuchtung eingereicht werden müssen, was nicht unterlassen wird, die Aufnahme des Thatbestandes anzuordnen und weil eine kurze weitere Aussetzung der Maaßregeln, die nun schon so lange verzögert worden, indifferent erscheint.

Inquirent giebt trotz dessen am 7. Januar 1842 folgende Erklärung zu den Akten:

Auf Vortrag in Veranlassung der Erklärung des Dr. Schaper vom 27. September c. (?) ist unterm 30. ejd. beschlossen, die Ausgrabung der Leiche des P. zu unterlassen, weil nach jener gutachtlichen Erklärung es sich nun genügend ergeben, daß kein Resultat von der Ausgrabung als juridisch gewiß, gewonnen werden könne.

Wenn der Sarg zerfallen und der Körper aufgelöst ist, so fällt zunächst die Feststellung der Identität und damit alles Uebrige fort. Wenn der Körper nicht unversehrt (ganz) und unberührt fortgebracht und untersucht werden kann, so fällt jede Gewißheit fort, daß wenn auch wirklich an einem einzeln, vom Kirchhof mitzunehmenden Körpertheil Gift gefunden werden sollte, dies Gift vor dem Tode des Menschen in den Körper gebracht, und nicht viel mehr in der Erde gewesen, oder bei der Aufgrabung von dritten Personen hinzugebracht ist, was an sich, wenn Jemand es wollte, ganz leicht und nicht zu verhindern wäre, indem dazu keine ausreichenden Mittel zu Gebote stehen, die in Massen zuströmenden Zuschauer abzuhalten, zumal das Grab in bedeutendem Umfange aufgegraben werden soll; dabei würden auch die dicht herumliegenden Gräber aufzugraben sein, mithin dritte Personen und andere Familien in ihren Rechten beeinträchtigt werden, ohne daß man sich gegen sie mit der Nothwendigkeit oder dem Erfolg einer solchen Maaßregel ausweisen könnte, die im vorliegenden Falle nicht bloß gesetzlich zu rechtfertigen sein darf. In den tiefen, dunkeln, in bedeutenden Räumen aufgegrabenen Gräbern wäre von Festhaltung der Identität da, wo man nur die Stelle sehen kann, auf welche mit der Laterne geleuchtet wird, schwerlich die Rede. (Die Laterne war zur Siegelung, nicht zur Beleuchtung gefordert.) Auch kann es wohl eben so wenig Sachverständigen, als dem Inquirenten zugemuthet werden, stundenlang in Gräbern zu arbeiten und dort Sectionen abzuhalten.

Alle diese Umstände und Schwierigkeiten wurden erwogen und brachten einen andern Beschluß zu Stande, als der am 24. November c. (?) registrirte.

Am 4. December stimmte das Collegium nochmals darüber und Inquirent behielt 5 Stimmen gegen 4 für sich.

Nochmals am 3. December 1841 vernommen, erklärte die M. Sch.: ich habe mich deshalb nicht wahr und verständlich aussprechen können in den frühern Vernehmungen, weil ich bei denselben ungebührlich 4 volle Stunden, aufgehalten und angeschrieen wurde. Hierüber beklagte ich mich bei Herrn Director R. und setzte bei der Vorlesung des Protokolls nichts hinzu oder änderte etwas daran, weil Sie (der Inquirent) so böse waren. Sie wiederholt, daß der von ihr wahrgenommene Körper in der Tasse und dem Topfe fein grieselig, wie Kalk gewesen sei, gesteht ein, daß sie im Jahre 1833 wegen eines kleinen gemeinen Diebstahls mit 14tägigem Gefängniß bestraft sei, versichert aber, daß sie ihre Aussagen frei von allen unterschobenen Absichten und Einflüsterungen, wie sie in dem Briefe des J. angegeben waren, abgelegt habe.

Der Inquirent fand sie dieses und das vorige Mal sehr verlegen, blutroth. Die Akten wurden dem Oberlandesgericht zu M. vorgelegt, und es erfolgte folgendes Rescript.

In der Untersuchungs-Sache wider die separirte C. B. 183. 3468.

Was das in der übersandten Special-Fascikel No. 1 eingeleitete Skrutinial-Verfahren über die Todesart des Gastwirths Fr. W. P. zu C. betrifft, so wird das Königl. Land- und Stadtgericht hiedurch angewiesen: die Aufgrabung und resp. die 167 der Criminal-Ordnung vorgeschriebene Obduction der Leiche des verstorbenen Fr. W. P. sofort in der von dem Kreisphysikus Dr. Schaper zu C. unter dem 27. September angegebenen Weise zu veranlassen.

Die Gegengründe einiger Mitglieder des Königl. Land- nnd Stadtgerichts, welche der Inquirent unter dem 7. Januar c. zu den Akten gebracht hat, erscheinen durchweg hinfällig.

Denn wenn auch — wie der Kreisphysikus Dr. Schaper begutachtet — für den Fall, daß die Leiche des rc. P. bereits in Verwesung übergegangen ist, die Mittel zur chemischen Prüfung seines Magens und Darmkanals zeitraubend und schwierig sind, so sind sie doch vorhanden, wenn aber, wie nach dem vom Dr. N. angegebenen Krankheits-Symptomen sehr leicht möglich, rc. P. wirklich durch Arsenik vergiftet ist, so läßt sich nach vielfachen medicinischen Erfahrungen erwarten, daß seine Leiche noch gar nicht in Verwesung, sondern in eine mumienartige Verhärtung übergegangen sei.

Daß die Aufsuchung der Leiche mühsam und dem Inquirenten,

wie er bemerkt hat, wegen ihrer Widrigkeit die Aufsicht bei dieser Aufsuchung nicht zugemuthet werden könne, verdient keine Berücksichtigung, auch muß das Privatinteresse, das durch Aufsuchung der Leiche und Berührung nahe gelegener Gräber vielleicht beeinträchtigt werden könnte, den Erfordernissen des öffentlichen Rechts weichen. Das Königl. Land- und Stadtgericht wird hierbei noch besonders darauf aufmerksam gemacht, daß wenn die Angaben ad num. 8 und 9 Tit. 21 des bei den P.schen Nachlaßakten befindlichen Inventariums in Betreff der Ausmaurung des Grabes richtig sind, wie das Königl. Land- und Stadtgericht zu prüfen hat, die Identität des Grabes und resp. der Leiche sich ohne Zweifel vollständig wird feststellen lassen. Die übrigen in jener Anzeige vom 9. Januar c. aufgeführten der angeordneten Aufgrabung der Leiche angeblich entgegenstehenden Hindernisse werden sich unfehlbar durch geringe polizeiliche Maaßregeln beseitigen lassen, und verdienen eine specielle Widerlegung nicht. Mit dem Berichte über das Resultat dieser Aufgrabung, dem wir binnen 4 Wochen entgegen sehen, erwarten wir zugleich eine gutachtliche Aeußerung des Königl. Land- und Stadtgerichts darüber, ob dann etwa wider die verwittwete Gastwirthin W. P., geb. L., wegen Vergiftung ihres Ehemannes die Untersuchung definitiv einzuleiten sein dürfte.

M., den 20. September 1842.

Criminal-Senat des Königl. Oberlandesgerichts.

Vom 3. bis zum 10. October 1842 wurden die nöthigen Vorbereitungen zur Ausgrabung der Leiche getroffen; der Inquirent, welcher seine Function als erloschen ansah, erfuhr, daß er auch ferner damit beauftragt sei, nahm Rücksprache mit dem Herrn Superintendent R., dem Physikus Dr. Schaper, vollzog die Lokalinspection auf dem Kirchhofe, vernahm am 7. October 1842 den Todtengräber C. S., am 8. ejd. die Wittwe P., geb. L., und dekretirte am 8. ejd. die Ausgrabung auf den 10. October 1842, so wie alle für dieselbe unentbehrlichen Schutzmaaßregeln, für welche ihm die Polizei-Behörde die nöthigen Garantieen zusicherte.

Der Todtengräber C. S. hatte Sarg und Grab des P. selbst gemessen, erklärte, daß dasselbe durch ein Kreuz mit dem Namen kenntlich, mit einer Steineinfassung, Moos und Immergrün belegt, jährlich von der Wittwe P. mit Blumen beflanzt sei, und daß nur der eine Sarg des P. 7 bis 9 Fuß tief in dem Grabe liege, also eine Verwechselung gar nicht möglich sei. Die Nachbargräber seien sehr nah daran, nur am Kopfende sei einiger freier Raum, deßhalb könnten nur 6 Sachverständige, die der Physikus Schaper bereits verlangt hatte, ohne sich im Wege zu sein, die Ausgrabung besorgen. Ein Zeitraum von wenigstens 4 Stunden sei dazu nöthig. Herr Superintendent R. hatte bereits die nöthigen Weisungen ertheilt.

Der Physikus Schaper hatte die Besorgung der unentbehrlichen Apparate übernommen, der Protokollführer hatte Auftrag erhalten, Siegel, Lack ꝛc. zur Stelle zu schaffen.

Am 8. October 1842 wurde durch Vernehmung im Gerichtslokal und auf dem Kirchhofe an Ort und Stelle durch die Wittwe P. und den Todtengräber C. S. die Identität des Grabes so festgestellt, daß gar kein Zweifel über dasselbe obwalten konnte. Die Wittwe P. hatte auf dem St. Marien-Kirchhofe für 34 Thlr. einen Platz gekauft, in welchem 2 Särge neben einander und 2 andere über jenen stehen konnten. Nur die Leiche des P. befand sich in demselben. Ein gußeisernes Kreuz mit der Inschrift: „Hier ruhet F. W. P., geb. zu F. a. d. O. den 27. August 1804, gestorben in C. den 12. März 1838" auf der einen, „Sanft ruhe seine Asche" auf der andern Seite, bezeichnete dasselbe am Kopfende deutlich. Ausgemauert war es nicht.

Am 10. October 1842 endlich wurden die irdischen Ueberreste des P. noch einmal in den Kreis der Lebenden geführt, um Zeugniß über sich abzulegen; die Verhandlungen darüber lauten:

Actum C. den 10. October 1842 auf dem St. Marien-Kirchhofe in officio des hiesigen Land- und Stadtgerichts.

In Sachen betreffend die Untersuchung der Todesart des Gastwirth F. W. P. steht auf heute Termin an zur Ausgrabung der Leiche des ꝛc. P. und zur weitern Untersuchung.

Es hatten sich auf ergangene Aufforderung eingefunden:

1) die Wittwe W. P., geb. L.;
2) Kreisphysikus Dr. Schaper;
3) Kreischirurgus Husje.

Diese beiden als ein für allemal vereidigte gerichtliche Aerzte.

Die unterzeichneten Gerichtspersonen begaben sich mit den Anwesenden 6½ Morgens auf den St. Marien-Kirchhof, der hier auf einer Vorstadt, „der äußere Mühlendamm" genannt, sich befindet. Dem Todtengräber S. war die nöthige Instruction ertheilt und er hatte zur Ausführung des Geschäfts 6 Leute besorgt. Der Kirchhof selbst ist auf allen Eingängen zu verschließen, was sofort geschah, nachdem man ihn betreten hatte, auch blieb der Durchgang über den anstoßenden s. g. „Bergschen Kirchhof" für die Dauer des Geschäfts dem Publico verschlossen. Außerdem waren die nöthigen Polizei-Beamten requirirt, so daß das Geschäft selbst ohne Störung unternommen und ausgeführt werden konnte.

Die Wittwe P. bezeichnet zunächst das Grab ihres verstorbenen Mannes Fr. W. P. Sie bezeichnet als solches dasselbe, welches sie zum Protokoll von vorgestern, vom 8. d. M., ausführlich beschrieben und damals den Gerichts-Deputirten gezeigt hat.

Nachdem so die Identität des Grabhügels und des Grabes festgestellt worden war, wurde Hand an das Werk gelegt. Zunächst wurde das zum Protokoll vom 8. d. M. beschriebene Kreuz von Gußeisen ausgegraben und auf die Seite gebracht. Demnächst wurde der aus Feldsteinen gebildete Grabhügel, nachdem die darauf befindlichen Blumen und Rosenstöcke, so wie das Moos und Immergrün davon entfernt waren, mittelst Hacken auseinandergebracht und dann fortgeschafft. Nun kam man auf den Erdboden, welcher aus zähem Lehm besteht, der sehr fest ist, wodurch das Graben außerordentlich erschwert wurde, so daß es nur langsam von Statten ging, obwohl mit Eifer gearbeitet wurde. Die Erde wurde mit Spaten, Schaufeln, Hacken klein gemacht und herausgeworfen, wobei freilich die nahe liegenden Gräber nicht verschont bleiben konnten. Von den beiden Linden wurde die, welche links stand, herausgegraben, damit man völlig freie Hand hatte.

Nach dreistündigem Graben durch die bezeichnete Erdmasse stieß man auf den Sarg; derselbe befindet sich zwischen 4 bis 5 Fuß tief unter der Erdoberfläche. Es wurde nun die Erde von den Seiten herum um den Sarg fortgegraben, was um so schwieriger wurde und mit Vorsicht geschehen mußte, da beim Wegnehmen der Erde von den Seiten die Leisten des Sarges sich ablösten und an mehren Stellen, namentlich am Kopfende, sich an dem Sarge nicht unbedeutende Fugen zeigten, durch welche die Erde in kleinen Stücken eindringen konnte und auch augenscheinlich eingedrungen war. Nachdem der Sarg so weit von den Umgebungen befreit war, daß noch etwa 4 Zoll unter dem Deckel leerer Raum war, wurde der Deckel des Sarges mit Stricken aufgehoben, der Sarg selbst aber vorher der Wittwe P. noch besonders vorgewiesen. Sie erklärte dabei: „Der Sarg, in welchem mein verstorbener Ehemann begraben ist, war von Eichenholz, so wie dieser, auch von derselben Form und eben so auch gearbeitet. Der Sarg hatte aber damals eine schöne braune Farbe, die jetzt nicht darauf zu finden ist.“ Bemerkt wird, daß der vorliegende Sarg von Eichenholz gefertigt ist und daß dessen Farbe jetzt die des rohen Eichenholzes ist, welche an einzelnen Stellen etwas dunkler erscheint. Der Sarg ist mit hölzernen Nägeln zugestöckselt, die aber schon morsch sind. Das Holz des Sarges selbst ist schon bedeutend angegriffen, es riecht wie faul. Beim Aufheben des Deckels fielen die einzelnen Bretter desselben fast gänzlich auseinander, so daß ein Transport der Leiche im Sarge völlig unmöglich ist, indem der Sarg nicht unversehrt nach oben gebracht werden kann.

Herr Kreisphysikus Dr. Schaper erklärt dabei: „Es ist gar nicht anders möglich, als daß, wie ich gleich vermuthete, das weitere Verfahren in der Gruft selbst Statt findet.“

Hievon überzeugte man sich allgemein und deshalb wurde es auch unterlassen, die untere Hälfte des Sarges vollständig auszugraben, indem man fürchten mußte, daß dieselbe auseinander brechen und jede fernere Untersuchung unmöglich machen würde.

Nachdem der Deckel des Sarges, welcher an dem untern Theil anschloß, aber nicht mehr besonders daran festsaß, abgehoben war, zeigte sich die Leiche in dem untern Theil des Sarges.

Dieselbe wurde der Wittwe P. besonders vorgezeigt und sie erklärte: „Die Leiche läßt sich nicht mehr anerkennen, ich kann daher eine bestimmte Erklärung in dieser Beziehung nicht abgeben.“

In Bezug der äußern Umhüllung und der sonstigen Aeußerlichkeiten wird zuvörderst bemerkt:

Die Unterlage unter Kopf und den übrigen Körpertheilen besteht aus fein geschnittenem, jetzt schon halb verfaultem Häcksel. Derselbe ist in der Kopfgegend mit einem feinen weißen Zeuge bedeckt, von dem noch ein großer Theil kraus zusammengesteckt daliegt und zwar ganz in der Ordnung. Das Zeug ist aber schon sehr mürbe. Dasselbe, so wie der innere Theil des Sarges und der Häcksel sind an verschiedenen Stellen mit Schimmel bedeckt. Die Leiche selbst ist mit einem weißen Hemde bekleidet, welches vorne mit rother Baumwolle „W. P. No. 7“ gezeichnet ist. Das Stück des Hemdes, in welchem sich das Zeichen befindet, wurde ausgeschnitten und mitgenommen. Die Wittwe P. erklärt: „Mein Mann hieß zwar W. P., er hatte aber noch die beiden Vornamen Eduard Friedrich und seine Hemden waren meines Wissens mit den drei Buchstaben E. W. P. und der Zahl darunter gezeichnet.

Ob das Weißzeug von derselben Sorte ist, als die Hemden, welche mein Mann hatte, weiß ich nicht."

Was die Leiche selbst nun betrifft, so ist darüber Folgendes zu bemerken: Kopf, Bauch, Brust und obere Extremitäten gewähren das ziemlich treue Bild einer Mumie, waren sehr trocken, ganz vollständig von Leder und Oberhaut bekleidet, derb, beim Anschlagen wie getrocknetes kaum etwas angefeuchtetes Leder tönend. Es mußte eine bedeutende Abmagerung stattgefunden haben, da die weichen Theile am Kopf ganz starr, wie aufgeklebt auf die Knochen, längs der Brust und des Bauchs in großen Falten zusammen gelegt waren. Die Interstitien dieser Falten hatten eine glänzende hellbraune Farbe und hie und da war auch eine Spur von Feuchtigkeit wahrzunehmen. Die Haut am Gesicht und Halse hatte eine dunkelbraune Farbe, an der Brust und an den Oberarmen war sie mit Ausschluß der eben erwähnten Interstitien mit einem ganz kurzen, feinen, weißen Schimmel bedeckt, mittelst dessen auch die Wäsche darauf haftete. Den Kopf bedeckte ein reiches, krauses, schönes braunes Haar und die Wittwe P. erklärte dabei: „mein verstorbener Ehemann hatte solches Haar wie dieses." Von den Hüften bis zu den Zehen war die Leiche wie bethauet, an den Füßen selbst wie mit Wasser begossen, doch hatte sich auch hier die Form überall erhalten; die Muskelsubstanz schien durch die Hautdecken, welche nicht so tönten, als an den überall trockenen obern Theilen des Körpers. Theils durch die Eintrocknung, besonders aber durch das Einfallen der Augen und durch die dunkle Farbe waren die Gesichtszüge völlig unkenntlich geworden. Der Verlust irgend eines Körpertheils war nicht wahrzunehmen, ebenso wenig konnte man Spuren erlittener Verletzungen entdecken. Fäulniß-Geruch war nicht vorhanden, wohl aber ein Geruch nach altem scharfen Speck, der nur noch deutlicher hervortrat, als man zur Oeffnung der Leiche und zur Absonderung einzelner Theile schritt.

Der Körper selbst gehört dem männlichen Geschlechte an und die Kennzeichen desselben waren ebenso kenntlich, als die übrigen Körpertheile. Er wurde in einer ganz regelmäßigen Lage, mit dem Kopfe nach Norden und den Füßen nach Süden, die Hände auf die Brust gelegt, vorgefunden. Der Kopf und die obern Theile des Körpers lagen auf dem untergestreuten Häcksel etwas mehr erhöhet und die Beine und Füße waren ganz in den Häcksel hineingesunken, so daß man diese untern Theile erst sehen konnte, nachdem man den Häcksel abgefegt hatte. Diese tief liegenden Theile waren auch sehr naß, eben so war der Häcksel dort feucht, während er nach oben hin trocken war.

Hier ist noch nachzuholen, daß, als die Füße vom Häcksel befreit waren, kurze baumwollene Socken auf denselben gefunden wurden. Die Wittwe P. erklärte dabei: „Ich weiß nicht, ob man der Leiche meines Mannes Socken angezogen hat, ich bin bei dem Anzuge nicht dabei gewesen, dies ist von einer Todtenfrau geschehen, ich weiß aber nicht, wer es gewesen ist.“ Es wurde hiernächst die äußere Bedeckung, das Weißzeug von dem Körper genommen. An den obern Theilen ist es fast pulverartig, und so wie Spinngewebe, so daß es dort mit der Pincette gewissermaaßen abgeschält werden konnte. In der Gegend der Lenden und weiter hinunter hat das Hemde solche Haltung, daß es durchgerissen werden mußte.

Die Bauchdecken, zu deren Oeffnung man zunächst schritt, waren ganz eingesunken, lagen fest auf der Wirbelsäule auf, sie, so wie sämmtliche Muskeln, Sehnen und Knorpel schnitten sich wie alter Speck, wie Hamburger Rauchfleisch, so daß man selbst mit einem ziemlich stumpfen Messer, ohne allen Kraftaufwand die Bauchdecken und den Brustkasten in einem Zuge öffnen konnte. Dabei war aber sehr deutlich wahrzunehmen, daß sich die einzelnen organischen Gewebe dem Auge nach ganz gut erhalten hatten, so daß man Haut, Muskeln, Zellgewebe, Sehnen, Knorpel und Knochen sehr gut erkennen und unterscheiden konnte. Die Eingeweide der Brust fand man welk, klein, ohne Luft und Feuchtigkeit, besonders ohne Blut, das Herz blaß, die Lungen blau, die linke frei in der Brusthöhle, die rechte aber verwachsen. Herz und Lungen wurden herausgenommen und in dem Gefäße No. 2 besonders aufbewahrt. Leber und Milz waren klein, derb, sonst sehr gut erhalten, die erste wurde für sich herausgenommen und in Gefäß No. 3 aufbewahrt.

Da man auf diese Weise Raum genug gefunden hatte, um zum Magen zu gelangen, der sich als ein dünnhäutiger, an mehren Stellen geröthetet Sack, ganz zusammen geschlagen, zu erkennen gab, so wurde auch dieser nebst dem größten Theile des Schlundes und eines Theils des Pancreas herausgenommen und im Gefäße No. 4 aufbewahrt.

Unmöglich waren noch alle Theile des übrigen Darmkanals zu unterscheiden. Der Dickdarm war sehr klein, verschrumpft und der ganze Tractus des Dünndarms durch eine käsige Masse an einander geklebt. Doch wurde er ziemlich vollständig nebst der Milz, dem Reste des Pancreas und den Nieren herausgenommen und in dem Gefäße No. 5 aufbewahrt. Um zu einer möglichst vollständigen chemischen Analyse das nöthige Material herbeizuschaffen, wurde ein großer Theil der Bauchdecken, das Brustbein mit den weichen Decken darauf, die ganze linke obere Extremität und der ganze Kopf, dessen Oeffnung an Ort und Stelle unmöglich erfolgen konnte, herausgenommen und in dem Geschirr No. 1 aufbewahrt. Endlich nahm man auch noch den linken Unterschenkel und verwahrte ihn in dem Gefäße No. 6.

Alle diese Theile, die für eine anatomische Untersuchung unbrauchbar geworden sind, sollen bei der demnächst anzuberaumenden chemischen Untersuchung benutzt werden, doch wird man sich über den Zustand der Schleimhaut des Magens, ohne die weitere Untersuchung dadurch zu beeinträchtigen, überzeugen.

Die oben ad 1 bis 6 bezeichneten Gefäße, von denen das ad 5 ein gläsernes, die übrigen aber steinerne Kruken und glasirte irdene Töpfe sind, welche sämmtliche Gefäße völlig rein waren, wurden mit einem Papier bedeckt, dies mit einem Bindfaden um das Gefäß festgebunden, und die Enden des Bindfadens auf dem Papier mit dem Kommissionssiegel des hiesigen Königl. Land- und Stadtgerichts versiegelt.

Das ganze oben beschriebene Geschäft wurde in Gegenwart der Wittwe P. vorgenommen. Die im Sarge zurückbleibenden Körpertheile wurden als zur weitern Untersuchung völlig unwesentlich darin gelassen, der Sarg wieder zugemacht und das Grab mit Erde zugeschüttet.

Die ad 1 bis 6 genannten Gefäße nahmen die Gerichtspersonen vorläufig auf das Gerichtslokal mit, wo sie in einem kalten Zimmer hingesetzt wurden, von welchem der Inquirent den Schlüssel an sich nahm. Da es schon zu spät geworden war, so mußte die Verhandlung hier geschlossen werden, es war nicht möglich etwas mehr zu thun.

Die Verhandlung ist vorgelesen, genehmigt und unterschrieben.

W. K. Dr. Schaper, Kreisphysikus. Huye, Kreiswundarzt.

Actum E., den 10. October 1842 im Hause des Herrn Apotheker Berndt, alter Markt No. 16.

In der Untersuchung die Feststellung der Todesart des Gastwirths P. betreffend, wurde heute Nachmittag die abgebrochene Verhandlung fortgesetzt und zwar in dem oben bezeichneten Lokal.

Hier war anwesend: 1) Herr Kreisphysikus Dr. Schaper; 2) Herr Kreischirurgus Huye; 3) Herr Apotheker Carl Berndt, als Apotheker vereidigt.

Der Inquirent begab sich zunächst in das auf dem Gerichtshause befindliche Lokal, wo die ad 1 bis 6 bezeichneten Gefäße aufbewahrt sind. Sie werden hier vorgefunden.

Herr Kreisphysikus Dr. Schaper und Apotheker Berndt erklärten, daß die chemische Analyse der Körpertheile sehr weitläufig und zeitraubend sei und mindestens 6 Tage erfordere, wenn sie in ihrem ganzen Umfange und gründlich vorgenommen werden solle. Da dies wünschenswerth, der Inquirent aber nicht im Stande ist bei seinen sonstigen Dienstgeschäften den obigen Zeitraum hindurch unausgesetzt der technischen Untersuchung beizuwohnen, so sah man sich genöthigt, die zu untersuchenden Substanzen den Herrn Sachverständigen nach Vorschrift der Criminal-Ordnung zur weitern Veranlassung zu überliefern.

In Folge dessen wurden die in der Verhandlung von heute Vormittag ad 1 bis 6 bezeichneten Gefäße von der Gerichtsstelle in die Behausung des Herrn Berndt hinüber geschafft. Die Gefäße ad 1, 2, 3 und 6 wurden den Herrn Sachverständigen mit dem Kommissions-Siegel des hiesigen Land- und Stadtgerichts versiegelt hiemit zum gerichtlichen Protokoll übergeben.

Aus dem Gefäße ad 1 war vor der abermaligen hier erfolgten Versiegelung der Kopf herausgenommen, um die Section desselben zu versuchen. Die sachverständigen Aerzte erklärten aber: „die Section des Kopfes in seinem jetzigen Zustande ist rein unmöglich, man müßte denn den Schädel völlig zertrümmern und dadurch würde auch nichts gewonnen; in diesem Zustande sind die weichen Theile vom Schädel gar nicht zu entfernen.“ Bei dieser Erklärung war nichts weiter zu machen und der Inquirent mußte von der Section des Kopfes abstehen und dieser wurde wieder in das Gefäß hineingelegt.

Hierauf wurde zunächst das Gefäß No. 4 geöffnet und der Magen nebst den Theilen des Schlundes und einem Stücke des Pancreas herausgenommen: zur nähern Untersuchung dieser Theile wurde der Schlund und der Magen aufgeschnitten. Der größere Theil des Magens hatte eine sehr blasse, aber doch noch erkennbare Fleischfarbe, die Schleimhaut in der großen Curvatur war wohl mürbe, so daß sie auch an einzelnen Stellen verschwunden schien, aber doch sonst, so weit man sich noch ein Urtheil erlauben darf, gesund. Dagegen war der ganze Magen in der kleinen Curvatur mit dunklem, schwarzen Blute übergossen, als ob er mit einem groben Pinsel überstrichen gewesen wäre. Am tiefsten erstreckte sich diese Veränderung an der vordern Magenwand hinunter und gerade so weit, als sich diese Blutdecke fand, war auch die Schleimhaut des Magens, in beweglichen Schleim verwandelt, aufgelöst. Schlund und Magen waren sehr dünnhäutig geworden, sonst war aber nichts zu bemerken. Es wurde hiernächst etwa die Hälfte des Schlundes und des Magens abgetrennt und in einem besondern Gefäße zur chemischen Analyse mit dem Kommissionssiegel des hiesigen Land- und Stadtgerichts versiegelt, sub No. 4a, den Herrn Sachverständigen übergeben. Die zurückgebliebene Hälfte wurde ebenfalls mit demselben Siegel verschlossen und unter der Bezeichnung 4b hier zur Aufbewahrung gelassen, für den Fall, daß es zu einer zweiten Analyse hier oder bei den höhern Medicinal-Behörden kommen sollte.

Darauf wurde das Gefäß sub No. 5 geöffnet und aus demselben der Dickdarm, die Milz, der Rest des Pancreas nebst den Nieren herausgenommen. Diese Gegenstände wurden unter das anatomische Messer genommen. Der Dickdarm konnte einigermaßen untersucht werden, war aber auf ein äußerst geringes Volumen zusammen geschrumpft, papierförmig. Noch mehr war dies der Fall mit dem Dünndarm, der gar nicht mehr zu entwirren war; deshalb mußte man sich damit begnügen, einen Theil der asservirten Eingeweide zu der augenblicklichen chemischen Analyse abzutrennen. Dieser Theil wurde in einem besondern Gefäße mit dem gedachten Siegel verschlossen und sub 5a den Herrn Sachverständigen überliefert. Das Residuum wurde auf dieselbe Weise versiegelt asservirt, um bei einer etwa zu einem zweiten Mal hier oder bei den höhern Medicinal-Behörden vorzunehmenden Prüfung benutzt zu werden. Auch dieses Gefäß wurde hier gelassen. Somit war die heutige Arbeit vollendet.

Die Herrn Sachverständigen quittirten abermals über den Empfang der Gefäße ad 1, 2, 3, 4, 5, 6 für sich und ad 4b, 5b zur Aufbewahrung und werden die erstern sechs nach beendigter Analyse, mit dem hiesigen Physikatssiegel verschlossen, zurückliefern. Sie werden die Analyse nach Möglichkeit fördern und werden die Gerichtspersonen bei Ziehung der Resultate der einzelnen Versuche zugegen sein, zu welchem Ende ihnen Nachricht davon gegeben werden wird. Schaper. Huye. Berndt.

Schaper und Berndt wurden nun ganz genügend für die Untersuchung erklärt und es sollte kein dritter Sachverständiger zugezogen werden.

E., am 11. October 1842.

Bei dem Stadtgericht zu E. ging ein Schreiben des Vaters des P. aus F. a. d. O. am 18. October 1842 ein, des Inhalts:

„Hier hat sich das Gerücht verbreitet, mein leiblicher mir unvergeßlicher Sohn, der daselbst gewesene Bürger und Schiffseigenthümer W. P. sei im Jahre 1838 nicht, wie mir damals die Kunde ward, eines natürlichen Todes gestorben, vielmehr habe er den Folgen des ihm von einer ruchlosen Giftmischerin beigebrachten Gifts den Tod des Mordes durch Vergiftung unterliegen müssen.

Es leuchtet ein, daß das jetzt verbreitete Gerücht in meinem hohen Alter an mein väterliches Herz nagt und um so mehr nagen muß, als die Sage die Wittwe meines genannten Sohnes als verruchte Giftmischerin und Mörderin desselben bezeichnen will.

ich erhielt die Kunde von dem Ableben des Dahingeschiedenen durch den urschriftlich beiliegenden Brief, de dato E., den 13. März 1838. Die in diesem Briefe geschilderte Entstehungsart der Krankheit, so wie die Leiden während derselben bis zum Hinscheiden des damaligen Patienten verrathen offenbar solche Merkmale, welche zu der Schlüßfolge führen müssen, daß eine Vergiftung vorher gegangen sein kann, zumal jetzt dort Thatsachen entdeckt sein sollen, welche diese Schlußfolge noch mehr begründen können. Mir scheint es, als sei das Scriptum bei der jetzt möglicherweise vor seienden Ermittelung und Feststellung des Thatbestandes von einiger Erheblichkeit, was ich jedoch richterlichem Ermessen anheim geben muß.

ich habe nicht verfehlen können, Einem Königl. Wohllöbl. Land- und Stadtgerichte wie oben bemerkt das erwähnte Scriptum zum etwa nöthigen Gebrauch pflichtschuldigst zu überreichen.“

Der Schiffseigenthümer und Schiffs-Aelteste F. P.,
Fischerstraße No. 52.

Der anliegende Brief der Wittwe P. lautete wörtlich:

E., den 13. März 1838.

Liebe Eltern!

Ach Gott ich muß ihnen dies Schrecklich anzeigen daß mein lieber Mann ihr Sohn Wilhelm den 12 gestorben ist er starb um halb 6 Uhr morgens er hat nur 8 Tage krank zu bette gelegen.

Montag den 5. März abends um halb sieben Uhr wurde er krank und den andern Montag um halb 6 Uhr schlief er schon ein er bekam es mit Starken erbrechen und durchfall und fiel den in ein hitziges Fieber ich habe alle mögliche Hülfe angewandt es war alles vergebens mein Gott nun ist er dahin und ich Stehe hier allein und krank meine liebe gute Eltern ich hoffe von sie Trost zu erlangen ich Grüße sie so wie ihre lieben Kinder und Warte mit Sehnsucht auf eine tröstende Antwort von sie Freutag den 16 März um 10 Uhr vormittag wird Seine Leiche auf den St. Marien kirchhof begraben ich möchte so gern um ihren Beistand bitten ich bin so schwach der Schmerz hat mir so tief gebeugt der liebe Gott mag mir mit seinen Schutz beistehen ich muß Schließen mein Schmerz ist zu groß ich Grüße sie bestens mit Achtung ihre Tochter. W. P.

Liebe Eltern muß sie noch anzeigen das meine Schwester heurath im Förber sie ist schon 3 Mal aufgebothen.

Beim Begräbniß des P. war seine Frau auf dem Kirchhofe zugegen gewesen.

Am 11. October begann die chemische Analyse und am 4. November wurde sie beschlossen. Am 25. October 1842 bereits konnte zu Protokoll gegeben werden:

Die übergebenen Gefäße und Substanzen sind bis jetzt in meinem Laboratorio (Berndt) aufbewahrt und untersucht. Das Laboratorium ist stets unter meinem Verschluß gewesen und ich (Berndt) habe den Schlüssel dazu an mir getragen. Es hat Niemand Zutritt zu dem Laboratorio erhalten, eben so wenig zu den Gefäßen und Substanzen selbst. Jede Einwirkung von dritter Hand ist also ausgeschlossen.

Ueber den Gang der Untersuchung ist ein Informations-Protokoll geführt, was in der Anlage überreicht wird. Zu bemerken ist dazu Folgendes:

Die Substanzen der einzelnen Körpertheile sind ohne Ausnahme in Gefäßen von Porcellan oder Glas, die völlig rein waren, behandelt worden. Die bei der Prüfung angewandten Reagentien sind vor ihrer Anwendung genau geprüft und man hat sich überzeugt, daß kein Arsenik darin gewesen ist, sie waren überdies sämmtlich chemisch rein. Von den Körpertheilen sind nur solche der Untersuchung unterworfen, die keine Knochen enthielten. Die Untersuchung ist ausschließlich auf Arsenik gerichtet worden, und wie sich aus der folgenden Darstellung ergiebt, nach Berzelius und Orfila vorgenommen.

I. Am 11. October wurde die Hälfte des Inhalts des Gefäßes No. 4, nämlich ein Theil des Magens, des Schlundes und des Pancreas herausgenommen, in kleine Stückchen zerschnitten, mit 30 Unzen destillirtem Wasser und 1 Unze kaustischem Kali vermischt und 2 Stunden lang gekocht. Nach dieser Zeit hatte sich alles vollkommen aufgelöst, worauf die dunkelbraune Flüssigkeit bis zur stark sauren Reaktion mit Chlorwasserstoffsäure versetzt wurde, und nachdem alles erkaltet war, die nunmehr hellgelbe Flüssigkeit von den dunkeln organischen Theilen abfiltrirt. In diese Flüssigkeit wurde am 12. October ein Strom von Schwefelwasserstoffgas eine lange Zeit geleitet, ohne daß eine Veränderung in der Flüssigkeit oder ein Niederschlag wahrgenommen werden konnte. Zur bessern Absonderung eines etwanigen Niederschlags wurde die Flüssigkeit 24 Stunden lang in einer gelinden Digestionswärme erhalten, und am 13. Nachmittags nachgesehen, ob sich ein Niederschlag gebildet hatte. Es befand sich am Boden ein dunkler, in der Flüssigkeit schwebend, ein hellerer Niederschlag, welche beide auf einem Filtro gesammelt, gut ausgewaschen und in Salmiakgeist gelöst wurden. Diese Lösung versetzte man mit reinem geglüheten kohlensauren Natron, dampfte sie bei gelindem Feuer zur Trockne ab und brachte den Rückstand in eine kleine, dünn ausgezogene Glasröhre, welche in einem lebhaften Strome von Wasserstoff anhaltend geglühet wurde. Es entstand dadurch durchaus kein Anflug irgend einer Art in der Röhre.

II. Die Hälfte des Inhalts des Gefäßes No. 5, des Darmkanals, der Milz, eines Theils des Pancreas und der Nieren wurde am 13. October 1842 mit 1 Unze kaustischem Kali und 30 Unzen destillirtem Wasser bis zur Auflösung gekocht, mit Salzsäure im Ueberschuß versetzt und filtrirt; da man bei der vorigen Flüssigkeit auf die ältere Weise nach Berzelius keinen Arsenik entdeckt hatte, so brachte man bei dieser Flüssigkeit den Apparat von Marsh in Anwendung, welcher viel geringere Quantitäten von Arsenik nachweist. Es entstand auch bei dieser Untersuchung ein Anflug irgend einer Art in der Röhre nicht.

III. Am 15. October wurde ein Theil des Inhalts der Gefäße No. 2 und 3, nämlich die linke Lunge, das halbe Herz und etwa die Hälfte der Leber mit kaustischem Kali und destillirtem Wasser gekocht, mit Salzsäure übersättigt und nach dem Erkalten filtrirt. Erst am 19. konnte diese Flüssigkeit, da sie sehr schwer durch das Filtrum ging, in den Apparat von Marsh gebracht werden. Es zeigte sich dabei in der Glasröhre ein unbedeutender schwarzer Anflug, der aber so gering ist, daß eine fernere Untersuchung desselben unmöglich ist. Es wurde jedoch der Theil der Röhre, in welcher sich der Anflug gebildet hat, abgeschnitten. Dieses ausgeschnittene Stück der Röhre wurde an beiden Seiten zugestöpselt, dies in Papier gewickelt, und dieses an beiden Enden und in der Mitte mit rothem Lack und dem Physikats-Siegel versiegelt.

IV. Am 17. October wurde ein Theil des Inhalts der Gefäße No. 1 und 6, nämlich die eine Hälfte der Bauchdecken, etwa die Hälfte der Ober- und Vorderarmmuskeln und etwa die Hälfte der Unterschenkelmuskeln, ein kleiner Theil der daran befindlichen Wäsche mit kaustischem Kali und destillirtem Wasser gekocht, mit Salzsäure übersättigt und die Flüssigkeit nach dem Erkalten filtrirt. Da man sich jedoch bei dem zuletzt erwähnten Versuche überzeugt hatte, daß es bei dem Verfahren von Marsh zweckmäßig ist, wenn die organischen Substanzen zuvor gänzlich zerstört werden, und bei dem vorliegenden Versuche die organischen Substanzen, ohne daß sie vorher gewogen waren, sich in der Behandlung befanden, so wendete man hier wiederum die Methode nach Berzelius an. Die gewonnene Flüssigkeit wurde mit Schwefelwasserstoff übersättigt, 24 Stunden lang in der Digestionswärme gehalten, dadurch jedoch gar kein Niederschlag gewonnen.

V. Am 19. October nahm man 10 Unzen Herz, Leber und Lunge aus den Gefäßen ad 2 und 3, weil sich nach dem Versuche sub No. III. in diesen Theilen, mit Rücksicht auf den dort gewonnenen Anflug möglicher Weise Arsenik vorfinden mochte und that 7 Unzen von den Bauchmuskeln aus dem Gefäße No. 6 hinzu. Diese Substanzen vermischte man mit 1 Unze und 6 Drachmen kaustischem Kali und hundert Unzen destillirten Wassers, kochte sie 2 Stunden lang und setzte sodann noch 2 Pfund und 2 Unzen chemisch reinen Salpeter hinzu, worauf die ganze Masse zur Trockne abgedampft wurde. Beim Abdampfen lösten sich die organischen Theile vollständig auf, so daß sich am Ende eine ganz gleichförmige Masse bildete. Diese wurde am 20. October in einem schwach glühenden Porcellantiegel verpufft, wobei die organischen Substanzen vollständig zerstört wurden.

Die weiße Salzmasse wurde nach dem Erkalten in destillirtem Wasser gelöst, diese Auflösung sodann filtrirt, mit reiner Schwefelsäure sodann im Ueberschuß versetzt, bis zur vollständigen Entfernung der Salpetersäure und salpetrigen Säure erhitzt und das zurückgebliebene Salz noch warm wieder in destillirtem Wasser aufgelöst. Diese Auflösung brachte man in den Apparat von Marsh, wobei nunmehr ein starker metallisch glänzender Anflug in der Glasröhre gewonnen wurde. Die Lampe, mit welcher die Glasröhre geglüht wurde, stand 1½ Stunden unter derselben, wobei sich der metallische Spiegel, in der Glasröhre, welcher sich bald nach dem Eingießen der oben beschriebenen Flüssigkeit zeigte, im Lauf der Zeit merklich vermehrte. Nachdem die Lampe entfernt und die Glasröhre erkaltet war, zeigte sich beim Vorhalten eines Porcellantopfes am äußersten Ende der Röhre auf dem Porcellan ein silbergrauer Metallspiegel, an den einzelnen vorgehaltenen Stellen des Topfes. Die Flamme selbst brannte am Ende der Röhre in blauer Farbe.

Da nach chemischen Erfahrungen Antimon einen ganz ähnlichen Anflug in der Glasröhre bei der Behandlung anzeigt, so wurde ein Gegenversuch ganz besonders am 25. October mit Antimon gemacht. Es zeigte sich dabei in der dazu angewendeten Glasröhre ein ähnlicher Metallanflug, die Flamme am Ende der Röhre brannte aber farblos und erschien, wenn man sie gegen einen dunkeln Körper hinleitete, weiß. Auf weißem Grunde zeigte sie gar keine Farbe. Der Anflug auf vorgehaltenem Porcellan war durch äußere Merkmale von Arsenikanflug nicht zu unterscheiden. Da nur die beiden Metalle, Arsenik und Antimon im Apparat von Marsh bei der Behandlung in der Glasröhre einen Anflug erzeugen, so wie des bei dem Versuche sub V. gewonnenen, das charakteristische Unterscheidungsmerkmal bei diesen beiden Metallen aber bestimmt darin besteht, daß das Arsenik in blauer und das Antimon in weißer Farbe brennt: so müssen wir nach chemischen Grundsätzen den bei dem Versuch sub No. V. in der Glasröhre gewonnenen, metallischen Anflug für reines Arsenikmetall erklären.

Aus den bei der Analyse hinzugethanen, beschriebenen Reagentien kann sich dies Arsenik nicht gebildet haben, weil kein Arsenik in denselben enthalten ist und enthalten war. Das vorgefundene Arsenik muß sich also in den untersuchten Substanzen befunden haben.

Es ist möglich die in der Glasröhre gewonnene Substanz, welche wir für Arsenik erklären, einer weitern chemischen Untersuchung zu unterwerfen, um Schwefelarsenik daraus darzustellen, welcher sich bei der Behandlung auf nassem Wege als gelber Niederschlag zeigt und wir sind bereit, wenn es noch verlangt wird, diese Untersuchung zu bewirken.

Wir tragen aber Bedenken, uns dieser Untersuchung sofort zu unterziehen, weil nach den bisherigen Bestimmungen und dem frühern Verfahren das reine regulinische Arsenik so den Behörden überliefert worden war. Wir sehen also in dieser Beziehung der fernern Requisition entgegen.

Den Theil der Glasröhre, in welchem wir bei dem Versuche ad V. das Arsenikmetall gewonnen haben, wollen wir so überliefern. Das betreffende Stück der Glasröhre ist ausgefeilt, in ein Papier gewickelt und dies, nachdem zuvor die Röhre an beiden Enden mit Kork zugestöpselt worden, an beiden Enden und in der Mitte mit dem hiesigen Physikats-Siegel in rothem Lack versiegelt worden. Wir werden die beiden versiegelten Glasröhren der vorbehaltenen Bestimmung wegen noch einstweilen in unserm Gewahrsam behalten. Die beiden Röhren wurden in dem beschriebenen Zustande mit einem zweiten Papierumschlage versehen, und dieser eine Papierumschlag, in welchen die beiden Röhren gelegt waren, demnächst vom Inquirenten an beiden Enden und in der Mitte mit dem Commissionssiegel des hiesigen Land- und Stadtgerichts versiegelt. Die den Rest der Substanzen enthaltenden Gefäße wurden revidirt von Neuem mit dem gerichtlichen Commissionssiegel versehen und dem Physikus Schaper zur fernern Verwahrung übergeben, weil Herr Berndt sein Laboratorium nicht länger entbehren konnte. Schaper erbat sich Abschrift der Protokolle, um sein ausführliches Gutachten abgeben zu können.

Schaper. Berndt.

Die Glasröhren blieben auf Ersuchen des Königl. Stadtgerichts in Händen des Herrn Apotheker Berndt.

Um nicht den gewonnenen Metallspiegel irgend einer Gefahr auszusetzen, erbaten sich Schaper und Berndt am 29. October 1842 von dem noch vorhandenen durch Schaper asservirten Rest der Leiche des P. nochmals so viel, um zwei neue Analysen machen zu können. Sie erhielten was sie erbeten hatten und bemerkten hiebei, daß die einzelnen Körpertheile, mit einem starken weißen Schimmel überzogen, nicht in Fäulniß übergegangen waren. Die erhaltenen Leichenreste wurden in das Laboratorium unter strenger Aufsicht befördert und letzteres abermals durch Herrn Berndt unter besondern Verschluß genommen.

Am 31. October 1842 erbat sich Schaper im Interesse des Gutachtens die Akten und alle etwa zu gewinnenden oder gewonnenen Ermittelungen über die Art des Todes des P., so wie über Mumification der Leichen auf den Kirchhöfen zu C., welche so unzweideutig bei P. wahrgenommen war.

Ueber die abermals angestellte chemische Analyse wurde am 5. November 1842 zu Protokoll gegeben:

I. 15 Unzen vom Darmkanal, klein geschnitten, wurden mit 60 Unzen destillirtem Wasser und $1\frac{1}{2}$ Unze kaustischem Kali gekocht, die ganze Masse bis zur Hälfte abgedampft und mit 30 Unzen Salpeter, dessen Reinheit durch Zersetzung mit Salpetersäure und im Marshschen Apparat geprüft war, vermischt, und nun alles unter fortwährendem Rühren bis zur Trockne abgeraucht. Es hatte sich eine durchaus gleichförmige braune Masse gebildet, welche in einem Porcellantiegel verpufft, eine völlig weiße Salzmasse hinterließ. Diese löste man in destillirtem Wasser, versetzte sie im Ueberschuß mit Schwefelsäure und erhitzte sie so lange bis die letzte Spur von salpetriger und Salpeter-Säure verschwunden war. Jetzt wurde sie wieder in destillirtem Wasser gelöst und in den Apparat von Marsh gebracht, wodurch ein höchst geringer brauner Anflug in der Röhre entstand. Der Theil der Glasröhre, in welchem der Anflug gewonnen ist, wurde ausgefeilt, sodann an beiden Enden mit Kork zugestöpselt und mit dem Physikats-Siegel versiegelt. Die Röhre ist mit einem Papierstreif versehen und dieser also signirt: „Spiegel des Darmkanals.“ Sie wird überliefert. Bevor sich der Anflug in der Röhre zeigte, gewann man auf einer vor dem Ausflusse der Röhre gehaltenen Porcellanfläche 2 sehr kleine metallische Anflüge von grauer am Rande brauner Farbe. Die Farbe der Flamme blieb stets gelb, wie von reinem Wasserstoffgas. Die Metallspiegel verflüchtigten sich sehr leicht.

II. 15 Unzen Lunge, Leber, Herz, Bauchmuskeln wurden mit Kalilauge, Salpeter wie oben behandelt. Die gewonnene Salzmasse wurde in destillirtem Wasser aufgelöst, mit Schwefelsäure und dann mit Schwefelwasserstoff behandelt. Nach mäßigem Erhitzen zeigte sich ein schmutzig gelber Niederschlag, welcher nach 24 Stunden auf einem Filtro gesammelt und gut ausgewaschen wurde.

Diesen Niederschlag zersetzte man mit Salpetersäure und dampfte ihn zur Trockne ab. Der geringe Rückstand war Arseniksäure von welcher man

a) einen kleinen Theil in destillirtem Wasser löste und mit Kali neutralisirte. Diese Auflösung gab mit salpersaurem Silberoxyd vermischt einen hellbraunen Niederschlag. Derselbe wurde in ein kleines Cylinderglas gefüllt, dasselbe oben zugestöpselt und mit dem Physikatssiegel verschlossen. Auf den Cylinder ist ein Papierstreifen geklebt und derselbe signirt: „Niederschlag durch Argentum nitricum." Der Cylinder wird überliefert. — Ein anderer Theil dieser Auflösung wurde mit schwefelsaurem Kupferoxyd vermischt und gab nun einen blaugrünen Niederschlag. Derselbe wurde in einen kleinen Glascylinder gefüllt, zugestöpselt und mit dem Physikatssiegel verschlossen. Es ist derselbe mit einem Papierstreifen beklebt und dieser signirt: „Niederschlag durch cuprum sulphuricum." Die Röhre wird überliefert.

b) Ein zweiter Theil des Rückstandes wurde mit kohlensaurem Natron vermischt und in der Löthrohrflamme auf Kohlen behandelt. Es entwickelte sich dabei ein starker Geruch, der aber nicht unbedingt und zweifellos für knoblauchartig erkannt werden konnte.

c) Der Ueberrest des Rückstandes wurde nun mit Schwefelsäure erhitzt, um die letzten Spuren Salpersäure zu entfernen, in Wasser gelöst und in den Apparat von Marsh gebracht, wobei ein zwar kleiner, aber deutlich metallisch glänzender Spiegel erhalten wurde. Der betreffende Theil der Glasröhre wurde abgefeilt, die Röhre von beiden Seiten zugestöpselt, mit dem Physikatssiegel verschlossen. Sie wird hier übergeben. Auf dem aufgeklebten Papierstreifen ist sie signirt: „Spiegel II. aus Herz, Lungen ꝛc."

Es wird noch bemerkt, daß alle schon früher bezeichneten Vorsichtsmaaßregeln auch bei dieser Analyse beobachtet wurden. Die aus ihnen gewonnenen Resultate stellen nach chemischen Grundsätzen evident und zweifellos fest, daß sich in den untersuchten organischen Substanzen Arsenik befunden haben muß und daß wirklich Arsenik gefunden ist. Eine andere Art der Beweisführung ist nicht ferner möglich, die anliegende aber auch völlig genügend.

Schaper übergiebt die Informations-Protokolle und erbittet sich abermals Abschrift dieser Verhandlungen.

Die 4 überlieferten Cylinder, in Baumwolle und Papier jeder einzeln gewickelt, wurden in eine hölzerne Schachtel gelegt, diese mit Bindfaden umschnürt, die beiden Enden desselben mit dem Commissionssiegel des hiesigen Land- und Stadtgerichts aufgesiegelt und die Schachtel zu fernerer Aufbewahrung Herrn Berndt zu genauem Verschluß übergeben. Schaper. Berndt.

Dr. W. A. N. erklärt im Termin E. 5. November 1842: Die Frau des P. war in der Zeit als er krank war leidend, doch habe ich sie in seinem Zimmer damals gesehen und weiß nicht mehr, woran sie litt. — Mißhelligkeiten der Eheleute unter einander sind mir nicht bekannt geworden, auch habe ich nicht wahrgenommen, daß sich die P. über den Tod ihres Mannes gefreut hätte. Ich habe überhaupt selten Veranlassung gehabt, mich im Hause der P.schen Eheleute einzufinden. — Außer in der letzten Krankheit habe ich P. nie förmlich in ärztlicher Behandlung gehabt, und wenn ich ihn zufällig sah, klagte er dann und wann über Magen und Brustbeschwerden. Ich warnte ihn dann vor Spirituosis und erhielt die Antwort: ein Schiffer muß trinken. In seinem Hause habe ich ihn öfter bei einer Flasche Rum oder Madeira getroffen, wovon er mir dann offerirte. — P. war ein Mann von untersetzter Statur, bräunlicher Gesichtsfarbe, kräftiger Muskulatur und guter Constitution. Metallische Mittel habe ich bei ihm in der letzten Krankheit durchaus nicht angewendet.

C. S. war seit 9 Jahren Todtengräber zu St. Marien, hatte nur eine Gruft im Sandboden geöffnet, in welcher nur noch die reinen Knochen gefunden wurden; im strengen Lehm hatte er noch keine Gruft geöffnet, konnte also über den Zustand der Leichen in den Gräbern keine Auskunft geben, verwies aber an den Todtengräber R. zu St. Annen, deren Kirchhof ganz ähnliche wechselnde Bodenverhältnisse hatte, als der zu St. Marien.

R., seit 17 Jahren Kirchhofswächter, hatte noch nie Leichen aufgegraben, war aber oft auf Reste derselben gekommen und hatte dann nur Knochen gefunden, wußte aber nicht, wie lange diese in der Gruft gelegen hatten.

E., den 10. November 1842.

Der Marqueur C. H. wußte nicht daß die P. selbst krank gewesen, als ihr Mann erkrankte, wußte auch nicht, daß beide in Unfrieden mit einander gelebt hatten, hatte aber auch nicht viel von ihnen gesehen, da er stets in der Billardstube war.

E., den 10. November 1842.

Ueber Chocolade, Topf und Tasse und grinslichen Inhalt der letztern wiederholt die M. Sch. ihre frühern Aussagen, versichert, die alte L., die P. und die später verehelichte C. in den Tagen, an denen die Chocolade getrunken wurde, oft in der Küche gesehen zu haben, weiß aber nicht wer sie bereitet hat.

E., den 10. November 1842.

Der Todtengräber E. R. auf St. Annen erklärt, oft Leichenreste in der Gruft, diese aber nur aus zusammen gefallenen Knochen bestehend gefunden zu haben. Erhaltene Körpertheile eines Menschen hat er auf dem Kirchhofe nie gefunden. Ausgegraben hat er noch keine Leiche.

E., den 15. November 1842.

Die Polizei-Behörde berichtet, daß der Tod des P. plötzlich und auffallend gewesen, aber zu einer amtlichen Recherche nicht Veranlassung geworden sei.

Gendarm K. theilt die Aussagen der Köchin M. Sch. mit, welche theils aus ihren eigenen Aussagen bereits bekannt sind, theils neu, wie, daß die alte L. die Chocolade gekocht habe, daß P. von der in der Ofenröhre befindlichen zuckerähnlichen, ihr unbekannten Masse zur Vertilgung der Ratten etwas genommen habe, daß die Frau P. vor dem Genuß gewarnt habe, mit der Bemerkung, daß die Stube, wo sich diese Masse in der Ofenröhre auf Papier befand, nur zur Aufbewahrung überflüssiger Sachen benutzt wurde, daß P. nach einer Aeußerung seiner Frau gegen ihre Mutter während seiner Leiden gefragt haben solle „ihr habt mir wohl was eingegeben?" daß Frau Schiffer C. und Frau Fleischer B. (die von J. vorgeschlagenen Zeugen) wiederholt mit günstigen Anträgen von Frau C. zu ihr gekommen seien, von der sie so viel bekommen solle, daß sie ganz glücklich sein könne, wenn sie nichts aussagen wolle gegen die P., und daß sie diese nur dadurch habe los werden können, daß sie erklärt habe, sie werde nur die Wahrheit sagen, und habe diese bereits beschworen.

Das Stadtgericht zu E. berichtet an das Oberlandesgericht zu M. daß der objective Thatbestand der Vergiftung als feststehend anzunehmen sei, daß aber der subjective noch so zweifelhaft sei, daß man gegen eine bestimmte Person noch nicht einschreiten könne, die Untersuchung aber fortsetzen werde.

Schaper erhält die Akten mit der Erklärung, daß er sie nur 48 Stunden behalten dürfe, und Notizen daraus nehmen möge.

Die Wittwe P. und separirte L. wurden zur Criminal-Untersuchung gezogen.

Die M. Sch. bestätigt alle Anführungen des Gendarmen K., welche von der C. und B. dem Inhalt nach bestritten werden, aber so weit zugegeben werden müssen, daß die C. so wie die B.

die M. Sch. in Sachen der P. aufgesucht haben. Die B. hatte mit der separ. E. zusammen im Gefängniß gesessen.

Schneider G., Miether bei P., glaubt, daß die Eheleute einig mit einander lebten, weiß aber, daß die alte L. oft klagte vom P. geschlagen und gestoßen zu sein, daß die P. nach dem Tode ihres Mannes viel weinte, die alte L. aber einst äußerte „es ist gut, daß ihn der Teufel geholt hat, er hat uns manchmal geärgert und kujonirt.“ Während der Krankheit des P. klagte ihm die Frau P. über Schmerzen in den Gliedern, und die Köchin M. Sch. theilte ihm schon damals ihren Befund in Topf und Tasse mit, schilderte ihn weiß, wie ungelöschten Kalk, auch die andern Dienstleute hätten diese Masse gesehen und geäußert: „P. würde Gift getrunken haben.“ Diese Vermuthung hörte G. auch nach dem Tode des P., aber nicht von wem er es bekommen haben könne. P. war ein gesunder, kräftiger Mann und G. kann nicht behaupten, daß er dem Trunk, oder einem Laster ergeben gewesen wäre.

E., den 28. November 1842.

Magen und Schlund wurden nochmals auseinander gefaltet bevor sie zerschnitten wurden. Die Stelle, welche mit Blut wie überstrichen war, zeigte sich deutlich abgegrenzt. Auf derselben war die Schleimhaut aufgelöst, mit dem Blut gemischt, ließ sich hin und her mit diesem schieben. Im Uebrigen schien die Haut nur durch Austrocknung verändert zu sein. Fremde Körperchen, Speisereste fanden sich nicht darin. Die Beschaffenheit der Blutgefäße konnte nicht mehr näher ermittelt werden. — Als man am 15. October das Herz durchschnitt, sah man auch nicht einen Tropfen Blutes in demselben. — Am 17. hatte reichlicher Schimmel den Unterschenkel belegt und dieser fing an sehr weich und mürbe zu werden, so daß man den Beginn der Fäulniß wahrnahm. — Am 25. October konnten die noch schön mumificirten Körpertheile den Herren Director R., DDr. H., B., B., Apothekern K. und L. und die wohl erhaltenen verschiedenen organischen Gewebe darin nachgewiesen werden. Jetzt fand Schaper und Berndt auch das Characteristische und Beweisende der verschiedenen Farben der Flammen aus Antimonwasserstoffgas und Arsenikwasserstoffgas. — Das Aufschäumen der nicht von organischer Materie befreiten Flüssigkeit hatte man schon anfangs als Hinderniß kennen gelernt, Arsenik zu entdecken und sah dies auch wieder am 25. October. Das bis hieher Mitgetheilte gewährte das Material zu folgendem Gutachten:

Gutachten: Das Königl. Wohllöbl. Stadtgericht zu E. ertheilte Unterzeichneten den Auftrag, die bereits vor Jahren der Erde überlieferte Leiche des Schiffers P. von hier, theils einer gerichtlich medicinischen, theils einer gerichtlich chemischen Prüfung zu unterwerfen, um das Gerücht „es sei derselbe durch Arsenik vergiftet" entweder zu widerlegen oder zu bestätigen, und demnächst sich über die stattgefundene Prüfung in einem technischen Gutachten auszusprechen. Dem sehr umfangreichen Geschäft, was ihnen hierdurch wurde, unterzogen sie sich auf folgende Weise:

1) Am 10. October c. früh 6½ Uhr begaben sich Kreisphysikus Dr. Schaper und Kreischirurgus Huye auf Befehl des oben genannten Stadtgerichts, gemeinschaftlich mit dem Stadtgerichtsrath L. und Oberlandesgerichts-Auskultator W. auf den St. Marienkirchhof, um die daselbst ruhende Leiche des P. der Untersuchung wegen, entweder der Gruft ganz zu entnehmen, oder wenn dies nicht mehr möglich sein sollte, in der Gruft selbst in den etwa noch vorhandenen Bestandtheilen, so gut es anginge, zu prüfen und theilweise aus derselben wiederum an das Tageslicht zu befördern. Hierzu waren der Todtengräber S. und 6 Arbeiter mit den erforderlichen Geräthschaften requirirt. Diese, so wie die zugleich vorgeladene Wittwe des Schiffers P. und zwei zum Schutz gegen jede Störung des Geschäfts zugezogene Polizeidiener fand man bereits am Grabe, ließ nun den Kirchhof, so wie den daran liegenden Bergschen Kirchhof schließen, wiederholte nochmals eine genaue Recognition der Grabstätte und eröffnete sofort das Geschäft, als man sich hinreichend von der Identität derselben überzeugt hatte.

Zuerst wurde ein schweres eisernes Kreuz und die aus Feldsteinen bestehende Einfassung des Grabhügels, dann der Schmuck des letztern, Rosen, Blumen, Moos, Immergrün und endlich der Grabhügel selbst entfernt. Um ferner arbeiten zu können, mußte auch eine danebenstehende Linde einstweilen ausgehoben werden, worauf man zur Ausräumung des Grabes schritt, die jedoch nur sehr langsam und unter großer Anstrengung erreicht werden konnte, weil man sich in einen sehr zähen, festen Lehmboden mit Hacken, Schaufel und Spaten hineinarbeiten mußte. Nach 3stündiger Arbeit erreichte man in einer Tiefe von 4—5 Fuß den Sarg, dessen Decke und Wände mit großer Vorsicht abgeräumt werden mußten, weil sich die Leisten bereits ablösten und deutliche Fugen sichtbar wurden, durch die die Erde hineinzustürzen drohete. Man erkannte deutlich, daß er aus eichenem Holze gefertigt war, sah, daß er die ihm gegebene braune Farbe verloren hatte, aber die dunkle Farbe alten nassen Eichenholzes hatte, und überzeugte sich, daß das Holz schon sehr gelitten hatte, faul roch. Die Bretter desselben waren durch Holznägel mit einander befestigt, die aber schon ganz morsch, verfault waren. Als die Erde bis etwa 4 Zoll unter den Deckel ausgeräumt war, versuchte man diesen mittelst untergezogener Stricke aufzuheben, wobei man jedoch sehr große Vorsicht anwenden mußte, weil er hiebei völlig zusammenbrach. Diese Erfahrung zeigte genügend, daß man von jedem weitern Versuche, die ganze Leiche zugleich mit dem Sarge aus der Erde zu heben, abstehen, und daß man sich entschließen müsse, die Untersuchung derselben in der Erde selbst fortzusetzen.

Der Sarg hatte eine solche Richtung bekommen, daß der Kopf nach Norden, die Füße nach Süden gewandt waren. Jener ruhete auf einem zum Theil noch erhaltenen Häckselkissen von feinem weißen Zeuge, diese waren bis zu den Hüften hinauf in losen Häcksel ganz versunken, so daß der Kopf die ihm ursprünglich gegebene Lage beibehalten zu haben schien, daß aber die Füße fest auf dem Grunde des Sarges auflagen. Wo das Weißzeug des Kopfkissens erhalten war, sah man es noch in Falten geordnet. Dies, der Häcksel, die Leiche, sammt der Leibwäsche waren bis fast zu den Hüften sehr trocken, von hier ab aber waren Häcksel, Leibwäsche und Leiche feucht, und ganz zu den Füßen sehr naß. Deßhalb hatten auch Zeug und Häcksel oben eine hellere, unten dunklere Farbe. So weit das Zeug trocken war, zeigte es sich zerreiblich, konnte leicht mit der Pincette entfernt werden, so weit es aber naß war, hatte es noch eine ziemliche Festigkeit und mußte abgerissen werden. Auf der Leiche, dem Zeuge, dem Häcksel nahm man einen kurzen wolligen Schimmel wahr, der in der trockenen Gegend eine zarte weiße Farbe, in der feuchten aber eine schmuzig bräunliche hatte, und der die einzelnen Theile ganz locker mit einander verband. Der Häcksel wurde von den untern Extremitäten mittelst eines Besens abgefegt, worauf man die Füße mit kurzen, weißen, baumwollenen, sehr nassen, aber gut erhaltenen Socken bekleidet sah. Vorn im Hemde fand man mit rother Baumwolle eingenäht „W. P." und „No. 7", was man für das gewöhnliche Zeichen der Wäsche halten mußte und deshalb mit einem Stückchen der Wäsche ausschnitt, um es aufzubewahren.

Ueber die Leiche ist im Allgemeinen zu bemerken, daß sie männlichen Geschlechts war, daß man die Spuren äußerer Gewalt nirgends wahrnehmen konnte, daß sie in allen ihren Theilen erhalten, und daß endlich alle Theile derselben in ihrer natürlichen Verbindung erhalten waren, mit alleiniger Ausnahme der Nasenspitze, welche eingesunken war; Kopf, Brust, Bauch und die obern Extremitäten gewährten das ziemlich treue Bild einer Mumie, waren sehr ausgetrocknet, derb, tönten beim Anschlagen wie getrocknetes kaum etwas angefeuchtetes Leder, hatten an Umfang sehr abgenommen (waren abgemagert), so daß die weichen Theile am Kopfe ganz starr, wie aufgeklebt, an Brust und Bauch aber in großen langen Falten von oben nach unten zusammen gelegt waren. Von den Hüften bis zu den Füßen war der Körper wie bethauet, an den Füßen aber so naß, als ob er mit Wasser begossen war. Auch hier waren alle Theile erhalten, nur schien die dunkle Muskelsubstanz durch die Hautdecke durch, und diese tönten nicht so, als der obere, trockene Theil des Körpers. Ueber den ganzen Körper war Ober- und Lederhaut gut erhalten, hatte eine dunkelbraune Farbe, besonders am Kopf und am Halse, und in den Interstitien der großen, langen Hautfalten eine hellbraune glänzende Farbe. In diesen Interstitien (Zwischenräumen) befand sich hie und da eine zu einer spröden Masse getrocknete Flüssigkeit, und außerhalb derselben sah man an Brust und Oberarm den schon oben erwähnten zarten weißen Schimmel. Den Kopf schmückte ein reiches, schönes, braunes, krauses Haar. Durch Eintrocknen der weichen Theile, Einsinken der Nasenspitze, Einfallen der Augäpfel und dunkle Farbe der Haut waren die Gesichtszüge völlig unkenntlich geworden. Der Leichen- oder gar Fäulnißgeruch wurde gar nicht wahrgenommen, wohl aber der Geruch nach scharfem, altem Speck, der noch deutlicher hervortrat, als man die Leiche öffnete und einzelne Theile derselben ablöste.

Die Bauchdecken, welche man zuerst spaltete, waren sehr eingesunken, lagen auf der Wirbelsäule fast auf. Sie schnitten sich wie alter Speck, Hamburger Rauchfleisch, so daß man sie selbst mit einem ziemlich stumpfen Messer ohne allen Kraftaufwand durchschneiden konnte. Ebenso verhielten sich auch die Rippenknorpel und die weichen Decken der Brust. Nach ihrer Trennung sah man sehr deutlich, daß sich alle organischen Gewebe sehr gut erhalten hatten, und Haut, Muskel, Zellgewebe, Sehnen, Knorpel, Knochen waren eben so gut zu erkennen, als zu unterscheiden. Die Eingeweide der Brust waren welk, klein, ohne Luft und Feuchtigkeit, besonders ohne Blut, das Herz blaß, die Lungen blau, die linke frei in der Brusthöhle, die rechte mit dieser verwachsen. Leber und

Milz waren klein, derb, übrigens aber gut erhalten. Der Magen hatte sich mit seinen Wänden auf einander gelegt, gleich einem dünnhäutigen an mehren Stellen gerötheten Sack. Der Dickdarm war sehr klein, verschrumpft, der ganze Tractus des Dünndarms durch eine käsige Masse mit einander verklebt, so daß die Unterscheidung aller seiner einzelnen Theile nicht möglich war. Zu einer nähern anatomischen Untersuchung eignete sich so wenig die Leiche, wie der Ort, wo sie sich befand, auch war hiezu gar keine Veranlassung aus der vorliegenden Aufgabe zu entnehmen. Nur der Magen, da er noch ganz gut erhalten war, forderte eine genaue Untersuchnng, die man jedoch des für die chemische Untersuchung so wichtigen Mageninhalts wegen einstweilen auszusetzen und später in der Apotheke vorzunehmen beschloß.

Da für die ausführliche Beurtheilung der Leiche die chemische Analyse höchst bedeutungsvoll war, so hatte man sich mit einer genügenden Zahl von Töpfen und Gläsern versehen, in denen man Theile der Leiche augenblicklich aufbewahren und zur weitern Prüfung in die Apotheke übertragen konnte. Sie waren aus der Offficin des Herrn Berndt entnommen, ganz neu und ganz rein. Man benutzte davon 2 glasirte irdene Töpfe, drei steinerne Kruken und ein Glas, gab ihnen als sie gefüllt waren Deckel von Papier, umband diese mit Bindfaden, und siegelte die Enden desselben mit dem Gerichtssiegel an. Die Deckel numerirte man deutlich und inventirte ihren Inhalt im Protokoll, und so bewahrte man auf in:

No. I. einen großen Theil der Bauchdecken, das Brustbein mit den weichen Decken, die ganze linke obere Extremität und den ganzen Kopf, dessen Oeffnung im Grabe nicht möglich war.

No. II. Herz und Lungen.

No. III. Leber.

No. IV. Magen nebst größten Theil des Schlundes und eines Theils des Pancreas.

No. V. Darmkanal (Dick- und Dünndarm), Rest des Pancreas und Nieren.

No. VI. Den linken Unterschenkel mit dem darauf befindlichen baumwollenen Socken.

Die Eingeweide ertrugen eine sehr dreiste Herausnahme und ertrugen starkes Drücken und Ziehen, ohne zu reißen. Kopf und Extremitäten mußte man nach chirurgischen und anatomischen Grundsätzen trennen, und fand sie noch ganz fest und naturgemäß mit dem Körper verbunden. Um den Magen möglichst vollständig mit seinem Inhalt herausnehmen zu können, nahm man zuvor die Eingeweide der Brust und die Leber heraus.

Als man die genannten Theile der Leiche abgenommen, sie in die bezeichneten Gefäße gelegt, diese versiegelt und vorläufig auf dem Gerichtslokal aufbewahrt hatte, brach man, da es bereits 1½ Uhr Mittags geworden war, das Geschäft einstweilen ab.

2) Ebenfalls am 10. October c., Nachmittags 3 Uhr, und auf Anordnung des Eingangs genannten Gerichts, vereinigten sich Kreisphysikus Dr. Schaper, Apotheker Berndt und Kreischirurgus Huye mit dem Gerichts-Deputirten Herrn Stadtgerichtsrath L. und vereideten Protokollführer, Oberlandesgerichts-Auskultator W. in der Officin des Herrn Berndt, alten Markt No. 16, wohin die oben genannten Gefäße No. I. bis VI. befördert waren, um die Untersuchung fortzusetzen.

Man öffnete zuerst das Gefäß No. I., nahm den Kopf heraus um ihn legaliter zu seciren, mußte aber hievon ganz abstehen, da die weichen Theile gar nicht zu entfernen waren, und man ihn also nur hätte zertrümmern können. Er wurde also wieder zurückgelegt und das Gefäß von Neuem versiegelt.

Dann öffnete man das Gefäß No. IV. und nahm Magen, Schlund und Pancreas heraus. Schlund und Magen wurden aufgeschnitten. Letzterer war innen sehr blaß, hatte aber noch eine erkennbare Fleischfarbe. Die Schleimhaut desselben in der großen Curvatur war wohl mürbe, schien an einzelnen Stellen verschwunden, war aber, nach dem noch möglichen Urtheil, gesund. In der kleinen Curvatur war der Magen mit dunklem schwarzen Blute übergossen, wie mit einem groben Pinsel überstrichen, was sich am tiefsten an der andern Magenwand herab zeigte. So weit sich diese Blutdecke erstreckte, so weit war auch die Schleimhaut in beweglichen Schlamm verwandelt, aufgelöst. Blut und Schleimhaut ließen sich mit dem stumpfen Rücken des Scalpell als schleimige Masse hin und herschieben. Die mit Blut überstrichene Stelle hatte eine scharfe Abgrenzung. Der übrige Theil der Magenhäute schien nicht krank gewesen zu sein, und war er durch Austrocknung sehr dünn. Der Zustand der Blutgefäße ließ sich nicht mehr ermitteln. Von einem fernern Inhalt, als dem eben genannten Blut, ließ sich nichts entdecken, namentlich nichts von Speiseresten, und einige kleine schuppenartige Körperchen mußte man für Schleimhautstückchen halten. Der bevorstehenden chemischen Analyse wegen zerschnitt man Magen, Schlund, Theil des Pancreas in etwa zwei gleiche Theile, bewahrte diese in zwei verschiedenen Töpfen auf, bedeckte sie mit Papier, umband sie mit Bindfaden, siegelte mit dem Gerichtssiegel die Enden desselben fest und signirte beide, den einen No. IVa., den andern No. IVb.; der Inhalt von No. IVa. sollte sogleich zur chemischen Analyse angewandt werden, der von IVb. zu einer möglicher Weise spätern asservirt werden.

Endlich öffnete man auch das Gefäß No. V., mit Darmkanal, Rest des Pancreas, Nieren, nahm den Inhalt heraus und suchte auch ihn noch näher kennen zu lernen. Der Dickdarm war bis auf ein äußerst geringes Lumen zusammengeschrumpft, sehr dünnhäutig, papierförmig. Noch mehr war dies beim Dünndarm der Fall, der gar nicht mehr zu entwickeln war. Eine genaue anatomische Untersuchung war nicht mehr möglich, man trennte daher auch einen Theil vom Ganzen ab, um ihn chemisch zu prüfen, bewahrte ihn einstweilen in einem besondern Topfe, welcher bedeckt, umbunden, mit dem Gerichtssiegel versiegelt, No. Va. signirt wurde, und legte das Uebrige in das gleich anfangs gebrauchte Gefäß zurück, was nun von Neuem bedeckt, bebunden, versiegelt und No. Vb. signirt wurde.

Den Technikern wurden also die Gefäße I., II., III., IVa., Va., VI. gut erhalten und vorschriftsmäßig verschlossen und versiegelt zum freien Gebrauch bei der fernern Untersuchung und IVb., Vb. ebenfalls in der nöthigen Form zur weitern Aufbewahrung übergeben. Sie versprachen die chemische Analyse möglichst fördern zu wollen, machten aber darauf aufmerksam, daß zu ihr Tage erforderlich wären, und quittirten über den Empfang der ihnen übergebenen Gegenstände.

3) Vom 11. bis zum 25. October und vom 29. October bis zum 5. November c. beschäftigten sich der Kreisphysikus Dr. Schaper und Apotheker Berndt mit der chemischen Prüfung der Leiche des Schiffer P., bei der sie sich die Gegenwart des Gerichts-Deputirten Stadtgerichtsrath L. und der vereideten Protokollführer W. und v. H. dann jedesmal erbaten, wenn sie einen chemischen Proceß zu beenden im Begriff waren, oder wenn sie durch einen solchen zu erheblichen Resultaten gelangt waren. Im Allgemeinen möge hier zunächst bemerkt sein: beide Techniker seit einem Jahr die ihnen gewordene Aufgabe voraussehend, hatten sich mit allen Bedürfnissen darauf vorbereitet, namentlich mit einem Apparat nach Marsh und mit den übrigen Geräthschaften und Reagentien in genügendem Umfange; beide waren entschlossen, dem Geschäft alle nur

mögliche Ausdauer und Aufmerksamkeit zu widmen, und jeder Täuschung auf alle Weise, sowohl für sich, als auch für jede richtende oder beurtheilende Behörde vorzubeugen. Deshalb wurde das Laboratorium des Herrn Berndt für die ganze genannte Zeit ausschließlich nur für dies Geschäft benutzt und auch von ihm eigenhändig in Verschluß gehalten, so daß jede Einwirkung einer dritten Hand unmöglich war. In demselben wurden auch die Töpfe mit den Theilen der P.schen Leiche aufbewahrt. Diese wurden nun in völlig reinen Gefäßen aus Glas oder Porcellan untersucht und behandelt. Sämmtliche Reagentien waren zuvor auf ihre chemische Reinheit geprüft, ganz besonders aber darauf, ob sie auch nicht arsenikhaltig waren, und dies wurde bei den einzelnen Processen so oft wiederholt, als es nur immer zweckmäßig schien, namentlich prüfte man Zink und Schwefelsäure im Apparat von Marsh bei jedesmaliger Benutzung desselben, und gebrauchte dasselbe Zink nur zwei Mal. Bei der Wahl der zu prüfenden Theile entschloß man sich von vorne herein, jeden Knochen zu entfernen und sich ganz streng auf die weichen Theile zu beschränken. Endlich hielt man unter allen vorgefundenen Prüfungs-Methoden die nach Berzelius und Orfila für die brauchbarsten und vertraute sich ihrer Leitung an. Sieben Mal unterwarf man Theile der Leiche einer chemischen Prüfung, vier Mal ohne vorherige Bestimmung ihres Gewichts, und drei Mal mit genauer Bestimmung ihres Gewichts; so oft das Gewicht nicht bestimmt war, kochte man sie zuerst mit Unc. j Kali causticum und Pfd. ijß aqua destillata, so oft dasselbe aber bestimmt war, nahm man von kaustischem Kali ein Zehntheil, von destillirtem Wasser sechs Theile und versetzte sie mit zwei Theilen reinem Salpeter, den man in einem Falle gleich mitkochte, in den beiden andern während des Abrauchens zusetzte. Das Kochen erforderte jedes Mal einige Stunden, bis sich alles zu einer dunkel schwarzbraunen, gleichförmigen, bald dünnern, bald dickern breiartigen Masse aufgelöst hatte, welche man in den ersten 4 Fällen mit Salzsäure übersättigt auf das Filtrum brachte, in den letzten drei Fällen aber zur Trockne abrauchte und dann verpuffte. Durch das Filtriren verschaffte man sich nun entweder eine dunkel weingelbe, oder auch eine hellgelbe, klare Flüssigkeit, durch das Verpuffen eine anfangs flüssige, aber sehr bald erstarrende Salzmasse.

Im Besondern ist über die sieben verschiedenen Analysen zu bemerken:

a) am 11. October, Vormittags 10½ Uhr, nahm man aus dem wohl erhaltenen und versiegelten Gefäß No. IIIa. die drei enthaltenen Theile des Magens, Schlundes und Pancreas, und kochte sie mit kaustischem Kali und destillirtem Wasser, wie schon gesagt im Sandbade. Nach zweistündigem Kochen hatte sich alles zu einer dunkelbraunen Flüssigkeit aufgelöst, welche mit Chlorwasserstoffsäure eine dunkel weingelbe Farbe annahm, mit der Säure bis zur stark sauren Reaktion versetzt, und zum Gerinnen des fast schwarzen Fettes, bis zum andern Morgen ruhig hingestellt wurde. Am 12. October brachte man die so behandelte Masse in aller Frühe auf das Filtrum. Bis zwei Uhr Mittags war das Durchseien beendet, und um 3 Uhr konnte man die sehr klare Flüssigkeit anhaltend der sehr lebhaften Wirkung von Schwefelwasserstoffgas unterwerfen. Da sie dabei klar blieb, so goß man sie in den zuvor sorgfältig gereinigten Glaskolben zurück und hielt sie 24 Stunden hindurch in einer gelinden Digestionswärme. Nun hatte sich am Boden ein dunkelbrauner, pulveriger, lockerer, etwa ½ Linie dicker Niederschlag gebildet, und ein anderer, hellerer, äußerst fein zertheilter, flatterte an den Wänden des Kolben. Als dieser völlig abgekühlt war, brachte man beide auf das Filtrum, sammelte sie darauf bis zum 15. October, und löste sie an diesem Tage, 9 Uhr Morgens, gut ausgewaschen, in Salmiakgeist. Die Lösung wurde mit reinem, geglüheten kohlensauren Natron versetzt, bei gelindem Feuer getrocknet und in einer dünn ausgezogenen Glasröhre in einem lebhaften Strome von Wasserstoffgas geglühet. Es entwickelte sich dabei der Geruch nach brenzlichem Oel, aber kein metallischer Anflug.

b) Am 13. October, 4½ Uhr, öffnete man das Gefäß Va., was man, wie auch das daran befindliche Siegel wohl erhalten fand, und entnahm daraus den darin enthaltenen Theil des Darmkanals und der übrigen Unterleibsorgane, um sie mit kaustischem Kali und destillirtem Wasser eben so zu kochen im Sandbade, als dies mit dem Theil des Magens rc. geschehen war. Sie lösten sich durch mehrstündiges Kochen ganz in eine dickliche, dunkel schwarzbraune Flüssigkeit auf, die man mit Chlorwasserstoffsäure übersättigte und dann filtrirte am 14. October. Auf dem Filtrum blieb ein weit größerer Bodensatz als im ersten Falle, aber die Flüssigkeit lief ebenfalls klar durch und hatte ebenfalls wie die vorige eine dunkel weinbraune Farbe. Sie wurde in den Apparat nach Marsh gebracht, lieferte aber weder einen Anflug in der Glasröhre noch an einer Porcellanfläche, schäumte aber im Glase so stark, daß man fürchtete sie würde überlaufen.

c) Am 15. October nahm man die gut erhaltenen und gut versiegelten Gefäße II. und III., öffnete sie, schnitt fast die Hälfte der Leber, die Hälfte des Herzens und die linke Lunge ganz ab, und behandelte sie gemeinschaftlich wie a und b mit kaustischem Kali und destillirtem Wasser im Sandbade. Das übrige der genannten Eingeweide und die rechte Lunge reponirte man in ihre resp. Gefäße, bedeckte und versiegelte sie wieder. Am 16. hatten sich die genannten Theile durch Kochen in eine dickliche, dunkel schwarzbraune Flüssigkeit aufgelöst, welche mit Salzsäure übersättigt und erkaltet, auf das Filtrum gebracht wurde. Sie war jedoch so dick, breiig, daß die Flüssigkeit sehr langsam filtrirte, und daß die Procedur erst am 19. als beendet angesehen werden konnte. Die filtrirte Flüssigkeit hatte dieselben Eigenschaften, als die a und b, unter denselben Bedingungen, und wurde in den wohl geprüften Apparat von Marsh gebracht; auch sie schäumte in demselben sehr, lieferte aber bald an der äußern Grenze der geglüheten Stelle der Glasröhre, besonders im untern Umfange derselben, einen schwärzlichen, unregelmäßigen Anflug. Die aus der Glasröhre strömende Gasflamme (man hatte das Gas angezündet) färbte sich etwas bläulich, lieferte aber keine Metallanflüge auf vorgehaltenen Porcellanflächen. Der in der Röhre gewonnene Anflug ist außerordentlich schwach, zeigt eine schwache fast zweideutige Metallspiegelung und ist für weitere Prüfungen ungenügend. Der Theil der Röhre, welcher ihn enthält, ist jedoch ausgeschnitten, auf beiden Enden zugestöpselt, in Papier gewickelt und befindet sich unter dem Siegel des Physikus.

d) Am 17. October öffnete man die Gefäße I. und VI., die man unversehrt und gut versiegelt fand, nahm die eine Hälfte der Bauchdecken, etwa die Hälfte der Ober- und Vorderarmmuskeln, etwa die Hälfte der Unterschenkelmuskeln und einen ganz kleinen Rest daran klebender Wäsche, behandelte sie mit Kali caust. und destillirtem Wasser wie bei a. Die nicht sogleich benutzten Theile legte man in ihre resp. Gefäße wieder zurück, überband und versiegelte sie mit dem Physikatssiegel. Die dicke schwarzbraune, nach Leim riechende Abkochung wurde mit Salzsäure übersättigt, kühlte sehr langsam ab und konnte erst am 19. aufs Filtrum gebracht werden. Ein sehr großer Rückstand blieb auf diesem, und erst bis zum 24. October konnte das sehr zögernde Durchseien beendet werden. In die klare, gelbliche Flüssigkeit leitete man sehr lebhaft einen Strom von Schwefelwasserstoffgas, setzte sie, hiemit übersättigt, 24 Stunden der Digestionswärme aus, erhielt aber auch nicht den allergeringsten Niederschlag.

e) Am 19. October, 2½ Uhr Mittags, öffnete man nochmals die Gefäße I., II., III., nachdem man sich davon zuvor überzeugt hatte, daß sie nebst dem daran befindlichen Siegel gut erhalten gewesen, entnahm ihnen 7 Unzen von den Bauchdecken und 10 Unzen Leber und Herz, verwahrte den Rest von Leber, Lunge, Herz, der klein genug hiezu geworden war, von nun ab in einem Gefäß, welches man signirte II., IIIb. Dies, wie das Gefäß No. I., was seinen übrigen Inhalt behalten hatte, beband und versiegelte man wieder mit dem Physikatssiegel. Um jedem Irrthum vorzubeugen, möge hier noch bemerkt sein, daß die hier schlechthin aufgeführten 7 Unzen Bauchdecken, der Kürze wegen im Schlußprotokoll unter dieser Bezeichnung aufgeführt wurden, daß sie aber aus den 7 Unzen weicher Körpertheile bestanden, welche nach dem Instructions-Protokoll vom 18. October, 4½ Uhr Nachmittags, dem Gefäß No. I., aus den Bauchdecken, den weichen Bedeckungen der Brust, und den Muskeln des Oberarms entnommen waren, und daß man am 19. Theile der Lunge, Leber und des Herzens deshalb gleich noch hinzunahm, weil sich diese durch das eben gewonnene Resultat am verdächtigsten gezeigt hatten. Die 17, zur abermaligen Untersuchung bestimmten Unzen weicher Theile des Körpers des P. wurden mit 1 Unze und 6 Drachmen kaustischen Kali's, hundert Unzen destillirten Wassers zwei Stunden hindurch gekocht, zwei Pfund und zwei Unzen chemisch reinen Salpeters versetzt, und, da sie sich bereits ziemlich vollständig aufgelöst hatten, zum Abdampfen aufgesetzt. Bei dieser Operation löste sich noch alles allmälig vollständig auf, aber erst nachdem sie den 20. und 21. October ununterbrochen fortgesetzt war, hatte man seinen Zweck erreicht. Es war dazu eine porcellanene Abrauchschale benutzt, in der man die getrocknete feste Masse so gut als möglich verkleinerte. Am 22. October, Nachmittags 2½ Uhr, hatte man einen Porcellantiegel glühend gemacht und in diesen verpuffte man allmälig die ganze Masse, wobei man etwa 1 Stunde an Zeit verbrauchte, wodurch man aber auch alle organische Substanz vollständig zerstörte. Im Tiegel sah man darauf eine Salzmasse im glühenden Fluß, nahm ihn vom Feuer ab und ließ ihn ruhig erkalten. Auf diese Weise gewann man eine weiße Salzmasse, welche man in destillirtem Wasser löste, filtrirte und im Ueberschuß mit Schwefelsäure versetzte. So behandelt wurde sie am 24. October so lange erhitzt, bis alle Salpeter-

und salpetrige Säure vollständig vertrieben waren. Nun löste man sie abermals in destillirtem Wasser auf, brachte sie in den sehr gewissenhaft geprüften Apparat nach Marsh und erhielt schon nach wenig Minuten einen metallischen Anflug, der sich durch 1½ Stunden, während deren man die Glasröhre stets glühend erhielt, immer stärker ausbildete. An der Mündung der Glasröhre hatte man das Gas angezündet, was so lange, als die Röhre glühend erhalten wurde, eine schöne gelbe Flamme lieferte (Wasserstoffgasflamme). Als man die zum Glühen der Röhre benutzte Flamme (aus einer Lampe nach Berzelius mit doppeltem Luftzuge) entfernt hatte, und die Röhre erkaltet war, bildeten sich auch auf vorgehaltener Porcellanfläche sehr schöne silbergraue Metallanflüge, die aber zu chemischer Prüfung zu klein waren. Die Flamme verlor jetzt entschieden ihre gelbe Farbe und nahm eine bläuliche an. Der Metallspiegel in der Glasröhre war an der Stelle des stärksten Anflugs schwarz und wurde je schwächer, desto röthlicher.

Da das Antimon ganz ähnliche Anflüge in der Glasröhre und auf Porcellan liefern soll, als Arsenik, so brachte man eine chemisch reine Antimonlösung am 25. October in den Apparat nach Marsh und erhielt allerdings sehr ähnliche Anflüge als am Tage zuvor, sah aber zugleich, daß die Antimonwasserstoffgasflamme mit ganz weißer Farbe brennt, so daß sie auf weißem Grunde fast ganz unsichtbar wird und nur auf dunklem schwarzen Grunde wahrgenommen werden kann. Diese weiße Farbe des Antimonwasserstoffgases und die bläuliche des Arsenikwasserstoffgases sind so charakteristisch, daß sie schon allein vor jeder Verwechselung schützen können, weshalb man mit allem Nachdruck aufmerksam darauf machen muß.

Der Theil der Glasröhre, welcher den aus der Salzlösung gewonnenen Metallspiegel enthielt, wurde an beiden Enden zugestöpselt, mit Papier umwickelt, an beiden Enden und in der Mitte mit dem Physikatssiegel versiegelt, und mit der frühern gemeinschaftlich asservirt. Inquirent umwickelte beide noch mit einem Papier und siegelte beide Enden und die Mitte mit dem Commissionssiegel. Die Gefäße, welche die Theile der Leiche enthielten, nun nur noch fünf an der Zahl 1b, 2b/3b, 4b, 5b, 6b konnte Herr Berndt nicht länger im Laboratorio aufbewahren, das Stadtgericht besaß kein passendes Lokal dafür, deshalb wurden sie vom Inquirenten, der sie von Neuem untersucht und eigenhändig versiegelt hatte, dem Kreisphysikus Schaper zur Aufbewahrung übergeben.

Die Metallanflüge in Glasröhre und auf Porcellan waren

ohne Zweifel Arsenikspiegel. Die Farbe der Flamme hatte dies außer Zweifel gesetzt und man wollte sich hierüber bereits gutachtlich aussprechen, wozu man auch bereits Abschrift der Protokolle erbeten hatte, aber die Möglichkeit den wirklich ausgezeichnet schönen Metallspiegel wegen möglicher Zweifel zerstören zu müssen oder zerstören zu lassen, bewog die Sachverständigen zu der Bitte, noch so viel Substanzen der Leiche des P. erhalten zu dürfen, daß damit noch zwei Analysen gemacht werden könnten.

Am 29. October wurde ihnen dieses gewährt und sie nahmen Theile der Leber, Lunge, des Herzens, der Muskeln, des Oberarms, der Muskeln des Bauchs, des Darmkanals, der Nieren und der Milz. Sie wurden in zwei besondern Gefäßen zur Analyse übergeben. Diese wie die ursprünglich benutzten Gefäße wurden gut bedeckt und mit dem Gerichtssiegel versehen. Das eine Gefäß enthielt die Theile der Brusteingeweide, der Muskeln und der Leber, und war signirt II., III., I., das andere enthielt Darmkanal, Nieren und Milz und war signirt V.

f) Am 30. October nahm man zuerst Darmkanal, Milz, Nieren aus dem gut erhaltenen und versiegelten Gefäß, zerschnitt sie wie die frühern Male, wog sie, und kochte sie, da sie gerade 15 Unzen wogen, mit Unc. jβ Kali caustic., was in Unc. iij destillirtem Wasser gelöst war und Unc. αx (60) destillirtem Wasser. Sie lösten sich völlig auf zu einer dicklichen, schwarzbraunen, fast schwarzen Masse, welche am 31. October in einer Porcellanschale zum Abdampfen hingestellt wurde. Als sie etwa zur Hälfte abgedampft war, versetzte man sie mit dreißig Unzen chemisch reinem Salpeter und brachte sie allmälig bis zum 1. November c. zur Trockne, so daß man sie auch an diesem Tage in einem glühend gemachten Porcellantiegel verpuffen konnte. Die Zerstörung der organischen Substanz gelang vollständig dadurch und man erhielt, wie früher, eine Salzmasse in glühendem Fluß, welche erkaltet, in destillirtem Wasser gelöst, filtrirt, dann mit Schwefelsäure im Ueberschuß versetzt und bis zur Entfernung der Salpeter- und salpetrigen Säure erhitzt wurde. Abermals in destillirtem Wasser gelöst, wurde sie in den wohlgeprüften Apparat von Marsh gebracht, wo sie in der Glasröhre einen sehr schwachen, braunrothen metallischen Anflug lieferte. Bevor sich dieser bildete, gewann man in der aus der Glasröhre strömenden Gasflamme zwei sehr kleine graulich braune Metallanflüge, deren fernere Bildung nicht mehr gelang. Diese verflüchtigten sich erhitzt sehr leicht, waren aber zu klein, um einen

Geruch entwickeln zu können. Das Stück der Glasröhre, was den Spiegel enthielt, wurde ausgeschnitten, an beiden Enden bestöpselt und besiegelt und mit einen Papierstreif umklebt, welcher die Aufschrift enthielt „Spiegel des Darmkanals.“ Benutzt wurde das Physikatssiegel.

g) Am 31. October nahm man die Theile des Herzens, der Lunge, der Leber und der Muskeln aus dem gut erhaltenen und besiegelten Gefäß, zerschnitt und wog sie. Ihr Gewicht war ebenfalls genau 15 Unzen, die daher auch mit ein und einer halben Unze kaustischem Kali, gelöst in 3 Unzen destillirtem Wasser, und 60 Unzen destillirtem Wasser so lange gekocht wurden, bis sie sich ganz aufgelöst hatten. Man dampfte sogleich ab, und da dies bis zum 1. November c. bis zur Hälfte etwa erfolgt war, so setzte man an diesem Tage 30 Unzen chemisch reinen Salpeters zu. Fast bis zur Trockne abgedampft, entzündete sich die ganze Masse plötzlich und verbrannte sehr lebhaft. Dies hatte indeß keinen Verlust an der Salzmasse, welche man sehr schön in der Abrauchschale fand, wohl aber eine große Ersparung an Zeit zur Folge. Die organische Substanz war gänzlich zerstört. Am 2. November c. löste man die Salzmasse in destillirtem Wasser, filtrirte sie, versetzte das Filtrat im Ueberschuß mit Schwefelsäure, um schwefelsaures Salz zu bilden, goß die wasserhelle Flüssigkeit von ungelöstem, schwefelsauern Kali ab, und in ein kleines Becherglas über. In dieses leitete man recht lebhaft einen Strom Schwefelwasserstoffgas bis zur völligen Sättigung damit. Während dies geschah, erwärmte man die Flüssigkeit etwas und sehr bald nahm man einen deutlichen Niederschlag durch die ganze Flüssigkeit, zahllosen Infusorien ähnlich, wahr. Noch 24 Stunden wurde sie nun in der Digestionswärme erhalten. Die Flüssigkeit wurde allmälig immer klarer und ein sehr deutlicher, gelblicher Niederschlag sammelte sich auf dem Boden des Glases. Man brachte diesen den 4. November c. sehr früh auf ein Filtrum, wusch ihn mit destillirtem Wasser aus und löste ihn dann in einer kleinen Porcellanschale in der 10fachen Menge chemisch reiner Salpetersäure auf. Dies erfolgte vollständig, fast farblos. Die Auflösung rauchte man zur Trockne ab und gewann dadurch eine weiße, pulverförmige Masse. Diese bestimmte man zu mehren chemischen Operationen und theilte sie daher zunächst in verschiedene ungleiche Theile.

α) Den einen löste man in destillirtem Wasser und neutralisirte ihn mit Kali, worauf man ihn abermals in zwei gleiche Theile theilte, um ihn

aa) mit salpetersaurem Silberoxyd zu prüfen, mit dem er einen hellbraunen (braungelben) Niederschlag bildete, den man in ein kleines Cylinderglas überfüllte, zustöpselte, mit dem Physikats-Siegel versah und durch die aufgeklebte Etikette „N. d. Argent. nitric." bezeichnete;

bb) mit schwefelsaurem Kupferoxyd zu prüfen, mit dem er einen blaugrünen Niederschlag lieferte, den man ebenfalls in ein kleines Cylinderglas überfüllte, was man zustöpselte, mit dem Physikats-Siegel und der aufgeklebten Etikette „N. d. Cupr. sulphuric." versah.

β) Den andern Theil mischte man mit kohlensaurem Natron und behandelte ihn im Innern der Löthrohrflamme auf Kohle. Es bildete sich ein starker, jedoch nicht unbezweifelt knoblauchartiger Geruch.

γ) Der dritte größte Theil wurde mit Schwefelsäure so lange erhitzt, bis Salpeter- und salpetrige Säure völlig entfernt waren. Nun löste man ihn in destillirtem Wasser und brachte ihn in den gründlich geprüften Apparat nach Marsh, aus dem man in der Glasröhre einen, wenn auch schwachen, jedoch deutlichen Metallspiegel gewann. Das ihn enthaltende Stück der Glasröhre schnitt man aus, stöpselte und siegelte es an den Enden mit dem Physikats-Siegel und beklebte es mit der Etikette „Spiegel II. aus Herz, Lunge rc." Da man das Glühen der Glasröhre absichtlich so lange fortsetzte, als nur irgend eine Steigerung des Metallspiegels erwartet werden konnte, so bildete sich später eben so wenig ein Metallanflug auf vorgehaltener Porcellanfläche, als auch eine blaue Farbe der Flamme. Diese blieb im Gegentheil stets lebhaft gelb.

Die beiden Cylindergläser, wie auch die beiden zuletzt beschriebenen Glasröhren wurden in Baumwolle gewickelt, in eine hölzerne Schachtel gelegt, diese mit Bindfaden umbunden, mit dem Commissions-Siegel des hiesigen Stadtgerichts versiegelt und dem Herrn Berndt gleich den beiden frühern Röhren, zur Aufbewahrung übergeben.

Aus dem technischen Verfahren und den durch dasselbe gewonnenen Resultaten, geht als evidente und völlig zweifellose Thatsache hervor, daß aus den chemisch untersuchten Theilen der Leiche des P. Arsenik gewonnen wurde und daß es also schon vor der Analyse in derselben enthalten war. Um dies gutachtlich auseinander setzen zu können, waren die Protokolle theils abschriftlich, theils in origine erbeten.

Da der Befund aus der Leiche und das Resultat der chemischen Analyse nur zu einem wissenschaftlichen Raisonnement über die Wirkung des Arseniks auf die Leiche, und höchstens zu einigen unfruchtbaren Vermuthungen über zufällige oder absichtliche Vergiftung berechtigten, so war zur Bearbeitung eines genügenden Gutachtens eine möglichst ausführliche Nachricht über die letzten Lebenstage des P. unentbehrlich, und eine nähere Auskunft über die Beschaffenheit etwa früher hier ausgegrabener Leichen sehr wünschenswerth. Beide erbat sich der Kreisphysikus Schaper bereits am 31. October c., um ihren Inhalt für das Gutachten zu benutzen:

4) Am 23. November c. wurden dem Kreisphysikus Dr. Schaper die Akten überwiesen, in denen die bis dahin gewonnenen Nachrichten über die letzten Lebenstage des P. und über die auf dem hiesigen Kirchhofe gesammelten Erfahrungen, in Betreff aufgegrabener Leichen, enthalten waren. Obgleich er gleichzeitig die Aufforderung zu Abfassung eines andern gerichtlich medicinischen Sections-Berichts und Gutachtens erhielt, so wurden ihm doch nur 48 Stunden zur Einsicht der anvertrauten Akten vergönnt. Möge diese kurze Zeit nicht zu kurz für die Ermittlung der Wahrheit gewesen sein.

Was zunächst die Beschaffenheit der in der Gruft gefundenen Leiche betrifft, so finden sich in den Akten die Aussagen von drei sachverständigen Zeugen: vom Todtengräber S. fol. 97, vom Kirchhofswärter R. fol. 101 und vom Todtengräber R. fol. 109, abgegeben am 5., 10. und 15. November c. Alle sind auf dem Bergschen und St. Marien-Kirchhofe beschäftigt, kennen beide Kirchhöfe genau und erklären den Boden beider für gleich beschaffen. Noch ist es keinem von ihnen gelungen, bei absichtlichen oder zufälligen Ausgrabungen von Leichen, diese erhalten zu finden. Stets waren die Särge zerfallen, die weichen Theile, besonders am Kopfe, verschwunden. Nur die Leiche des P. bietet eine Ausnahme von dieser ihrer Erfahrung, die freilich wohl ohne Ausnahme längere Zeit nach der Beerdigung gewonnen wurde, als bei P. Die über den Tod des P. gesammelten Nachrichten sind theils aus früherer Zeit, theils aus der Gegenwart. In noch ganz frischer, unmittelbarer Verbindung mit seinem Tode finden wir zwei Berichte, den einen eigenhändig von der Wittwe P. an den Vater ihres Mannes zu F. a. d. O., am 13. März 1838, also gleich nach dem Sterbetage selbst, abgefaßt, den andern in den Testamentsakten nach fol. 1 der zur Ansicht präsentirten Akten.

In jenem Bericht sagt die Wittwe P.: der P. (ihr Mann) starb am 12. März 1838 um 5½ Uhr früh, lag 8 Tage zu Bett, erkrankte am 5. März, Abends 6½ Uhr, am starken Erbrechen und Durchfall und fiel dann in ein hitziges Fieber, fol. 75. Fr. P., der Vater, hatte diese Trauerbotschaft aufbewahrt und schickte sie als ein wichtiges Document dem hiesigen Stadtgericht, als er Kunde von dem Gerücht bekam, sein Sohn sei vergiftet, fol. 74. In diesem ist gesagt: Fr. W. P. stirbt am 12. März 1838 am hitzigen Fieber und hinterläßt seiner Wittwe nach eingereichtem Inventario 102 Thlr. 1 Sgr. 9 Pf. fol. 1.

Später, und zwar im Jahre 1841 wurden durch Aussagen vor Gericht Nachrichten gewonnen: durch H. C., geb. L., durch Dr. N., durch die Köchin M. Sch., durch den Marqueur C. H., durch Wittwe P., geb. L., durch separ. L., geb. Sch., durch den den Wagemeister Sch., durch den Gastwirth C. und zuletzt endlich im Jahre 1842 auf eben dem Wege durch Dr. N., C. H., M. Sch., die Wohllöbl. Polizei-Direction, wie Herrn J. und durch eine abschriftlich in diesem Jahre übertragene Aussage der Fleischerfrau W. Sch., geb. P., welche sie am 17. October 1840 vor Gericht gemacht hatte.

W. Sch., geb. P., früher Schänkerin bei P., dann zur Unterstützung an C. abgegeben, sagt, als sie die Leiden des letztern geschildert hat: der Ehemann der P. starb ebenfalls an starkem Erbrechen. Die Eheleute lebten ebenfalls in Zank und Streit. Die Frau schien sich über den Tod ihres Mannes zu freuen, und die Mutter derselben, geschiedene L., sagte zu mir, als P. so fürchterlich brach, nun gehts mit ihm zu Ende, nun bricht er schon Lunge und Leber aus. Es wurde gesprochen, er sei vergiftet durch Chocolade. Das Erbrechen währte 8 Tage und endlich starb er daran. fol. 104—108 am 17. October 1840.

Henriette C., geb. L., welche bei P. im Hause lebte und ganz bekannt mit den Familien-Verhältnissen gewesen zu sein scheint, referirt: P. hatte anfangs einen eigenen Oderkahn, kaufte sich aber später einen zweiten und noch später sogar eine Gastwirthschaft.

P. und Frau lebten zufrieden und sie konnte ihn wohl nicht gerne verlieren, da er ihr viel verdiente. Ich und meine Schwester (die Wittwe P.) waren dabei, als er starb. Er ist im Ganzen eine Woche krank gewesen. Einige Tassen Chocolade hatte er getrunken, darauf gebrochen, auch noch ein Brechmittel bekommen. Darauf zeigt sich ein Blutsturz und nun bricht er auch alle Arznei fort. fol. 2 und 3 den 7. April 1841. P. war stets gesund und wohl. fol. 2.

Herr Dr. N. findet den P. schon beim ersten Besuch Blut brechend, über Schwindel, Ohnmacht, klagend. Schwarzes Blut geht mit dem Stuhl ab. P. behält stets sein Bewußtsein, klagt nie über Schmerz, leidet einige Tage am Blutbrechen, stirbt dann am 8. oder 9. Tage bei langsam schwindendem Bewußtsein. N. erkennt gleich den morbus niger, giebt anfangs Resolventia, dann Nervina und zugleich ableitende Mittel, schildert den P. stark, roth, vollblütig und dem Trunke sehr ergeben. Kurz vor seinem Erkranken soll er Rum getrunken haben. fol. 4 und 5 den 10. April 1841. — In dem unterm 10. November 1841 abgegebenen Gutachten heißt es ausführlicher, der P. hatte eine schwarz gelbliche Gesichts- und Hautfarbe, soff sehr stark, sehr oft und zog sich, nachdem er oft über Unterleibsbeschwerden geklagt, aber stets unmäßig gelebt hatte, den morbus niger zu. Uebelkeit, Würgen, schweres Erbrechen einer sauern röthlich werdenden Masse und Stuhlverstopfung waren die zuerst beobachteten Erscheinungen. Die ausgebrochene Flüssigkeit ist ein saurer, scharfer, dickschleimiger Speichel. Unter den ableitenden Mitteln stehen die Klystiere oben an, welche aber die ersten 2 bis 3 Tage erfolglos angewandt werden.

Der Kranke klagt über Druck, Krampf im Magen und den Hypochondrien. Keins der beobachteten Symptome erlaubt an eine Vergiftung zu denken, alle erklären sich leicht aus dem morbus niger. Endlich findet sich noch die Versicherung, daß er (Dr. N.) metallische Mittel durchaus nicht angewandt habe. fol. 96 den 5. November 1842.

M. Sch., 7 Jahre Köchin bei P., auch in der Zeit, als P. starb, sagt am 22. April 1841, 15. November 1841, am 9. November 1842, am 10. November 1842: fol. 7, 30, 31, 103, 113, 114 aus: an einem Sonntage hatte die Familie P. Chocolade getrunken. Von dieser war ein Töpfchen aufbewahrt. Dies trank der P. am folgenden Montage nach Tische aus. Etwa 1½ Stunden später, bekommt er, als er sich auf dem Hofe befindet, heftiges

Erbrechen und sinkt gleich darauf zusammen. Die Krankheit dauert eine Woche und während derselben bricht P. Das Töpfchen, die Tasse und den Theelöffel, die P. zur Chocolade benutzt hat, bringt die alte L. zum Reinigen hinaus. Am Theelöffel, am Boden der Tasse und des Topfes findet sich ein weißer grinslicher Kalk, oder mehlartige Masse, welche gegen die graue Chocolade weiß aussah, weißer als Zucker. Hierüber erschrickt die Sch., weil sie in dieser Masse jene wieder zu finden glaubt, die sie einst in einer Ofenröhre auf blauem Papier ausgeschüttet fand, im Hause des P., etwa ½ Pfd. an Gewicht, schneeweiß, und vor der sie durch die Wittwe P. und die separirte C. mit den Worten gewarnt war: „lecke nicht daran, oder nasche nicht davon, sonst wirst Du bald auf dem Rücken liegen." Die Speisen und Getränke besorgte die alte L., doch weiß ich nicht, wer diese Chocolade gemacht hat. Von jener Masse im Ofen nahm der P., wenn er die Ratten vertilgen wollte. Als der P. bricht, kommt die P. zu der alten L. und erzählt: der P. habe gefragt: „ihr habt mir wohl was eingegeben?" Die separirte C. sagte der alten L.: „der P. muß doch sehr leiden," worauf diese Kopf schüttelnd erwiedert: „er hat mich auch sehr geärgert." Betrunken habe ich (Sch.) den P. nie gesehen, weiß auch nicht, daß er dem Trunke ergeben war. Die Eheleute haben sich, so viel ich weiß, gut vertragen. Jetzt hat mir die Wittwe P. durch die Schiffer C. und Fleischerfrau B. so viel bieten lassen, daß ich ganz glücklich sein könnte, wenn ich nichts zu ihrem Nachtheil aussagen wollte.

C. H., ein Jahr, als P. starb, Marqueur bei demselben, sah ihn in seiner Krankheit nicht, hörte aber durch seine Brodfrau (P.), daß P. Erbrechen bekommen habe und an Lungenentzündung gestorben sei. Er glaubt, daß sich die Eheleute gut vertragen haben, weiß aber nicht, daß P. zu viel berauschende Getränke genossen habe, und hat ihn namentlich nie betrunken gesehen. fol. 10, 102 am 24. Mai 1841 und 10. November 1842. C. H. weiß aber auch, daß die P. nicht krank war, als ihr Mann starb.

Wittwe P. heirathet ohne alles Vermögen den P. als sie 23 Jahr alt ist. Auch P. besitzt damals nichts, kauft sich aber einen Oderkahn, später einen zweiten und noch später eine Gastwirthschaft (ein Grundstück). Etwas über 10 Jahre dauert die Ehe; als sie durch den Tod des P. gelöst wird, hinterbleibt der Wittwe ein Vermögen von 102 Thlr. 1 Sgr. 9 Pf. (50 Thlr. muß sie an den Vater des P. zurückzahlen), aber sie kauft für ihre Schwester in dieser Zeit die St. D., ein Gasthaus, was sie am 2. Juni 1841 durch ihre Mutter bewirthschaften läßt — (34 Thlr. für den Platz auf dem Kirchhofe). Als mein Mann nach Dr. N.'s Aussage am schwarzen Fieber starb, war ich krank, weiß also nicht, ob mein Mann Chocolade getrunken und wer sie bereitet hat (Dr. N. bestätigt die Krankheit der P.). Das Erbrechen dauert nicht durch die ganze Krankheit. Ich weiß nicht, daß mein Mann Arsenik im Hause hatte. Er schlief sanft ein, schlief überhaupt in den letzten Tagen viel. Ich habe stets in gutem Vernehmen mit ihm gelebt. fol. 11, 13. Er trank viel Wein und Punsch. fol. 14.

L. L., geb. Sch., 73 Jahr alt: ich lebe von meinem Manne getrennt, bei meiner Tochter, welche mich ernährt, da ich kein Vermögen besitze. Bei P. war ich immer in der Schenkstube, weiß also nicht, wann er gestorben ist und ob er gebrochen hat. Mit der Frau lebte er in gutem Vernehmen, war ein ordentlicher Mann, den ich nie betrunken gesehen habe. Daß er Arsenik im Hause hatte, weiß ich nicht. fol. 14, 15. den 20. Juli 1841.

Wagemeister Sch. Als P. einst von F. zurückkam, trug er ein Papiersäckchen in sein Haus und verschloß es mit der Bemerkung in seinem Spinde: „dies ist Futter für meine Ratten." Es faßte sich wie Mehl an, und ich glaube es war Arsenik. fol. 16. den 16. Januar 1841.

Gastwirth C. Nach einem Streit, den ich mit der Wittwe P. gehabt hatte, sagte meine Frau zu mir: „glaube doch nicht, daß der P. eines natürlichen Todes gestorben ist, denn die ganze Stadt spricht es ja, er ist vergiftet. Nimm Dich vor meiner Schwester in Acht, denn sie ist schlecht." fol. 20. den 5. November 1841.

Die Wohllöbl. Polizei-Direction zu E. erwiedert am 12. November 1842 dem Wohllöbl. Stadtgericht: der plötzliche Tod des P. (man schrieb ihn anfangs der asiatischen Cholera zu) war auffallend, führte aber zu keiner Untersuchung. fol. 110.

Herr J. der Erkorene von der C. und für die C. zeigt am 22. November 1841 an: die C. weiß, daß die M. Sch. die alte L. durch ihre Aussage vor Gericht sehr gekränkt habe, weil sie oft chikanirt hätte; die B. und L. wisse, daß der Tischler K. der M. Sch. keine Ruhe lasse, zu sagen, daß der P. vergiftet sei; die alte J. habe gehört, daß der Tischler K. die Wittwe P. an den Bettelstab bringen wolle. fol. 35.

Um das Material zum Gutachten möglichst erschöpfend zu geben, möge hier gleich noch bemerkt sein, daß der Referent beim hiesigen Stadtgericht, übereinstimmend mit dem Hochlöbl. Oberlandesgericht zu M., die in den Akten enthaltenen Aussagen vom Jahr 1841 als für eine Vergiftung des P. sehr verdächtig ansehen, daß namentlich die Trunksucht des P. und mithin der aus derselben gefolgerte morbus niger sehr bestritten und zweifelhaft seien, daß selbst die von Dr. N. aufgezählten Symptome eine Arsenikvergiftung nicht unmöglich machten, daß ärztliche Täuschung vorkommen könne, daß mehrere Aussagen nicht ohne Weiteres zurückgewiesen werden könnten, die mit denen des Dr. N. im Widerspruch wären, und daß es sehr verdächtig wäre, wenn die P. ihre Schwester C. ohne gehörig motivirte Gründe mit 500 Thlr. unterstütze. (Das uneheliche Kind der letzten sollte von P. sein.)

Der Inquirent dagegen führt an: Alles was im entgegengesetzten Sinne angeführt wird, wiegt die Aussagen des Dr. N., des einen klassischen Zeugen, nicht auf. Die Aussage der Sch. ist fabelhaft (als sie nicht beschrieen wurde, sagte sie noch Fabelhafteres aus vor dem Polizei-Inquirenten). Niemand sagt, daß der P. unmittelbar nach dem Genuß der Chocolade erkrankt sei. Einen Bodensatz findet man in jeder Chocolade, sollte aber ein solcher von Arsenik zurückbleiben, und wäre dieser zu unterscheiden gewesen, so mußte im Topfe eine solche Menge gewesen sein, daß er Hunderte hätte tödten und P. hätte nicht noch 10 Tage leben können. Grieslich kann man grinslich deuten und noch anders: die C. ist nicht gültig als Zeuge. Wenn P. Arsenik hatte, so beweist dies noch nicht, daß er durch die P. benutzt wurde.

Aus dem Instructions-Protokolle bei der chemischen Analyse ergiebt sich, daß am 13. October c. der Darmkanal nebst Theilen der Unterleibseingeweide etwas feucht geworden zu sein schien, scharf ammoniakalisch roch, eben so charakteristisch, als früher nach altem Fett, Käse, und daß der eigentliche Fäulnißgeruch nicht wahrzunehmen war. — Am 17. October c. hatte sich an der obern Extremität, an den Bauchmuskeln Schimmel reichlich gebildet, die untere Extremität fing an weich, mürbe zu werden, die Fäulniß begann sich zu zeigen. — Am 25. October c. ist fast noch alles unverändert, nur etwas Feuchtigkeit sammelt sich im Topf, mehr und längerer Schimmel legt sich auf, aber alles ist mumificirt, und auf den Schnittflächen erkennt man die Grenze der verschiedenen Gewebe, so wie diese selbst.

Der Physikus Schaper, im Jahr 1841 über das mögliche Resultat einer Ausgrabung und chemischen Untersuchung der Leiche des P. gefragt, erklärt, daß es unwahrscheinlich sei, ein solches zu finden, weil man auf die lange Begräbnißzeit und eine wahrscheinlich lange Zeit wirksam gewesene Fäulniß Rücksicht nehmen müsse. Das Hochlöbl. Oberlandesgericht zu M. erwartet dagegen mumienartige Verhärtung der Leiche, wenn P. vergiftet sein sollte. Der Obductions-Bericht, der Bericht über die chemische Analyse, die verschiedenen Zeugenaussagen und endlich die Urtheile mehrerer Sachverständigen in den Akten liefern das ganze vorräthige Material zu einem ausführlichen Gutachten, zu dem es um so mehr erlaubt ist überzugehen, als es reichlichen Aufschluß über die Todesart des P. nach vielen Seiten hin zu geben im Stande ist. Dieses Gutachten hat Rechenschaft zu geben über folgende Fragen:

1) Ist der Körper, welcher durch die chemische Analyse der Theile der Leiche des P. gewonnen wurde, Arsenik?
2) Läßt sich, wenn es Arsenik ist, beweisen, daß er nur und ausschließlich aus den organischen Theilen der Leiche des P. gewonnen sein mußte?
3) Darf man ihn, wenn dies geschehen ist, als ein natürliches Product des Körpers ansehen, oder ist er dann nothwendig von außen in den Körper des P. gebracht?
4) Wenn das Letztere die allein mögliche Annahme bleibt, läßt sich dann aus Erscheinungen aus der Leiche, oder aus der Art des Todes der Beweis gewinnen, daß das Arsenik in solcher Menge dem Körper einverleibt wurde, daß es als Gift auf denselben einwirken mußte, oder muß man nach den vorliegenden Resultaten nicht vielmehr schließen, daß es im qu. Falle nicht vielmehr als Arznei, oder gar als Nahrungsmittel in so kleinen Gaben genossen wurde, daß es seine giftigen Eigenschaften gar nicht äußern konnte?
5) Wenn seine giftige Wirkung auf die noch belebte und dann auf die leblose Organisation, wo man sie wohl nur eine specifische nennen darf, nachgewiesen sein sollte, sind dann Umstände ermittelt, aus denen man zu dem Schlusse berechtigt wäre, daß dieselbe zufällig, oder daß dieselbe absichtlich herbeigeführt sei und daß man in letzterm Falle vermuthen dürfe, daß die eigene Hand zum Selbstmorde das Gift gewählt habe, oder daß man annehmen müsse, daß die fremde Hand zum Giftmorde das Arsenik benutzt habe?
6) Wenn aus den vorliegenden Daten ein ganz begründeter

Verdacht, oder gar der Beweis eines Giftmordes hervorgehen sollte, läßt es sich dann beweisen, daß das Gift in seiner tödtlichen Wirkung durch irgend einen begünstigenden Umstand unterstützt wurde, oder daß es für sich allein den Tod des P. herbeiführte?

Ist dies die ganze Aufgabe für das Gutachten, so leuchtet ein, daß es sich nicht aus der chemischen Analyse und dem Sections-Befunde allein gewinnen läßt, sondern daß auch die vom Physikus Schaper geforderten Nachrichten dazu unentbehrlich sind, und daß einem Verlangen im entgegengesetzten Sinne nur durch eine sehr mangelhafte, für richterliche Bedürfnisse unbrauchbare Arbeit genügt werden konnte. Die Forderung des Schaper ist also eine durch die Sache selbst gebotene und nicht eine willkürliche persönliche, was hier deßhalb bemerkt wird, weil ihm bereits in der sehr nahe verwandten Untersuchung über C. der Vorwurf gemacht ist, animos und verdächtigend, gleich einem rheinischen Advokaten, verfahren zu sein, so daß seine Arbeiten als nicht maaßgebend angesehen werden mußten. Obgleich ihm dies für seine Person völlig gleichgültig ist, so ist er es doch der Ermittlung der Wahrheit schuldig, der Wahrheit, der er sich rücksichtslos hingegeben hat, solche Vorwürfe entschieden zurückzuweisen. Sein Streben ist auf Wahrheit, nicht auf Anerkennung gerichtet, deßhalb vermißt er diese nicht, wo sie ihm nicht wird, hat aber die feste Ueberzeugung, daß die erstere nicht mehr absterben wird, auch wenn sie durch ihn gewonnen ist.

Frage 1. Um diese beantworten zu können, unterwarf man, wie schon gesagt, 7 Mal verschiedene Theile der Leiche des P. der chemischen Analyse. Vier Mal zerstörte man die organische Substanz nicht. Zwei Mal leitete man (a, d) Schwefelwasserstoffgas in die Flüssigkeit, erhielt dadurch bei a einen Niederschlag, der sich bei der Prüfung als organische Substanz zeigte, bei d aber gar keinen Niederschlag. Der Versuch bei d wurde anscheinend zwecklos gemacht, man hatte aber die Gewichtsverhältnisse der Substanzen beim Beginn desselben übersehen und konnte daher im Lauf desselben einen zweckmäßigern Weg nicht befolgen. Zwei Mal prüfte man die mit organischer Substanz gemischte Flüssigkeit im Apparat nach Marsh (b, c). Bei b erhielt man keinen Anflug, bei c dagegen bereits einen, wenn auch sehr geringen, metallisch spiegelnden, schwärzlichen Anflug in der Glasröhre, und sah, daß sich die Flamme bläulich färbte.

Drei Mal zerstörte man nach Orfila die organische Substanz

in der Art, wie es im Protokoll angegeben ist und wie man es nach mehren vergeblichen Versuchen aus dem eben übersendeten pharmazeutischen Central-Blatt (No. 41, 24. September 1842, S. 650 ff.) ersehen hatte. Zwei Mal begnügte man sich die vorbereitete Flüssigkeit in den Apparat nach Marsh zu bringen, wo man zu metallischen Anflügen in den Glasröhren, zu metallischen Anflügen auf Porcellanflächen gelangte und wo man die Flamme mit blauer Farbe brennen sah (e, f). Das dritte Mal (g) behandelte man die von organischer Substanz völlig befreite Masse theils aufgelöst mit Schwefelwasserstoffgas, wo man Schwefelarsenik durch Niederschlag gewann, theils trocken vor dem Löthrohr auf Kohle, wo sich der geübten Nase des Berndt sogleich der Knoblauchgeruch deutlich zu erkennen gab, den die ungeübte Nase des Schaper aus dem Kohlengeruch nicht so deutlich zu finden wußte, theils endlich, ebenfalls aufgelöst, wo man das regulinische Arsenik in der Glasröhre darstellte, im Apparat nach Marsh. Das als Niederschlag gewonnene Schwefelarsenik, oder vielmehr die Arseniksäure, wurde durch die Reagentien: Argent. nitric. und Cupr. sulphuric., die empfindlichsten, welche es giebt, geprüft und gab die charakteristischen, völlig beweisenden, bereits geschilderten, Niederschläge.

Man hatte also auf chemischem Wege einen Körper gewonnen, der sich aus der Flüssigkeit als Schwefelarsenik fällen ließ, der sich sehr leicht reduciren und eben so leicht verflüchtigen ließ, der beim Verbrennen den Geruch nach Knoblauch verbreitete, der als starker metallischer Anflug mit schwarzem metallischen Glanze spiegelte, als schwacher Anflug ein braunes, glänzendes, spiegelndes Ansehen hatte, der die völlig charakteristischen Niederschläge mit salpetersaurem Silber und schwefelsaurem Kupfer bildete, und der endlich der brennenden Wasserstoffgasflamme ein blaues Licht ertheilte, was beide Techniker als so entscheidend ansehen, daß man hieran allein schon die Gegenwart des Arsenik erkennen darf, wenn aus der Wasserstoffgasatmosphäre ein Metallspiegel gewonnen wird. Nach diesen Charakteren, die eine Ergänzung wohl kaum zulassen werden, geht mit der absolutesten, unter keinen Umständen zu bezweifelnden Gewißheit hervor, daß der gefundene Körper Arsenik war.

Siehe hierüber: Handwörterbuch der reinen und angewandten Chemie von J. Liebig, J. C. Poggendorf und Fr. Köhler. Braunschweig 1842. Bd. I. Arsenik. S. 495 ff.

Zeitschrift für die Staatsarzneikunde von A. Henke. 31. Ergänzungsheft. Erlangen 1842. IV. Ueber die Methoden, bei Arsenikvergiftungen dieses Metall darzustellen.

Das Arsenik, seine Erkennung und sein vermeintliches Vorkommen in organisirten Körpern von A. Duflos und A. G. Hirsch. Breslau 1842.

Außerdem die vielen Aufsätze in Poggendorf's Annalen, im pharmazeutischen Central-Blatt und die Pharmacopoea borussica von Fr. Ph. Dulk. Th. I. Arsenicum.

Frage 2. Die der Leiche des P. entnommenen Theile wurden in völlig reinen vom Apotheker Berndt selbst gelieferten Gefäßen aufbewahrt, ausschließlich sie wurden der chemischen Analyse unterworfen, vor jeder Analyse und auch während derselben überzeugte man sich sehr gewissenhaft, daß nur chemisch reine Reagentien genommen wurden, und daß die Geräthe durchaus nicht arsenikhaltig sein konnten, dennoch wurde Arsenik gewonnen, er mußte also ausschließlich aus den Theilen der Leiche des P. gewonnen sein. Eine andere Quelle ist absolut unmöglich.

Frage 3. Diese Frage wurde bereits vor Beginn der Analyse dadurch berücksichtigt, daß man von dieser jede Knochensubstanz ganz ausschloß. Man hielt sich zu dieser wahrscheinlich zu ängstlichen Rücksicht wegen der vielen durch Raspail, Orfila, Couerbe, Devergie, Danger, Flandin, Pfaff in Kiel, Lehmann in Leipzig, Duflos und Hirsch erhobenen und ausgeführten Controversen verpflichtet. Man wollte gefunden haben, daß auch die gesunden Knochen Arsenik enthielten (Ann. d'Hyg. publ. 1839. Oclbr. p. 403—496, pharmazeutisches Central-Blatt 1839. S. 818 ff., dasselbe 1840 S. 583. Lehmann, organische Chemie). Obgleich dies schon jetzt vielleicht genügend widerlegt ist, durch Pfaff, Duflos und Hirsch, Danger und Flandin und Orfila selbst, so ließ sich doch durch Entfernung aller und jeder Knochensubstanz aus der Untersuchung jeder Zweideutigkeit des Resultates vorbeugen, und es läßt sich jetzt mit der entschiedensten Gewißheit aussprechen, daß das aus den Körpertheilen des P. dargestellte Arsenik nicht als ein natürliches Produkt seines Körpers angesehen werden dürfe, sondern daß man es als etwas ihm von Außen Eingebrachtes, als ein Induct ansehen müsse.

Frage 4. Nach den zur Einsicht vorgelegten Akten, nach den durch die gerichtliche Obduction und die chemische Analyse gewonnenen Resultaten würde sich die Frage eben so kurz als einfach beantworten lassen, wenn diesem Vorhaben nicht das bereits für klassisch erklärte Gutachten des Herrn Dr. N. schnurstracks entgegen träte. Ehe man auf dieses näher eingehen kann, möge in passender Ordnung das Faktische erzählt werden, was als erwiesen angesehen werden darf.

Der Gastwirth Fr. W. P., in mittlern Jahren, mittler Größe, kräftig gedrungen (Dr. N.), stets gesund und wohl (H. C.), ordentlich und nie trunken (M. Sch., C. H., L. L.), trinkt Montag den 5. März 1838, Nachmittags oder gegen Abend, eine oder einige Tassen Chocolade (H. C., M. Sch., W. Sch.), welche ihm besonders von einer größern Quantität, die die ganze Familie sich Tages zuvor hatte bereiten lassen, aufbewahrt worden war (M. Sch.). Bald darauf, nach 1½ Stunden (M. Sch.), stellt sich Erbrechen ein (H. C., M. Sch., Wittwe P., C. H., W. Sch., Dr. N.), was ihn auf dem Hofe übereilt und so stark ist, daß er gleich zusammenfällt (M. Sch.). Es erscheint so plötzlich, daß man sich sogar den Augenblick seines ersten Auftretens merken kann, 6½ Uhr Abends (Wittwe P.). Es entwickelt sich nun sogleich ein so heftiger Brech-Durchfall (Wittwe P.), daß die Kräfte sehr bald erschöpft werden und P. in sehr kurzer Zeit unter den Erscheinungen eines hitzigen Fiebers stirbt, am 12. März 1838, 5½ Uhr Morgens (Wittwe P.). Das Erbrechen erfolgt sehr bald mit solcher Gewalt, daß Massen Blut mit weggebrochen werden, schon während des ersten Besuchs des Arztes, und daß man einen Blutsturz vor sich zu haben glaubt (Dr. N., H. C.). Es dauert aber auch einige Zeit mit großer Gewalt, ob einige Tage oder durch die ganze Krankheit, läßt sich nicht mehr bestimmen, fort, so daß selbst alle Arzeneien ausgebrochen werden (H. C.), daß die alte L. zu der W. Sch., als der P. so fürchterlich bricht, sagen kann „nun geht es mit ihm zu Ende, nun bricht er schon Lunge und Leber aus,“ daß der P. selbst die Vermuthung laut werden lassen kann „ihr habt mir wohl was eingegeben?“ und daß die H. C. die Bemerkung nicht unterdrücken kann „der P. muß doch sehr leiden“ (M. Sch.). Als P. 6 Tage und 11 Stunden (Wittwe P.) unter den eben geschilderten Leiden verlebt hat, stirbt er sanft (Wittwe P.) und man giebt im Kirchenbuch und in den Testaments-Akten als Ursache seines Todes „ein hitziges Fieber“ an. Die kurze Dauer der Krankheit, die so gewaltsam erfolgten Ausleerungen nach oben und unten, die allgemein bekannte Kraft und Gesundheit des Gestorbenen, die ebenso bekannte Eigenschaft desselben, sich dem Trunke nie ergeben zu haben, machte gleich anfangs den Tod des P. so auffallend, daß man allgemein glaubte, er sei an der Cholera gestorben, worüber selbst die Polizeibehörde, nach mündlicher Aeußerung des Herrn Polizeirath R., Erkundigungen einziehen ließ, und deßhalb die Vermuthung ausgesprochen wurde, er sei durch Chocolade vergiftet (W. Sch.) Mit ungewöhnlicher Geschwindigkeit verbreitete sich diese in der Zeit, als es bekannt wurde, daß die H. C. ihren Mann vergiftet haben sollte. Ja die H. C. soll selbst die Frau des P., ihre eigene Schwester, des Giftmordes ihres Mannes, des P., beschuldigt haben (Gastwirth C. fol. 20). Diese Umstände führten, nachdem sie mehr und mehr bekannt geworden waren und nachdem die Vergiftung des C. durch Arsenik erwiesen war, die Ausgrabung der Leiche des P. herbei, nachdem sie bereits 4 Jahr 6½ Monat in der Erde geruhet hatte. Man fand diese nicht nur ganz vollständig erhalten, sondern auch in eine ausgezeichnet schöne Mumie verwandelt, so daß man nicht nur alle Organe derselben sehr deutlich erkennen, sondern daß man auch alle gröbern organischen Gewebe naturgemäß charakterisirt wieder erkennen konnte. Sie war also nicht saponificirt, sondern wirklich mumificirt, und erhielt sich auch in ihren einzelnen Theilen über der Erde, der Luft, Wärme und Feuchtigkeit ausgesetzt, mehre Wochen hindurch in diesem Zustande. Länger wurde die Beobachtung hierüber nicht fortgesetzt. Die Gewebe waren so fest und gut, daß selbst starkes Reißen mit der Kneifzange keine Risse hervorbrachte, wovon man sich bei den Muskeln und Lungen oft überzeugte. Im Magen aber überzeugte man sich auf das Evidenteste von einer allerdings sehr ausgedehnten, aber ganz genau umschriebenen Entzündung, die sich durch die blutige Decke, die gänzlich aufgelöste breiige Schleimhaut zu erkennen gab. Diese mußte man mit Recht für eine Wirkung derselben Ursach ansehen, welche die Mumification und den heftigen Brechdurchfall kurz vor dem Tode herbeigeführt hatte. Eine Ursach, welche diese verschiedenen Wirkungen hervorbringen kann, giebt es nun allerdings, aber es giebt auch nur eine, und diese ist das Arsenik, dieses aber wiederum nur auf die Weise, daß es als Gift dem Körper einverleibt wird. Im Magen erkannte man deutlich die Erscheinungen, welche durch eine ziemlich umfangreiche Entzündung hervorgebracht worden. In ihnen charakterisirte sich aber zugleich ein sehr akuter Verlauf der Entzündung, da Spuren von Ausschwitzung, Verdickung nicht sichtbar waren. Dem Tode gingen kurze Zeit solche Erscheinungen vorauf, aus denen man ohne allen Zwang auf eine Vergiftung mit scharfen Giften schließen darf, und die, wären sie noch vollständig in eines Menschen Erinnerung vorhanden, wahrscheinlich einen schon hohen Grad von Gewißheit der Ueberzeugung hierüber herbeiführen würden. Ein drittes Moment für die Beurtheilung wird in der Mumification geboten, die sich an einer Begräbnißstätte gebildet hatte, wo man sie sonst nie fand (Todtengräber S., Kirchhofswärter R., Todtengräber R.). Diese drei Momente liefern in dieser Verbindung den völlig zureichenden Beweis einer Arsenikvergiftung, da sie vereint auf anderm Wege nicht gedacht werden können, und man darf von jetzt ab wohl annehmen, daß sie an und für sich eine genügende Beweiskraft auch da haben werden, wo man ihnen das vierte, das durch chemische Analyse gewonnene Arsenik, wie es hier obenein geschehen ist, nicht hinzugesellen kann. Wäre durch das Erbrechen alles Arsenik sogleich nach oben ausgeleert worden, was möglich war, so hätte doch der Tod erfolgen können, aber man hätte weder eine Mumie gefunden (die Voraussetzung Eines Hochlöbl. Oberlandesgerichts zu M.), noch hätte man Arsenik aus der Leiche darzustellen vermocht. Kann aber nach Hermbstädt, Roose, Orfila das Arsenik aus der Leiche als Arsenikwasserstoffgas entweichen, was auch Hühnefeld annimmt, oder als arseniksaures Ammoniak, was Orfila noch wahrscheinlicher findet, und was nach den Analysen a, b, f gar nicht unmöglich scheint, so ist eine Darstellung des Arsenik auf chemischem Wege unter Umständen unmöglich, während doch Arsenikvergiftung stattgefunden hat. Auch glaube man nicht, daß eine ungeübte Hand, oder eines der gebräuchlichen frühern Verfahren zu Gewinnung des Arsenik ausreiche, und selbst im vorliegenden Falle kann man nicht ohne Grund sagen, wäre nicht Orfila von Paris zur Analyse nach E. gereist, so hätte diese ihr glücklichstes Resultat nicht so trefflich geliefert, als es geschehen ist.

Was die Annahme betrifft, daß das Arsenik als Arzneimittel oder Nahrungsmittel, ähnlich wie das Opium, benutzt sein könnte, die man aus dem Munde eines möglicherweise geistreichen Anwaltes vielleicht gar klassisch fände, so widerlegt sich diese durch die Versicherung des Dr. N., nie ein metallisches Mittel in der letzten Krankheit des P. angewandt zu haben, fol. 96, so wie durch das plötzliche und heftige Auftreten der giftigen Wirkungen des Arsenik. Aus dieser Auseinandersetzung geht als Antwort auf die vierte Frage hervor, daß das Arsenik auf den lebenden P. entschieden und ausschließlich als Gift, auf den todten aber in seiner specifischen Weise, mumificirend, gewirkt habe.

Vergl. Lehrbuch der gerichtlichen Medicin von A. Henke. Berlin 1841. § 663. 665. Zeitschrift für die Staatsarzneikunde von A. Henke. 10. Jahrgang. 1830. Heft 3. Erlangen 1840. IV. Einige Bemerkungen über die fäulnißwidrige Wirkung des Arseniks in medicinisch-gerichtlicher Beziehung von Prof. Dr. Jäger in Stuttgart.

Encyklopädisches Handbuch der gerichtlichen Arzneikunde von Fr. J. Siebentaar. Leipzig 1838. Bd. I. S. 92 ff. Arsenik.

Dictionnaire des sciences medicales: art.: Exhumation, Momie, Putrefaction. Die Werke von Roose, Metzger, Remer, Niemann, Hermbstädt; die Arbeiten von Hühnefeld, Mendé, E. H. Weber rc.

Trotz des Capitels der Animosität und Verdächtigung ist hier noch ein kleiner Anhang nöthig. Dr. N. giebt eine lange Krankengeschichte über P. und eine große Abhandlung über Arsenikvergiftung. Durch beide kommt er zu der Behauptung, eine Vergiftung des P. durch Arsenik sei ganz unmöglich und es sei derselbe ganz unzweideutig und unzweifelhaft an einem morbus niger gestorben, der sich ganz natürlich aus Körperbeschaffenheit und Diät des P. entwickelt habe. Der Inquirent ist durch die Arbeit des Dr. N. so enchantirt, daß er keinen Anstand nimmt zu versichern, daß durch die Aussagen dieses einen klassischen Zeugen alles aufgewogen werde, was im entgegengesetzten Sinne angeführt werde. Anführungen im entgegengesetzten Sinne gehen von sämmtlichen Zeugen, dem Decernenten, dem Hochlöbl. Oberlandesgericht zu M. und dem technischen Organe, Dr. Schaper, aus. Sind diese aufgewogen, so ist der Beweis geführt, daß vor dem Tode des P. solche Erscheinungen nicht beobachtet wurden, die man von einer geschehenen Vergiftung hätte ableiten können. Es frägt sich nun, ob die Aussagen des Dr. N. so verbürgt sind, daß man diesen sehr wünschenswerthen Beweis als gültig ansehen dürfe. Dies wird sich aus ihnen selbst zunächst am besten beantworten lassen. Der P., welchen Dr. N. eines natürlichen Todes sterben läßt, ist das eine Mal roth, vollblütig, das andere Mal schwarzgelb, verliert das eine Mal beim ersten Besuch Blut aus Mund und After (mit dem Stuhl), ist das andere Mal so hartnäckig verstopft, daß 2 bis 3 Tage Klystiere gegeben werden müssen, ehe sie Erfolg haben, leidet das eine Mal an Schwindel, Ohnmacht und langsam schwindet das Bewußtsein, behält das andere Mal stets seine Besinnung, klagt das eine Mal über Druck, Krampf im Magen und den Hypochondrien, das andere Mal hat er nie Schmerzen, stirbt endlich das eine Mal (nach dem Kirchenbuche und den Testamentsakten, wo der Ausspruch der Aerzte eingetragen zu werden pflegt) an einem ganz profanen hitzigen Fieber, das andere Mal an dem alt klassischen morbus niger Hippocratis. Mit einem solchen Januskopf eines Krankheitsbildes läßt sich nichts anfangen und Conjecturen darüber würden noch weniger nützen, als die, welche man über grieslich und grinslich machen könnte. Besagter P. bricht aber einen sauern, scharfen, dickschleimigen Speichel, ein Object, dessen nähere Kenntniß durch die Weisheit sämmtlicher medicinischen Fakultäten nicht zu erreichen sein würde. Man erhält ein sehr ausgeführtes, stark schattirtes Krankheitsbild, dem die Schweißtropfen noch von der Stirne laufen und dem der üble Geruch noch aus dem Munde kommt, aber was dem Kranken an ärztlicher Hülfe geboten ist, das ist dem Gedächtniß ganz entfallen, und noch heute ist es unentschieden, ob P. zuerst ein Brechmittel (H. C.), oder ob er zuerst Resolventia bekommen hat. Mit solchen Arbeiten lassen sich zahlreiche, überall widersprechende Aussagen von Zeugen, und besonnene, aus ihnen gefolgerte Urtheile nicht widerlegen, und man erlaubt sich pflichtmäßigst zu behaupten, daß die Behauptungen des Dr. N. nichts von den Zeugenaussagen aufwiegen, daß sie nichts widerlegen, daß sie namentlich den in allen Instanzen bewahrheiteten Gifttod des P. nicht im mindesten in Zweifel ziehen. Sie vereinigen indeß bereits zwei verschiedene, nicht vergiftete P. in einem Bilde, wodurch sie eben klassisch geworden zu sein scheinen, sie würden nun mit leichter Mühe auch einem Dogma nachgebildet werden können, wenn man den dritten wirklich vergifteten P. hinzufügen wollte, was eine nicht sehr schwierige Operation sein möchte. Dies sei allein im Dienst der Wahrheit gesagt, der fast zwei Giftmorde vor den Augen von Tausenden entzogen wären, nämlich ein intermedirter und ein vollbrachter.

Frage 5. Aus der Leiche des P. wurde Arsenik durch chemische Analyse dargestellt. Dieses Arsenik war ihm im Leben beigebracht und hatte seine giftigen Eigenschaften gegen das Leben mit dem Tode besiegelt. Dies ermittelt zu haben, ist Aufgabe der Unterzeichneten gewesen, die indeß hiemit noch keineswegs als beendet anzusehen ist, da sich Manches für die Ermittlung der ganzen Wahrheit nur durch das gewinnen läßt, was in Obigem noch nicht besprochen ist. Dahin gehört ganz besonders die Beurtheilung des psychischen Zustandes aller bei dem Gifttode des P. betheiligten

Personen, so wie auch des P. selbst. Die Leiden des P. traten, wie erwiesen ist, mit höchst überraschender Heftigkeit auf. In diesem Umstande lag eine sehr dringende Aufforderung, sich nach den Ursachen hievon umzusehen, mit der sich der Leidende nicht sehr lebhaft beschäftigen konnte, weil er eben so viel litt, mit der man aber seine Umgebung, Frau, Schwiegermutter und Schwägerin im hohen Grade beschäftigt vermuthen sollte. Ganz im Gegentheil hievon sieht man, daß der Arzt mit der, nach fast allen Zeugenaussagen unglaublichen Nachricht empfangen wird, der P. habe zu viel Rum getrunken und sei deshalb krank geworden. Trotz der ärztlichen Hülfe dauern die Leiden in solchem Grade fort, daß P. fragt, „ihr habt mir wohl was eingegeben?" Die Damen unterhalten sich hierüber in der Küche, die alte L. sieht sogar den Tod des P. herannahen, weil er Lunge und Leber wegbricht, und die H. C. findet, daß er doch sehr leiden muß, aber man nimmt nicht einen Versuch wahr, zu entdecken, ob nicht eine zufällig vorhanden gewesene Schädlichkeit, wie Gift, den P. krank gemacht habe. Die Vermuthung hievon hätte ihnen wohl werden können, da sie wußten, daß P. Arsenik im Hause hatte und daß er dieses gegen Ratten benutzte (Sch. fol. 20. M. Sch. fol. 31. fol. 113). Noch auffallender wird diese Erscheinung, wenn man liest, daß im Topf, in der Tasse und am Löffel, die zur Chocolade benutzt wurden, eine griesliche Masse sich von der Chocolade unterscheiden ließ, welche an das Rattenpulver in der Röhre erinnerte, daß die Chocolade nur von P. genossen war, daß das dazu gebrauchte Geschirr durch die alte L. selbst der Sch. zur Reinigung übergeben wurde (M. Sch. fol. 30, 31, 103, 113) und daß schon damals die Vermuthung ausgesprochen wurde, P. sei vergiftet. Man erwähnte eines solchen Zufalles nicht, weil man ihn durch die Absicht unmöglich gemacht hatte. Daß die Absicht nicht von P. selbst ausging, ist nach den an Selbstmördern gemachten Erfahrungen als ausgemacht anzunehmen. Sehr oft wird allerdings von diesen in aller Stille das Gift genommen, kommt es aber zur Wirkung, und zieht sich diese wohl auf eine qualvolle Weise in die Länge, so verrathen sie direkt oder indirekt die leider zu spät bereuete That. Hievon sehen wir bei P. nichts. Er hält aus und zweifelt nur, ob er nicht etwa vergiftet sei. Wird hienach der zufällige Gifttod unwahrscheinlich, so wird der Selbstmord nach dem Lauf, den die Vergiftung nahm, noch unwahrscheinlicher, und man wird zur Annahme eines Giftmordes gezwungen. Für diese sind nun aber folgende Momente von der größten Erheblichkeit. Die Sch. findet in einer Ofenröhre, in einer wenig benutzten Stube, eine gepulverte Masse, vor der sie von der Wittwe P. und deren Schwester, der H. C., mit den Worten gewarnt wird, „wenn Du davon ißt, wirst Du bald auf dem Rücken liegen," d. i. todt sein. P. nahm dann davon, wenn er die Ratten in seinem Hause tödten wollte. In der Chocolade, nach deren Genuß P. tödtlich erkrankte und auch starb, glaubte die M. Sch. etwas jener Masse gefunden zu haben, was auch nach den jetzt aus der Leiche gewonnenen Resultaten gar nicht zu bezweifeln ist. Diese Masse war nichts anders als gepulverte arsenige Säure, Arsenik im gewöhnlichen Leben, Rattenpulver. P. wird damit vergiftet, leidet entsetzlich, und stirbt auch in sehr kurzer Zeit. Ein noch schnelleres Ende wurde wahrscheinlich durch den Genuß der Chocolade, des so oft benutzten Vehikels zu Arsenikvergiftungen, und durch seine tüchtige, ungeschwächte Körperbeschaffenheit aufgehalten. Trotz der wüthenden Leiden, von denen der P. heimgesucht ist, sieht man bei seinen drei Damen nicht die geringste Theilnahme, weder zur Zeit seines Todes, noch gegenwärtig. Die hinterbliebene Wittwe möchte sich gern den Anschein geben, als hätte sie ihn in seinen Leiden, der eigenen Fußschmerzen wegen, kaum beachten können, was wegen der Aussagen der H. C. und des C. H., so wie der Sch. unwahrscheinlich ist; die alte L. thut, als ob sie ihn in der ganzen Zeit seiner Leiden gar nicht gesehen habe, obgleich sie das zur Chocolade benutzte Geschirr selbst zur Reinigung abliefert; nur die C. läßt eine Spur von Theilnahme blicken. Am 13. März 1838 weiß die Wittwe P. genau die Stunde anzugeben, in welcher der P. gestorben und in welcher er erkrankt ist, dies ist auch noch mehreren der Zeugen ziemlich gegenwärtig, aber jetzt scheint die Wittwe fast unbekannt hiemit. Besonders aber verwahrt sie sich, gleich der alten L., gegen jede Kenntniß von Arsenik, und gegen jede Kenntniß davon, daß P. Arsenik im Hause gehabt habe. Nicht bloß Gleichgültigkeit zeigt sich, sondern selbst Rohheit, dadurch, daß die alte L. der C., welche findet, daß der P. sehr leiden muß, erwiedert: „er hat mich auch sehr geärgert." Dies geschieht unter Kopfschütteln am Bett ihres sterbenden Schwiegersohnes. Während alle Zeugen einstimmig den P. als ordentlich, dem Trunke nicht ergeben schildern, ist die Wittwe P., außer Dr. N., die Einzige, welche den Verdacht der Trunksucht auf ihn wälzen möchte. Nach W. Sch., geb. P., soll sie sich über den Tod ihres Mannes gefreut und mit ihm auch im Unfrieden gelebt haben. Kaum war der P. gestorben, so gab sie ihr ganzes Vermögen auf 102 Thlr. 1 Sgr. 9 Pf. an, kaufte aber der Schwester C. gleich darauf den Gasthof die St. D., unterstützte diese in ihrer Ehescheidung mit 500 Thlr. und ernährt ihre arme Mutter bei sich. Es ist auffallend, daß dies bei einer so geringen Hinterlassenschaft des P. möglich war, da sie, die P., gar kein eignes Vermögen hatte. Die C. versichert indeß im Widerspruch mit ihrer Schwester, daß der P. viel verdient habe, was auch aus den Verhältnissen der hinterbliebenen Damen wahrscheinlich ist. Da ein Giftmord des P. mehr als wahrscheinlich ist, so machen sich die alte L., die Wittwe P., durch die große Zweideutigkeit ihrer Handlungen, durch die absichtliche Scheu vor der Kenntniß des zum Morde benutzten Giftes, die erheuchelte Unkunde mit den tödtlichen Leiden des P., die unzweideutige Gleichgültigkeit gegen und die Rohheit bei seinen Leiden, der Betheiligung dabei höchst verdächtig.

Frage 6. In den 5 voraufgehenden Fragen ist nicht nur mit größter Bestimmtheit erwiesen, daß P. an einer Vergiftung durch Arsenik gestorben sei, sondern es ist auch mit ziemlicher Sicherheit dargethan, daß er absichtlich durch fremde Hand das Arsenik als Gift in den Körper bekommen habe. Kann man es aber deßhalb auch als die alleinige Ursach des Todes ansehen? Sieht man aus der Schilderung seiner Körperbeschaffenheit, daß er ein ordentlicher, gesunder, starker, kräftiger Mann gewesen ist, aus der Schilderung seiner Leiden, daß er ihnen, trotz ihrer Heftigkeit, 6 Tage und 11 Stunden widerstand, aus der Beschaffenheit der Leiche, die fast 5 Jahre nach dem Tode untersucht wurde, daß er noch jetzt gesunde, gut beschaffene Eingeweide der Brust und des Bauches hatte, sieht man, daß der P. trotz dieser günstigen Umstände schon als kräftiger Mann, in den mittlern Jahren zu einem längern Leben in jeder Beziehung sichtlich befähigt, plötzlich unter den Erscheinungen einer später völlig erwiesenen Arsenikvergiftung stirbt, so ist man auch zu dem Schlusse berechtigt, daß diese allein und an und für sich den Tod des P. herbeiführte. Nun hatte er aber das Gift vor den Augen seiner Familie, ja er hatte es wahrscheinlich aus ihren Händen bekommen und brachte dasselbe seine Wirkungen vor den Augen des herbeigerufenen Arztes hervor. Geschah denn gar nichts, um seine tödtliche Wirkung abzuwenden, was im Jahr 1838 nach den Entdeckungen von Bunsen und Berthold in Göttingen, nach den auf dieselben gestützten Erfahrungen, die selbst in E. an dem zufällig mit Arsenik vergifteten Herrn H. v. D. auf die befriedigendste Weise bestätigt waren, sehr wohl durch Anwendung des Eisenoxydhydrats hätte geschehen können? Nein. Der sehr bald herbeigerufene Arzt ahnete eine Vergiftung nicht und war so sehr von ihrer Unmöglichkeit überzeugt, daß er sie sehr hartnäckig bestritt. War es aber, nach sehr allgemeinen Erfahrungen, schon sehr schwer für ihn, an eine Arsenikvergiftung aus freier Ueberzeugung zu denken, so war es im qu. Falle unmöglich, da er trotz der dringenden Krankheitserscheinungen und mitten in denselben, absichtlich in einer Täuschung erhalten worden zu sein scheint, was man aus der ihm gewordenen Mittheilung, daß der P. eben viel Rum getrunken habe, schließen muß. Es ist oben erwiesen, daß der P. an einer Arsenikvergiftung starb, es ist mit Wahrscheinlichkeit dargethan, daß dieselbe ihre Verwirklichung der Absicht verdankte, ihn durch einen Giftmord vom Leben zum Tode zu befördern, und es ist selbst sehr möglich, daß der Arzt nicht seiner Hülfe wegen, sondern als sehr bequemer Deckmantel so verbrecherischer Absichten zugezogen wurde, wo man dann mit Recht glauben durfte, daß er auf eben so durchdachte, als consequente Weise getäuscht worden wäre. Dies möge bedenken, wer auch nur den leisesten Verdacht über ihn auszusprechen wagt. Er möge aber auch nicht übersehen, daß es den gewiß nicht leichtfertigen Aerzten in Bremen und denen im Ursinusschen Hause unter weniger schwierigen Umständen, nicht gelang, sich vor zahlreichen Täuschungen derselben Art zu schützen. Hätte Herr Dr. N. in dieser ganzen Angelegenheit nur gethan, was er nach zuverlässiger Kenntniß derselben und nach den Grundsätzen der ärztlichen Wissenschaft, als in sich selbst gerechtfertigt ansehen durfte, so träfe ihn auch nicht der leiseste Verdacht irgend einer Art, und jeder seiner Collegen würde aufrichtigst bedauern, ihn in eine so ernste, an langen und vielfachen Erfahrungen so reiche Aufgabe verwickelt zu sehen. Animos, oder verdächtigend aber gegen ihn zu verfahren wird sich auch jetzt schon ein jeder Arzt zu thun schämen. Es ist so weit auch diese letzte Frage beantwortet, und P. starb allein an den giftigen Wirkungen des Arsenik, das durch kein Accidens irgend einer Art in denselben unterstützt wurde.

Obschon dies Gutachten einen bedeutenden Umfang gewonnen hat, so glaubt man doch den dadurch besprochenen Gegenstand keineswegs erschöpft zu haben, verwahrt sich aber gegen den möglichen Vorwurf, die Grenzen seiner Stellung überschritten zu haben, über die man noch belehrt werden dürfte, durch die Versicherung, daß man sich gewissenhaft der Ermittlung der Wahrheit hingeben mußte.

Als endliches Resultat aller ihrer Arbeiten erlauben sich die Unterzeichneten auszusprechen:

Der am 12. März 1838, angeblich am hitzigen Fieber verstorbene Gastwirth Fr. W. P. starb ohne Zweifel und ausschließlich an einer Vergiftuug durch Arsenik. Eine gewissenhafte Schätzung aller über dieselbe bis jetzt bekannt gewordenen Umstände drängt zu der Ueberzeugung, daß dieselbe absichtlich, nicht durch eigene, sondern durch fremde Hand herbeigeführt sei, daß also der P. seinen Tod einem Giftmorde verdanke, und daß sich endlich ein sehr dringender Verdacht desselben über seine nächste Umgebung, Frau, Schwiegermutter und Schwägerin verbreite, daß aber endlich der Verdacht einer technischen, ärztlichen Vernachlässigung, während desselben, in keinem Grade und auf keine Weise erregt werde.

Diese ihre Arbeit in allen ihren Theilen nach bester Kraft und Einsicht vollzogen zu haben versichern hiemit an Eides Statt

E., den 1. December 1842.

C. Berndt,	Dr. Schaper,	Huye,
Apotheker.	Kreisphysikus.	Kreiswundarzt.

Am 6. December 1842 dekretirte das Wohllöbl. Stadtgericht zu E., daß dies Gutachten genüge, ein weiteres aber nicht gefordert werden solle. Am 25. November 1842 erklärt die verehelichte Fleischerfrau Sch. gegen P. zu M.: Der P. war ein gesunder, starker Mann, der wohl geistige Getränke genoß, den ich aber nie betrunken gesehen habe. Mit seiner Frau lebte er in solchem Unfrieden, daß sie sich oft schimpften, wenn auch nicht prügelten. Sie war oft krank an Schmerzen in den Füßen, hatte ihren Mann im Verdacht vertrauten Umganges mit ihrer Schwester, die sie oft Hure nannte. Die später verehel. C. verlobte sich nicht lange vor dem Tode des P. mit einem Färber H., was zu so heftigen Auftritten führte, weil es der P. nicht zugeben wollte, daß er der H. C. Abends vor dem Schlafengehen das Nachtgeschirr über den Kopf gegossen haben soll. Am andern Morgen fand die Schänkerin P. das Bett derselben, als sie es machen wollte, ganz naß. Mit der L. vertrug sich P. nicht, hatte sie in Verdacht, von ihr bestohlen zu werden und fand auch Geld bei ihr. Dies führte zu einer heftigen Unterredung zwischen beiden, welche die P. anhörte und bei

der es schien, als ob er die L. sturnixele. Die L. klagte, der P. habe sie herumgerissen, geprügelt. Dies war nicht lange vor seinem Tode. Die Köchin M. Sch. zeigte eine Tasse, in welcher Chocolade gewesen war und auf deren Boden sich kleine weiße Körner, wie Mohn, befanden. Sie wollte diese auch andern Leuten zeigen, die P. bat, dies nicht zu thun, um nicht Aufsehen zu machen; der schnelle Tod des sonst gesunden starken Mannes, sein fortwährendes Erbrechen, sein heftiger Schmerz im Unterleibe, ließen annehmen, daß das in der Tasse Gesundene Arsenik gewesen sei. Die P. wachte mehrere Nächte bei ihm und sah, daß er sich fürchterlich in seinen Schmerzen gebährdete, über heftigen Durst klagte und auch häufig zu Stuhl gehen mußte. Bei einem Versuch hiezu stürzte der sehr schwach gewordene P. zusammen, die P. konnte ihn allein nicht aufheben, seine Frau kam zu Hülfe, aber weder die Wittwe L. noch die später verehelichte E., welche ebenfalls in derselben Stube war. Kurz zuvor ehe der P. erkrankte zogen wir unter seinen Augen Bier ab, die M. Sch. und ich. Als wir aus dem Keller nach oben kamen, wurde mir gesagt, der noch im Keller ganz gesunde P. sei plötzlich erkrankt, auch der Dr. N. schon geholt. Die alte L., obgleich in der Stube, in welcher P. krank lag, kümmerte sich nie um ihn, äußerte sogar: „jetzt sch...t er schon die Lunge und Leber, jetzt wird ihn der Teufel holen." Wenige Tage nach dem Tode ihres Mannes nahm die Wittwe P. umherreisende Mädchen in ihr Haus, ließ dieselben spielen und die Gäste äußerten: „die betrauert schön ihren Mann."

Die Wittwe P. und ihre Mutter die alte L. versichern am 7. December 1842, daß sie ganz unbekannt damit seien, daß P. vergiftet sein könne und daß sie ganz unschuldig wären.

E. Fr., verehel. R., 4 bis 5 Jahre Schänkerin bei Gastwirth P. in E., erklärt am 8. December 1842: die Frau P. war oft kränklich und die Eheleute lebten in sehr mißlichen ehelichen Verhältnissen, zankten und stritten sich öfters. Zwischen P. und seiner Schwägerin H. L. schien ein zärtliches Verhältniß zu bestehen. Dies führte oft zu Streit unter den Eheleuten. Nach dem Genuß von Chocolade verfiel P. in heftiges Erbrechen und fortdauernde Diarrhö. Als seine Leiden 4 oder 5 Tage gedauert hatten, übernahm ich eine Nachtwache bei ihm. Er hatte die Sprache schon verloren, warf sich aber im Bett hin und her, gab starken Schmerz im Leibe zu erkennen, soll auch über heftiges Reißen im Leibe zuvor geklagt haben. Bettlägerig war die Frau P. zu jener Zeit nicht. In der Nacht, als ich wachte, schlief die Frau P. und die H. C. ganz unbekümmert um den Kranken, in demselben Zimmer, wo er lag.

Am 15. December 1842 tragen die P. und L. auf Entlassung aus dem Gefängniß, oder auf Unterredung mit ihrem Anwalt, Herrn Justizrath X. an, damit dieser das Erforderliche für die Unschuldigen thun könne.

Stadtgerichts-Rath N., welcher das Testament aufnahm während der Krankheit des P., fand die Frau desselben ganz angekleidet in ihrer Wohnung außer Bett, den P. darüber klagen, daß er unwohl sei, viel vomiren müsse.

Stadtgerichts-Sekretair W., bei Aufnahme des Testaments thätig, hatte von P. die Versicherung bekommen, daß er fortwährend brechen müsse, daß es immer von hinten und von vorne gehe.

In einem anonymen Schreiben an das Oberlandesgericht zu M. vom 22. December 1842 versichert Jemand, der P. habe kurz vor seinem Tode die H. L. gemißhandelt, ihr das Kleid zerrissen und sich eine frische Hure auf der Hommel angeschafft. Daß die H. C. vom P. schwanger gewesen sei, stehe fest, aber ob sie ein todtes oder lebendes Kind geboren habe, müsse ermittelt werden.

Am 25. Januar 1843 gesteht auch der Marqueur C. H., daß ihm die M. Sch. die Tasse gezeigt habe, in welcher die Chocolade gewesen sei. In derselben waren weiße Körner mit dem Rest der Chocolade vermengt.

Nach der Aussage der Schneiderfrau G. hatte die alte L. öfter geklagt, daß sie der P. öfter umherstoße, auch hatte die M. Sch. schon vor dem Tode des P. erzählt, daß sie in der Chocolade die schon oben beschriebene Masse gefunden hätte. Darüber daß P. mit der H. L., seiner Schwägerin, in vertrautem Verhältniß gestanden habe, hatte sie auch reden hören. Die alte L. sagte am 1. März 1843, daß P. die Frauenzimmer sehr aufgesucht habe, oft angesteckt gewesen sei, seine Frau oft angesteckt habe, doch mit ihr und der Tochter H. stets in gutem Vernehmen lebte. Zuletzt soll er sich auf der H. ein Frauenzimmer gehalten haben. Ein Brechmittel wurde ihm in seiner Krankheit verordnet, während derselben habe P. wenig geklagt, und sie habe ihn oft im Krankenbett gesehen, wisse auch, daß er sich habe todtschießen wollen. Bei Bereitung der Chocolade war sie thätig gewesen und von derselben war Sonntags etwas übrig geblieben. Am 22. und 26. März 1843 sagt auch die Wittwe P., daß sie oft durch ihren Mann angesteckt gewesen sei, daß er zuerst ein Brechmittel bekommen habe. Die H. C. erwies am 1. April 1843, daß ihre Mutter die Chocolade bereitet, das Erbrechen auf dem Hofe begonnen habe, dagegen erklärt der Marqueur C. H. am 8. April 1843, in der Tasse nur Chocolade gesehen zu haben.

Am 24. April 1843 gesteht dagegen der Schneidermeister G.: Einst glaubten sich die alte L. und die H. C. unbeachtet und jene fragte: „wir werden ihm nicht genug eingeschüttet haben", erhielt aber von dieser zur Antwort: „haben Sie nur Geduld, Mutterchen, der Teufel wird ihn schon holen." Auch er sah in der Tasse einen grützigen Bodensatz, auf den ihn die Köchin Sch. aufmerksam machte. Wollte ich dies in den frühern Verhören sagen, so schrie man mich an: „Das gehört nicht hieher." G. nimmt am 17. Mai 1843 diese Aussage zurück, doch weiß er am 20. October 1843, daß die Sch. und die W. P. gleich anfangs erklärten „mit der Krankheit des P. ist es nicht richtig."

Als die Fleischerfrau Sch. am 9. November 1843 ihre frühern Aussagen wiederholt, giebt die Wittwe P. zu, die Schwester H. wohl öfter Hure genannt zu haben, auch, daß sich P. mit ihr eingelassen haben könne, und daß sie den Zank in der Nacht nach der Verlobung nicht bestreiten wolle, da P. oft gezankt habe.

Die Sch. wiederholt ihre frühern Aussagen über den Verdacht der Schwangerschaft bei der H. C. und versichert, den P. und die H. C. oft sich küssend gefunden zu haben. Die Wittwe P. erinnert sich des dicken Bauchs der Schwester, und die alte L. weiß jetzt auch bestimmt, daß man über das Verhältniß des P. mit der H. C. sprach. So ist ihr auch bekannt, daß P. kurz vor dem ersten Erbrechen in voller Gesundheit Bier abziehen ließ. Von der Chocolade will sie nun aber nichts mehr wissen, am 20. November 1843.

Der Sattlermeister H. bekundet am 2. December 1843, daß die P.schen Eheleute im Zwist lebten, daß sie sehr eifersüchtig war und daß man allgemein annahm, die H. C. sei vom P., ihrem Schwager, schwanger. Sie wurde deßhalb von den Gästen, besonders dem Gendarmen A., stets aufgezogen. Mit der alten L. vertrug sich P. sehr schlecht. Neben der Leiche des P., dessen frühen Hintritt er bedauerte, äußerte die Wittwe desselben „es sei so gut, weil sie doch nicht lange mehr hätten beisammen bleiben können", was H. auf das Verhältniß zur H. C. bezog.

Der Uhrmacher D. versichert, daß P. mit Frau und Schwiegermutter in üblem Vernehmen, aber mit der H. C. sehr zärtlich lebte.

Seine Reisen stellte P. bereits im Jahre 1836 ganz ein. Die artikulirten Verhöre führten zu neuen Resultaten nicht, und der Defensor trägt am 20. Juli 1844 auf völlige Freisprechung an, indem er dem technischen Gutachen den Vorwurf der höchsten Leidenschaftlichkeit macht, es als ganz unbrauchbar verwirft, das Gutachten des Dr. N., die Zweideutigkeit des Metallspiegels und die nothwendige Gegenwart des Arseniks in jeder Leiche anführt. Der Tod erfolgt ihm zu langsam, um ihn vom Arsenik ableiten zu dürfen, und wenn er dennoch dadurch herbeigeführt sei, so frage es sich immer noch, wer das Arsenik gegeben habe. Die Annahme im Gutachten, daß es von fremder Hand gegeben sei, zeige sich weit unwahrscheinlicher, als daß der P. es selbst, der häufigen Venerie wegen, (!) genommen habe. (Dann sind noch sehr viele Selbstmorde zu besorgen.)

Die Akten nebst der Defension werden dem Oberlandesgericht zu M. zum Spruch vorgelegt und es ergeht darauf folgendes Erkenntniß:

Erkenntniß.

Auf die von dem Königl. Land- und Stadtgericht zu C. gegen die Wittwe W. P. u. Comp. geführte Criminal-Untersuchung hat der Criminal-Senat des Königl. Oberlandesgerichts zu M. in seiner Sitzung vom 7. Februar 1845 durch nachbenannte Richter, den Präsidenten N., die Oberlandesgerichts-Räthe Sch. und Sch., den Inquisitoriats-Director R., die Oberlandesgerichts-Assessoren W. v. L., L. und H., nach Lage der Akten für Recht erkannt:

daß die Inquisitin Louise L., geborne Sch., von der Anschuldigung eines Giftmordes nur vorläufig, die Inquisitin Wilh. P., geb. L., und H. Amal. separirte C., geb. L., aber von dem Verdachte desselben Verbrechens völlig freizusprechen, von den Kosten der Untersuchung $\frac{2}{3}$ niederzuschlagen, $\frac{1}{3}$ aber der Inquisitin Louise L. aufzulegen, und dasselbe in ihrem Unvermögensfalle bis auf die baaren dem Criminalfond zu entnehmenden Auslagen niederzuschlagen.

Von Rechts Wegen.

Geschichtserzählung und Gründe.

Am 12. März 1838 starb zu C. der Gastwirth Fr. W. P., wie es im Kirchenbuche heißt, an einem hitzigen Fieber, er war ein gesunder kräftiger Mann, in seinem 33. Jahre, die Krankheit begann mit heftigem Erbrechen und währete nur acht Tage lang. Diese Umstände veranlaßten schon damals im Publikum das Gerücht, daß P. vergiftet sei, officielle Kenntniß wurde indeß von dieser Vermuthung nicht genommen.

Im Frühjahr 1841 wurde die separirte Gastwirthin H. C. in E., die Schwester der Ehefrau des P., wegen versuchter Vergiftung ihres Ehemannes, zur Untersuchung gezogen. Bei dieser Gelegenheit kamen mehrere Thatumstände zur Sprache, die das Gerücht von der Vergiftung des P. unterstützten. Der vorgesetzte Criminal-Senat veranlaßte deshalb unterm 12. September 1842 die Ausgrabung der Leiche des P. — Das Resultat dieser Ausgrabung und der chemischen Analyse der Leiche stellte nach dem Gutachten der Aerzte die Vergiftung des P. als zweifellos dar. Die nächste Umgebung des Verstorbenen zur Zeit seines Todes bildeten seine Frau Wilh. P., geb. L., seine Schwägerin Henr. Amal. L., später verehelichte und resp. separirte C., und endlich seine Schwiegermutter, verehelichte Louise L., geb. Sch.

Das angestellte Scrutinialverfahren machte diese drei Personen des vorliegenden Verbrechens verdächtig. Gegen sie wurde deshalb unterm 29. November 1842 und resp. 9. Mai 1843 die Untersuchung wegen Giftmordes von dem Land- und Stadtgerichte zu E. eingeleitet und geführt.

Von den Inquisiten befinden sich die verw. P. und die verehel. L. (Frau und Schwiegermutter des Verstorbenen) auf freiem Fuße. Die separirte C. verbüßt im Zuchthause zu G. die ihr wegen Vergiftung ihres Ehemannes rechtskräftig zuerkannte 15jährige Zuchthausstrafe.

Die gesetzlichen Förmlichkeiten der Untersuchung sind beobachtet. Insbesondere ist mit der Inquisitin ein articulirtes Verhör abgehalten. Zu diesem, so wie zu einigen frühern Verhören und Zeugen-Vernehmungen sind ihre Vertheidiger, und zwar für die verwittwete P. und die verehelichte L. der Justizrath X. in E., für die separirte C. der Justizcommissarius B. in G. zugezogen worden. Durch sie (diese Defensoren) sind die Inquisiten auch schriftlich vertheidigt.

Die Frage, ob der Gastwirth P. vergiftet, muß aus der Geschichte seiner Krankheit, wie sie von seiner Umgebung und dem Arzte, der ihn behandelt, erzählt wird, so wie aus dem technischen Gutachten der Aerzte, die sich der Obduction und chemischen Analyse der ausgegrabenen Leiche unterzogen, beurtheilt werden.

P. erkrankte an einem Montage Nachmittag. Am Sonntage vorher hatte er Abends in Gesellschaft seiner Familie Chocolade getrunken. Von dieser Chocolade soll er sich ein Töpfchen voll verwahrt, und dieselbe am folgenden Tage etwa um die Mittagszeit genossen haben. Beim Reinigen des Töpfchens wurde ein weißer, grieslicher, kalkartiger Bodensatz vorgefunden. Es ist hiedurch die Vermuthung angeregt, daß P. durch den Genuß der Chocolade vergiftet sei.

Diese Umstände sind nur historisch erwähnt. Sie sollen später bei der Beurtheilung des subjectiven Thatbestandes ihre nähere Würdigung finden. Außer den dreien Inquisiten gehört zu dem Hausbestande des Verstorbenen sein Gesinde, und zwar die Köchin Maria Sch., das Dienstmädchen Wilh. P., jetzt verehelichte Sch., die Schänkerin Elis. Fr. verehel. R. und der Marqueur Carl H.

Durch die eidliche Vernehmung dieser Personen ist über den Beginn und den Verlauf der Krankheit des P. folgendes ermittelt worden.

Die Maria Sch. war an dem Montage Nachmittag, an dem P. erkrankte, mit Holzfleihen beschäftigt. Sie erzählt, daß P. ganz wohl und mit einer brennenden Pfeife zu ihr gekommen, und sich gefreut habe, sie bei dieser Arbeit zu finden. Eine Stunde später — es habe schon zu dunkeln begonnen, sei er plötzlich auf den Hof gekommen, und habe zu brechen angefangen. Bei dem Brechen, fährt die Zeugin fort, fiel er so zusammen, daß er sich kaum auf den Füßen erhalten konnte. Er wurde ganz bleich, ließ den Kopf hängen, und mußte sich an der Wand halten. Er wurde demnächst von einigen Personen, die ihm zur Hülfe kamen, die Treppe hinauf nach seinem Schlafzimmer geführt. Auch während seiner achttägigen Krankheit hat P. gebrochen.

Die W. Sch., geb. P., erzählt, daß sie an dem erwähnten Montage Nachmittag in Gesellschaft des P., der damals noch ganz wohl gewesen, Bier abgezogen habe. Er sei vor Beendigung des Geschäfts fortgegangen, und etwa eine Viertelstunde darauf habe sie gesehen, wie er eiligst durch die Küche die Treppe hinaufgelaufen sei. Bald darauf habe es geheißen, daß nach dem Doctor geschickt sei, weil P. gebrochen und plötzlich krank geworden.

Daß P. vergiftet sei — so fährt die Zeugin fort — schloß ich aus dem Umstande, daß er fortwährend brechen mußte, er auch über die heftigsten Schmerzen im Unterleibe klagte, und sich im Bette so unruhig und ängstlich umherwarf, daß es ängstlich anzusehen war. Ich habe einige Nächte bei ihm gewacht, und gesehen wie fürchterlich er sich in seinen Schmerzen gebehrdete.

Hiemit übereinstimmend bekundet die verehelichte Elis. R., daß sie 4 oder 5 Tage nach dem Beginne der Krankheit des P. eine Nacht bei ihm gewacht, und er sich da heftig im Bette hin und her geworfen und starke Schmerzen im Leibe zu erkennen gegeben habe.

Der Vater des Verstorbenen, der Schiffseigenthümer P. in F. a. d. O. hat einen Brief zu den Akten überreicht, in welchem die Inquisitin Wittwe P. ihm den Tod seines Sohnes angezeigt. Der Brief ist vom 13. März 1838 datirt, als dem Tage nach dem Tode des P. — Es heißt darin:

> Er starb um halb 6 Uhr Morgens. Er hat nur 8 Tage krank zu Bette gelegen. Montag den 5. März um halb 7 Uhr wurde er krank, und den andern Montag um halb 6 Uhr schlief er schon ein. Er bekam es mit starkem Erbrechen und Durchfall, und fiel dann in ein heftiges Fieber.

Dieser Brief ist der Inquisitin P. zur Recognition nicht vorgelegt. Bei ihrer Vernehmung giebt sie an, daß ihr Mann an einem Montage Nachmittag zu ihr auf die Stube gekommen sei und den dort anwesenden Arzt mit der Klage, daß ihm im Magen sehr unwohl sei, um ein Brechmittel gebeten habe. Er sei demnächst zu Bette gegangen, habe das inzwischen verschriebene Brechmittel eingenommen, und in Folge dessen die ganze Nacht gebrochen. Nach einem Zwischenraume von einigen Tagen habe das Brechen wieder begonnen, und nach 8 Tagen sei er ruhig und sanft eingeschlafen. Dem Ausspruche des Arztes zufolge sei die Ursache seines Todes ein Fieber gewesen.

Die Inquisitin C., welche den Verstorbenen als einen kräftigen stets gesunden Mann schildert, bezeichnet den Beginn seiner Krankheit mit Frost in allen Gliedern und Erbrechen. Nach einigen Tagen — so giebt sie an — bekam er den Blutsturz und seine Leiche war auf der einen Seite schwarz, wie vom Schlagflusse.

Die Inquisitin L. will über die Krankheit des Verstorbenen nur wissen, daß sie an einem Montage Nachmittag begann und P. während derselben viel gebrochen habe.

Der Dr. N. zu E. hat den Verstorbenen in seiner letzten Krankheit behandelt. Er ist einmal zum gerichtlichen Protokoll über die Krankheitsgeschichte eidlich vernommen, und hat später dieselbe in einem schriftlich ausgearbeiteten, beeidigten Gutachten nochmals dargelegt. Bei seiner gerichtlichen Vernehmung hat Dr. N. sich dahin ausgelassen:

Er habe den Verstorbenen, der ein rother und vollblütiger, kräftiger, aber auch dem Trunke sehr ergebener Mann gewesen, schon längere Zeit vor seinem Tode gekannt. Beim Beginn seiner letzten Krankheit habe er ihn außerhalb des Bettes Blut brechend angetroffen; auch sei bei den Stühlen schwarzes Blut, verbunden mit Ohnmacht und Schwindel, abgegangen. Ueber Schmerz habe der Kranke nie geklagt, auch stets seine Besinnung behalten. Das Blutbrechen, das nur einige Tage gewährt, habe dann allmählig nachgelassen, und die Körperkräfte seien, bei dem langsam abnehmenden Bewußtsein so geschwunden, daß P. am 8. oder 9. Tage ohne sonstige Krankheitserscheinungen gestorben.

Anfänglich habe er dem Kranken Resolventia, später Nervina so wie die nöthigen ableitenden Mittel gegeben.

Die angedeuteten Symptome hätten ihm übrigens zweifellos dargethan, daß er es mit der, bei Säufern nicht ungewöhnlichen schwarzen Krankheit, morbus niger, zu thun habe. Er könne daher mit Bestimmtheit versichern, daß keine Vergiftung irgend einer Art, sondern lediglich der übermäßige Genuß spirituöser Getränke die Ursache des Todes des P. gewesen sei. In letzterer Beziehung habe er auch noch, als er den Verstorbenen beim Beginne seiner Krankheit besuchte, erfahren — von wem wisse er nicht mehr — daß derselbe kurz vorher eine bedeutende Quantität Rum zu sich genommen. Als er ihm dieses vorgehalten, habe P. es nicht bestritten, aber geäußert, daß er es gewohnt sei. Uebrigens — so fährt Dr. N. fort — schließen die von mir angegebenen Erscheinungen die Möglichkeit einer Arsenikvergiftung insofern nicht aus, als solche Möglichkeit überhaupt durch keine Erscheinungen irgend einer Art ausgeschlossen werden kann, wohl aber sprechen sie gegen den geringsten Grad von Wahrscheinlichkeit.

In seinem schriftlichen Gutachten hat Dr. N. demnächst ein ausführliches, dem vorstehenden allerdings mehrfach widersprechendes Krankheitsbild uns vorgeführt.

Nachdem er zuvörderst den Verstorbenen als einen Mann von kräftigem gedrungenen Körperbau, cholerischen Temperaments, straffer Faser, schwarz-gelblicher Gesichts- und Hautfarbe, häufig leidend an Magen- und Unterleibsbeschwerden, überhaupt von atrabilischer

Körperconstitution geschildert, bei welcher die leidenschaftliche Neigung für spirituöse Getränke gemeinhin das schwarze Fieber zur Folge hat, giebt er die Krankheitsgeschichte in folgendem:

Ich fand den P. in seinem Schlafzimmer noch außer Bette an einem Tische lehnend, da er gleich sehr angegriffen erschien. Er sah gelblich blaß im Gesichte aus, die Augen waren matt, trübe, schläfrig, der Puls klein und matt, zuweilen aussetzend, dabei klagte er über fortwährende Uebelkeit, Druck, Spannung und Schwere in der Magengegend und den Hypochondrien, hatte häufiges und schweres Würgen und Erbrechen eines sehr sauren, dickschleimigten Speichels, der schon jetzt eine dunkelbraune Farbe und einen scharfen übeln Geruch hatte, und begleitet war von dumpfen Kopfschmerzen, Wüstigkeit, Schwindel, dem Gefühle herannahender Ohnmacht und der Empfindung als sei ihm ein Brett vor die Stirne genagelt. Damit waren Aufgetriebenheit des Unterleibes und Stuhlverstopfung verbunden..... Auf Befragen erinnere ich mich von ihm oder seinen Angehörigen erfahren zu haben, daß er einige Tage sich schon sehr matt und unwohl gefühlt, sehr mürrisch gewesen, und dabei viel Rum getrunken habe.....

Am folgenden Tage war nun bei Zunahme obiger Symptome das förmliche Bluterbrechen schwarzen übelriechenden Blutes in großen Quantitäten eingetreten, welches nur mit wenigen Unterbrechungen einiger Tage bis gegen das Ende der Krankheit anhielt unter förmlichen Ohnmachten, sehr kleinem intermittirendem Pulse, beständigem Schwindel, üblem Geruch aus dem Munde, häufigem Würgen, Druck und Krampf in der Magengegend und den Hypochondrien, aufgetriebenem teigigt anzufühlendem Unterleibe, blassem Gesichte und bleichen Lippen, trüben, matten, häufig geschlossenen Augen, Ohrensausen, gänzlicher Niedergeschlagenheit der Kräfte und völliger Apathie. Erst nach zwei bis drei Tagen traten in Folge der dargereichten Medicamente Stuhlgänge ein..... Der Patient klagte über keine Schmerzen, nur über große Unbehaglichkeit und außerordentliche Hinfälligkeit, sprach überhaupt unbefragt fast gar nicht, und anscheinend sehr ungern, zeigte aber bis gegen das Ende der Krankheit und des Lebens fast immer Bewußtsein, bis die allgemeine Erschöpfung den größten Grad erreicht hatte, und er auf diese Weise der Krankheit unterlag.

Aus diesen Erscheinungen folgert Dr. N. bei der Körperconstitution des Verstorbenen und seiner leidenschaftlichen Neigung für geistige Getränke, daß die Ursache seines Todes zweifellos das schwarze Fieber gewesen sei.

Zur Widerlegung jedes Verdachtes einer Arsenikvergiftung hat Dr. N. sodann die Symptome einer akuten Arsenikkrankheit — von einer chronischen kann seiner Ansicht nach gar nicht die Rede sein — mit den vorhin beschriebenen Krankheitserscheinungen zusammengestellt, und als Resultat dieser Vergleichung, folgendes Schlußgutachten gegeben:

Es geht — hieraus — mit Gewißheit und evident hervor, daß P. unverkennbar und außer allem Zweifel am morbus niger litt und starb, und daß das Vorhandensein aller diese Krankheit characterisirenden und begleitenden Symptome so wie das gänzliche Fehlen aller eine Arsenikvergiftung characterisirender Krankheitszeichen die entfernteste Wahrscheinlichkeit einer hier stattgefundenen Vergiftung in solchem Grade ausschließt, daß man nicht anstehen dürfte, hier die wirkliche Unmöglichkeit einer solchen auszusprechen und anzuerkennen.

Die Beurtheilung des vorstehenden Gutachtens wird später ihre Stelle finden.

In factischer Beziehung ist hier nur bemerkt, daß Dr. N. die Krankheitsgeschichte im April und November 1841, also länger als nach 3 Jahren ohne irgend einen Anhalt lediglich aus dem Kopfe zu Protokoll gegeben und resp. niedergeschrieben hat.

Es ist schon oben erwähnt, daß der Criminal-Senat des hiesigen Oberlandesgerichts unterm 12. September 1842 die Ausgrabung der Leiche des P. anordnete. Nachdem zuvörderst der Todtengräber S., welcher das Grab gemacht, und die Inquisitin P. über das Aeußere des Grabes vernommen, sie auch beide dem Inquirenten auf dem Marienkirchhofe das Grab vorgezeigt hatten, wurde am 10. October 1842 mit der Ausgrabung vorgeschritten. Gegenwärtig waren außer den erwähnten beiden Personen und der Gerichts-Deputation noch 6 Arbeiter, und die ein für allemal vereidigten gerichtlichen Aerzte, Kreisphysikus Dr. Schaper und Kreischirurgus Huye.

Der Grabhügel, etwa 1½ Fuß hoch, mit Feldsteinen belegt, war mit Moos und Immergrün bedeckt. An dem obern Ende des Grabes befand sich ein Kreuz von Gußeisen. Auf der einen Seite desselben standen die Worte:

„Hier ruht Friedrich Wilhelm P., geboren in F. a. d. O. den „27. August 1804, gestorben in E. den 12. März 1838" auf der Rückseite die Worte

„Sanft ruhe seine Asche."

Außerdem fanden sich auf dem Grabhügel noch einige verblühte Blumen vor und an dem Kopfende in beiden Ecken zwei junge Linden.

Das eben dargestellte Bild des Grabes stimmt mit der Beschreibung, welche der Todtengräber S. und die Inquisitin P. von demselben gaben, vollkommen überein.

Bevor mit der Ausgrabung begonnen wurde, bezeichnete die Inquisitin P. das erwähnte Grab wiederholt als das ihres Ehemannes, so daß über die Identität desselben keine Zweifel obwalten können.

Nach 3stündigem Graben stieß man zwischen 4—5 Fuß tief unter der Oberfläche auf den Sarg. Hiemit übereinstimmend hatte, wenn man die Höhe des Sarges auf 3 Fuß annimmt, der Todtengräber S. die Tiefe des Grabes auf 7—9 Fuß angegeben. Der Sarg war von Eichenholz, welches seine ursprüngliche Farbe, wie sie im rohen Zustande ist, angenommen hatte. Die Inquisitin P. erklärte, als ihr der Sarg vorgewiesen wurde:

„Der Sarg, in welchem mein verstorbener Ehemann begraben ist, war von Eichenholz, so wie dieser, auch von derselben Form, und ebenso ausgearbeitet. Der Sarg aber hatte damals eine schöne braune Farbe, die jetzt nicht darauf zu finden ist."

Das Holz des Sarges war so bedeutend angegriffen, daß der Deckel, als man ihn an Stricken heraufzog, vollständig in sich zusammenfiel. Es war daher unmöglich die Leiche im Sarge hinaufzuschaffen, und es mußte das weitere Verfahren in der Gruft stattfinden.

Die Leiche wurde in einer ganz regelmäßigen Lage, den Kopf nach Norden, die Füße nach Süden, die Hände auf die Brust gelegt vorgefunden. Sie war mit einem weißen Hemde, welches vorne mit rother Baumwolle W. P. No. 7 bezeichnet war — der Verstorbene hieß mit Namen Wilhelm — und an den Füßen mit kurzen weißbaumwollnen Socken bekleidet. Hemde und Socken konnten von der Inquisitin P. nicht recognoscirt werden, da dieselbe beim Einsargen der Leiche nicht zugegen gewesen war; doch bemerkte sie, daß, soviel sie sich entsinne, die Hemden des Verstorbenen nicht W. P. sondern C. W. P. gezeichnet seien.

Uebereinstimmend mit der Inquisitin P., nach welcher der

Kopf der Leiche auf einem weißen mit Häckſel gefüllten Kiſſen ruhen ſollte, fand man am Kopfende des Sarges fein geſchnittenen Häckſel mit einem feinen weißen Zeuge bedeckt, von dem noch ein großer Theil kraus zuſammengeſteckt war.

Die Geſichtszüge der Leiche waren durch die dunkle Farbe, das Einſinken des knorpligen Theiles der Naſe, und durch das Einfallen der Augen völlig unkenntlich geworden. Wenn daher auch die Inquiſitin P., als ihr die Leiche vorgezeigt wurde, erklärte, daß ſie dieſelbe nicht anerkennen könne, ſo liegt dennoch, da die Identität des Grabes ſowohl, als des Sarges, zweifellos als feſtſtehend anzunehmen iſt, kein vernünftiger Grund vor, die der Leiche irgend in Zweifel zu ziehen.

Was nun das Aeußere der Leiche ſelbſt anbetrifft, ſo fand man, daß ſie männlichen Geſchlechts, daß an ihr Spuren äußerer Gewalt nirgends wahrzunehmen waren, und ſie in allen ihren Theilen mit Ausnahme der eingeſunkenen Naſenſpitze vollſtändig erhalten war. Kopf, Bruſt, Bauch und die obern Extremitäten gewährten das ziemlich treue Bild einer Mumie, waren ſehr ausgetrocknet, derb, tönten beim Anſchlagen wie getrocknetes kaum etwas angefeuchtetes Leder, hatten an Umfang ſehr abgenommen, ſo daß die weichen Theile am Kopfe ganz ſtarr, wie aufgeklebt, an Bruſt und Bauch aber in große lange Falten von oben nach unten zuſammengelegt waren. Von den Hüften bis zu den Füßen war der Körper wie bethaut, an den Füßen aber ſo naß, als ob er mit Waſſer begoſſen war. Ueber den ganzen Körper waren Ober- und Lederhaut gut erhalten, hatten eine dunkelbraune Farbe, beſonders am Kopfe und am Halſe, und in den Interſtitien der großen langen Hautfalten eine hellbraune glänzende Farbe. In dieſen Interſtitien befand ſich hier und da eine zu einer ſpröden Maſſe getrocknete Flüſſigkeit, und außerhalb derſelben ſah man an Bruſt und Oberarmen einen zarten weißen Schimmel. Den Kopf ſchmückte ein weiches krauſes ſchönes Haar, von welchem die Inquiſitin P., als ihr daſſelbe vorgezeigt wurde, ſagte: „Mein verſtorbener Ehemann hatte ſolches Haar wie dieſes.“

Der Leichen- oder gar Fäulnißgeruch wurde gar nicht wahrgenommen, wohl aber der Geruch von altem Speck, der noch deutlicher hervortrat, als man die Leiche öffnete, und einzelne Theile derſelben ablöſete.

Die Bauchdecken, welche man zuerſt ſpaltete, waren ſehr eingeſunken und lagen auf der Wirbelſäule faſt auf. Sie ſchnitten sich wie alter Speck. Ebenso verhielten sich auch die Rippenknorpel, und die weichen Decken der Brust. Nach ihrer Trennung sah man sehr deutlich, daß sich alle organischen Gewebe sehr gut erhalten hatten, und Haut, Zellgewebe, Sehnen, Knorpel, Knochen waren vollkommen zu unterscheiden. Die Eingeweide der Brust waren welk, klein, ohne Luft und Feuchtigkeit, besonders ohne Blut, das Herz blaß, die Lungen blau. Der Magen, der sich mit seinen Wänden auf einander gelegt, glich einem dünnhäutigen geröthеten Sacke. Der Dickdarm war klein und verschrumpft.

Von allen Theilen der Leiche eignete sich allein der Magen, der noch ganz gut erhalten war, zu einer nähern anatomischen Untersuchung. Er war von innen sehr blaß, hatte aber noch eine erkennbare Fleischfarbe. Die Schleimhaut derselben in der großen Curvatur war wohl mürbe aber noch gesund. In der kleinen Curvatur war der Magen mit dunklem, schwarzen Blute übergossen, wie mit einem groben Pinsel überstrichen, was sich am Tiefsten an der vordern Magenwand herab zeigte. So weit sich diese Blutdecke erstreckt, so weit war auch die Schleimhaut, in beweglichen Schleim verwandelt, aufgelöst. Die mit Blut wie überstrichene Stelle hatte eine scharfe Abgrenzung. Der übrige Theil der Magenhäute schien nicht krank gewesen zu sein, nur war er durch Austrocknung sehr dünn, von einem ferneren Inhalte, als dem eben genannten Blute, namentlich von Speisen ließ sich nichts entdecken.

Der anatomisch zerlegte Magen, so wie die übrigen Theile der Leiche, namentlich die Bauchdecken, das Brustbein, der Kopf, Herz, Lungen, Leber, Pancreas und der Darmkanal (ꝛc.) wurden in irdene Töpfe gethan, und den Bestimmungen der Crim.-Ordnung § 167 gemäß, wohl versiegelt den beiden Technikern, Kreisphysikus Schaper und Apotheker Berndt zur chemischen Analyse übergeben.

Die Techniker befolgten bei der ihnen gewordenen Aufgabe die Prüfungsmethode von Berzelius und Orfila. Siebenmal unterwarfen sie einzelne der Theile der Leiche einer chemischen Prüfung. Bei den vier ersten Versuchen hatte man die organische Substanz nicht zerstört, und nur einmal lieferte die in kaustischem Kali und destillirtem Wasser gekochte und filtrirte Masse, als sie in den Apparat nach Marsh gebracht wurde, einen geringen metallisch spiegelnden Anflug.

Von günstigern Resultaten waren die Versuche, bei denen man die organische Substanz zerstört hatte. Die so vorbereitete Flüssigkeit erzeugte, als sie in den Apparat nach Marsh gebracht wurde, metallische Anflüge in der Glasröhre und auf Porcellanflächen. Als man die Masse aufgelöst mit Schwefelwasserstoffgas behandelte, gewann man durch Niederschlag Schwefelarsenik; vor dem Löthrohre auf Kohle verbreitete sie einen deutlichen Knoblauchgeruch.

Das Resultat des Sectionsbefundes so wie der anatomischen und chemischen Untersuchungen haben die Sachverständigen in folgenden Punkten zusammengestellt.

1) Es ist eine absolute unter keinen Umständen zu bezweifelnde Gewißheit, daß der durch die chemische Analyse der Leiche des P. gewonnene Körper Arsenik ist.

2) Das vorgefundene Arsenik ist ausschließlich aus der Leiche des P. gewonnen. Eine andere Quelle, wie etwa die Geräthschaften und Gefäße, ist absolut unmöglich.

3) Das dargestellte Arsenik ist nicht als ein natürliches Product des Körpers des P. anzusehen, sondern man muß dasselbe als etwas ihm von außen Beigebrachtes, als ein Induct betrachten.

4) Das vorgefundene Arsenik ist nicht etwa als Arznei oder als Nahrungsmittel genossen worden — sondern dasselbe hat vielmehr auf den lebenden P. entschieden und ausschließlich als Gift, auf seine Leiche aber mumificirend gewirkt.

5) P. starb allein an den giftigen Wirkungen des Arseniks, das durch kein Accidens irgend einer Art in demselben unterstützt wurde.

Außer der näheren Begründung der vorstehend aufgeführten Punkte, enthält das sehr weitläufige vom Kreisphysikus Schaper, Kreiswundarzt Huye und Apotheker Berndt gefertigte Gutachten eine Kritik des vom Dr. N. gegebenen Gutachtens, und die Beurtheilung vieler Fragen, welche dem Gebiete der gerichtlichen Medicin nicht angehörig dem erkennenden Richter zu überlassen gewesen wären. Das Schluß-Resultat ihrer Arbeiten haben die drei Sachverständigen in folgenden Worten niedergelegt: Der am 12. März 1838 angeblich am hitzigen Fieber verstorbene Gastwirth P. starb ohne Zweifel und ausschließlich an einer Vergiftung durch Arsenik. Eine gewissenhafte Schätzung aller über dieselben bis jetzt bekannt gewordenen Umstände, drängt zu der Ueberzeugung, daß dieselbe absichtlich, nicht durch eigene sondern durch fremde Hand herbeigeführt sei, daß also der P. seinen Tod einem Giftmorde verdanke, und daß sich endlich ein sehr dringender Verdacht desselben über seine nächste Umgebung, Frau, Schwiegermutter, Schwägerin, verbreite, daß aber endlich der Verdacht einer technisch ärztlichen Vernachlässigung desselben in keinem Grade und auf keine Weise erregt worden.

Dies ist das Material, aus welchem die Frage, ob P. vergiftet sei, entschieden werden soll.

Die beiden Gutachten, welche uns vorliegen, stehen in starrem Widerspruche; auf der einen Seite die absolut ausgesprochene Gewißheit, daß P. am schwarzen Fieber und nicht an Gift gestorben — auf der andern die Behauptung, daß er durch Arsenik vergiftet sei.

Zur Lösung eines solchen Widerspruches schreibt die Criminal-Ordnung § 174 die Einholung eines Gutachtens des Collegii medici der Provinz vor. Im vorliegenden Falle bedarf es jedoch einer solchen Maßregel nicht, weil einerseits der subjective Thatbestand des Verbrechens so wenig aufgeklärt ist, daß auf eine Bestrafung der Inquisiten nicht erkannt werden kann, anderer Seits aber auch, wie das zunächst gezeigt werden soll, das vielfach mangelhafte Gutachten des Dr. N. dem des Kreisphysikus Schaper und Kreischirurgus Huye weichen muß.

Wenn es sich an und für sich nicht in Abrede stellen läßt, daß das Urtheil des Dr. N. über die Krankheit und den Tod des P. um deshalb von großer Erheblichkeit ist, weil er ihn vom Beginne der Krankheit bis zum Tode ärztlich behandelt hat, so ist doch auch schon früher angedeutet worden, daß zwischen dieser Zeit und der, in welcher der ärztliche Bericht erstattet wurde, mehr als 3 Jahre liegen. Dr. N. sagt selbst, daß er bei einem so gewöhnlichen, als dem in Rede stehenden Krankheitsfalle keine Veranlassung zu einer schriftlichen Aufzeichnung gehabt, und er daher lediglich aus dem Gedächtnisse den Bericht erstattet habe. Eine wie unsichere Grundlage aber das Gedächtniß für die Erzählung von Thatsachen, die vor länger als drei Jahren geschehen sind, bietet und namentlich einem Arzte gewährt, dem täglich neue Krankheitserscheinungen vorkommen, liegt auf der Hand, und soll jetzt durch Darlegung der mannigfachen Widersprüche in der vom Dr. N. gegebenen Krankheitsgeschichte bestätigt werden.

Während Dr. N. in seinem zu Protokoll gegebenen Krankenberichte den Verstorbenen als „roth und vollblütig" schildert, bezeichnet er die Gesichtsfarbe desselben in seinem schriftlichen Gutachten als „schwarzgelb." Einmal verliert P. bei dem ersten ärztlichen Besuche Blut aus Mund und After — dann wiederum ist er verstopft, daß 2—3 Tage Klystiere gegeben werden müssen, ehe sie Erfolg haben. Während er nach der einen Angabe an Schwindel und Ohnmacht leidet und langsam sein Bewußtsein verliert, behält er nach dem andern Berichte stets seine Besinnung. Einmal klagt er über Druck und Krampf in den Hypochondrien und dem Magen — dann wiederum hat er niemals Schmerzen. Wenn schon hienach das Urtheil, das auf diese schwankenden und widersprechenden Thatsachen gestützt ist, höchst bedenklich erscheint, so wird dasselbe durch den Widerspruch, in welchen es bei einigen Punkten mit den Zeugenaussagen gerathen ist, noch zweifelhafter.

Die Zeuginnen Wilh. Sch. und Elis. R., welche den Verstorbenen im Laufe seiner Krankheit bedient und bei ihm gewacht haben, bekunden übereinstimmend, daß er sich fürchterlich in seinem Schmerze gebehrdet, und durch heftiges Herumwerfen im Bette, unerträgliche Schmerzen im Unterleibe zu erkennen gegeben habe.

Abgesehen davon, daß Dr. N. von diesem höchst bedeutsamen und characteristischen Krankheitssymptome keine Notiz genommen hat, so ist auch durch die Zeugenaussagen die Richtigkeit einer andern von ihm aufgestellten Thatsache zweifelhaft gemacht.

Dr. N. nimmt an, daß P. am schwarzen Fieber gestorben ist. Als Ursache der Krankheit betrachtet er die atrabilarische Körperconstitution des Verstorbenen, und seine leidenschaftliche Neigung für spirituöse Getränke. Er stellt den Verstorbenen für einen Trunkenbold dar, der auch noch kurz vor dem Beginne seiner Krankheit eine bedeutende Quantität Rum genossen haben soll. — Hiemit im Widerspruche haben alle Personen, die mit P. in nähere Berührung gekommen sind, denselben als einen ordentlichen nüchternen Mann geschildert. Insbesondere sagt der Schneidermeister G., der lange Zeit im Hause des P. gewohnt, daß derselbe dem Trunke nicht ergeben gewesen sei, die Wilh. Sch., die viele Jahre in dem Hause des P. gedient, ebenso der Marqueur H. und die Maria Sch. bekundeten, daß er wohl geistige Getränke genossen, aber nie in einem solchen Maaße, daß er je davon betrunken gewesen sei. Selbst die Inquisitin L., die seit einer Reihe von Jahren bei dem Verstorbenen gelebt, sagt, der P. war ein ordentlicher Mann, den ich nie betrunken gesehen.

Eben so wenig haben die Zeugen darüber, daß P. kurz vorher eine Quantität Rum genossen, etwas zu bekunden gewußt. Die Inquisitin P. allein hat ihrem Manne eine zu große Neigung für geistige Getränke vorgeworfen, und es liegt nicht ferne, daß *sie* es ist, die jene Mittheilung dem Dr. N. macht, um denselben absichtlich in eine Täuschung zu versetzen.

Jedenfalls wird aber die Annahme des Dr. N., daß der Verstorbene ein Trunkenbold gewesen, durch die übereinstimmende Aussage der Hausgenossen desselben widerlegt, und somit die Basis, auf welche alle N.'schen Schlüsse gegründet sind, zerstört.

Ein Gutachten aber wie dieses, welches sich auf widersprechende und geradezu falsche Thatsachen stützt, kann keinen, auch nicht den mindesten Anhalt für richterliche Beurtheilung gewähren.

Anders verhält es sich mit dem zweiten Gutachten, welches sich als eine widerspruchsfreie motivirte Arbeit darstellt. Die beiden Techniker Kreisphysikus Schaper und Apotheker Berndt, welche die chemische Analyse schon seit einem Jahre voraussahen, hatten sich mit allen Materialien und Instrumenten, welche die neuere Zeit für diesen Fall entdeckt hat, versehen. Sie unterzogen sich während dreier Wochen mit augenscheinlichem Interesse und ausdauerndem Fleiße der ihnen gewordenen Aufgabe. Sie gelangten zu dem zweifellosen Resultate, daß der in der Leiche vorgefundene Körper Arsenik, welches, wie es der Verlauf der Krankheit lehrt, dem Verstorbenen bei seinem Leben als Gift beigebracht sei, und todbringend gewirkt habe. Eine gleiche Gewißheit gewährte ihnen die Obduction und Section der Leiche. Dieselbe war auf einem Kirchhofe, der erwiesenermaßen nie die Mumification begünstigte, in eine vollständig schöne Mumie verwandelt, und erhielt sich auch in ihren einzelnen Theilen über der Erde, der Luft, Wärme und Feuchtigkeit ausgesetzt, mehrere Wochen in diesem Zustande. Alle gröberen organischen Gewebe waren naturgemäß characterisirt, und so fest und gut, daß selbst starkes Reißen mit der Kneifzange keine Risse hervorbrachte. Der Magen zeigte eine genau abgegrenzte Entzündung, welche sich durch die blutige Decke zu erkennen gab. Für alle diese Erscheinungen und diejenigen, welche der Verlauf der Krankheit darbot, giebt es aber nur eine Ursache, und diese ist das Arsenik, welches dem Körper als Gift einverleibt wurde. Die gegen dieses Gutachten erhobenen Bedenken sind theils unerheblich, theils widerlegen sie sich durch dasselbe.

Justizcommissarius Y., der Vertheidiger der C., führt an, daß das Arsenik in vielen Krankheiten als wirksames Heilmittel gebraucht werde, und das in der Leiche vorgefundene möglicher Weise diesem Umstande seinen Ursprung verdanke. Er verlangt demnach die nachträgliche Herbeischaffung und Prüfung der Dr. N.'schen

Recepte. Dieser Antrag stellt sich aber als unbegründet dar, indem einerseits Dr. N. auf das Bestimmteste versichert, in der letzten Krankheit des P. nie metallische Mittel angewandt zu haben, andererseits aber auch — wie Dr. Schaper richtig bemerkt — das heftige und plötzliche Auftreten der giftigen Wirkungen nie eine Folge von Arsenik, welches als Medicin gereicht wurde, sein konnte.

Der Justizrath X., der Defensor der Inquisitin P. und L., wendet ein, daß der chemisch herbeigeführte Metallspiegel notorisch unzuverlässig sei, da ein solcher durch im Körper vorhandenes Ammonium (Antimon) gleichfalls herbeigeführt werde, und Arseniktheile in jedem menschlichen Körper, der 4 Jahre in der Erde gelegen, sich vorfinden.

Das erste Bedenken stellten die Techniker selbst im Verlaufe der Analyse auf, und brachten, um demselben zu begegnen, chemisch reine Antimonauflösung in den Apparat nach Marsh. Sie erhielten allerdings sehr ähnliche Anflüge wie von Arsenik, bemerkten aber auch gleichzeitig, daß die Antimonwasserstoffgasflamme mit ganz weißer Farbe, die des Arsenikwasserstoffgases aber unterscheidend und characteristisch mit blauer Farbe brannte. Ebenso schlossen sie, um jedem Verdachte, daß das Arsenik ein natürliches Product des Körpers sei, vorzubeugen, jede Knochensubstanz von der Analyse aus, und gelangten auf diese Weise zu der entschiedensten Gewißheit, daß das dargestellte Arsenik dem Körper von außen her beigebracht sei. Wenn endlich der Justizrath X. das vorliegende Gutachten, indem es die 3 Inquisiten des angeschuldigten Verbrechens dringend verdächtig findet, ein leidenschaftliches nennt, und ihm deshalb allen Glauben absprechen will, so ist zwar schon oben angedeutet worden, daß die Aerzte die ihnen gesteckte Gränze mehrfach überschritten haben, — es kann aber unmöglich dieser übertriebene Eifer dem Gutachten da, wo es sich auf seinem Gebiete bewegt, Eintrag thun. Dasselbe ist übrigens im Ganzen farblos und leidenschaftslos gehalten, und nur da, wo es die Arbeit des Dr. N. einer Kritik unterwirft, vermißt man die wünschenswerthe Ruhe. Das mag aber darin seine Entschuldigung finden, daß in dem konnexen Vergiftungsfalle des C., der Dr. N. und Dr. Schaper sich eben so schroff wie hier in ihren Ansichten widersprachen. Während die Vergiftung des C. rechtskräftig bis zum höchsten Grade der Wahrscheinlichkeit festgestellt ist, leugnete Dr. N., der den Vergifteten behandelte, wie im vorliegenden Falle jede Möglichkeit der Vergiftung. Nach allem diesem muß man also das eben beurtheilte

Gutachten der ein für allemal vereideten gerichtlichen Aerzte, des Kreisphysikus Schaper und Kreischirurgus Huye, so wie des Apotheker Berndt, der noch besonders vereidet ist — als maaßgebend und somit als erwiesen annehmen:

daß der Gastwirth P. an einer Vergiftung durch Arsenik gestorben ist.

Zur vollständigen Erledigung des objectiven Thatbestandes gehört schließlich noch die Erörterung einer Frage, welche im Laufe der Untersuchung mehrfach angeregt ist, nämlich der, ob P. nicht die eigene Hand zum Selbstmorde benutzt, und sich das Gift selbst gegeben habe?

Diese Frage muß entschieden verneint werden. Zwar hat die Inquisitin L. angegeben, daß sie kurze Zeit vor dem Tode des P. denselben im Stalle getroffen, wie er ein Gewehr — augenscheinlich um sich damit zu erschießen — geladen; auch behauptet der Justizrath X., daß P. häufig an venerischen Krankheiten gelitten, und sich der Sage nach schon einmal in F. a. d O. durch Ertränken habe den Tod geben wollen; allein alle diese Behauptungen sind ohne Beweis aufgestellt, und müssen also juristisch als nicht existent betrachtet werden.

Dagegen ist der Verstorbene von allen, die mit ihm in nähere Berührung kamen, als ein ruhiger ordentlicher Mann geschildert worden, der in guten Vermögens- und Gesundheitsverhältnissen keine Veranlassung hatte, sich den Tod zu wünschen. Erwägt man nun noch, daß nach einer psychologischen Erfahrung, Selbstmörder, welche Gift genommen haben, gemeinhin die That, wenn sich die heftigen Schmerzen einstellen, eingestehen und bereuen, und sich hievon auch nicht die mindeste Andeutung in der Krankheit des P. findet, so sind die Gründe, welche gegen den Verdacht eines Selbstmordes sprechen, so überwiegend, daß man es als erwiesen annehmen muß:

daß das Gift dem Verstorbenen durch fremde Hand beigebracht sei.

Wie es sich hienach also in objectiver Hinsicht als vollkommen erwiesen feststellt,

daß der Gastwirth P. durch fremde Hand mit Arsenik vergiftet sei,

so wenig hat es sich subjectiv auch nur bis zu einem geringen Grade von Wahrscheinlichkeit aufklären lassen, wer eigentlich seine Mörder gewesen seien. Auch hier hat der lange Zeitraum, welcher zwischen dem begangenen Verbrechen selbst und dem Zeitpuncte liegt, da es zur gerichtlichen Cognition gekommen ist, der Ermittelung der Wahrheit großen Eintrag gethan.

Es ist schon oben gesagt worden, daß das Gift dem P. höchst wahrscheinlich mittelst Chocolade beigebracht sei.

P. starb am Montage den 12. März 1838. An dem Montage vor 8 Tagen begann gegen Abend seine Krankheit. Den vorhergehenden Tag am Sonntage hatte er Abends in dem Kreise der Seinigen Chocolade getrunken. Wer alles mitgetrunken ist nicht vollständig ermittelt, da die Zeugen Carl H. und Wilhelmine Sch. ihre ursprünglichen Aussagen, daß P. in Gesellschaft der 3 Inquisiten, welche mit Ausnahme der P. solches auch bestätigen, die Chocolade genossen habe, später dahin berichtigen, daß sie nicht mit Bestimmtheit anzugeben wissen, wer außer P. von der Chocolade noch getrunken hätte. So viel scheint indeß gewiß zu sein, daß an dem Sonntag Abende mehrere Personen von der Chocolade getrunken haben.

Die Speisen in dem P.'schen Hause wurden von der Köchin Maria Sch. und der Inquisitin L. bereitet. Die Letztere ist geständlich auch bei dem Kochen der Chocolade am Sonntage behülflich gewesen, indem sie, ihrer Angabe nach, die Eier zerschlagen und in den Topf hineingethan hat. Daß die Inquisitin P. und C. damals auch in der Küche gewesen sind, ist von der Maria Sch. zwar behauptet, von ihnen aber bestritten, und nicht weiter aufgeklärt worden.

Von der Chocolade soll am Sonntage eine Quantität übrig geblieben, und von P. verzehrt worden sein. Auch dieser Umstand ist nicht vollständig ins Licht gesetzt. Die Zeugin Wilh. Sch. sagt, daß sie an dem Tage nach dem erwähnten Sonntage auf dem Spinde am Alkoven einen weißen Porcellantopf gesehen, und bemerkt habe, daß später gegen Mittag derselbe Topf, und neben ihm eine Tasse auf dem Tische gestanden habe. Beide Geschirre seien leer aber unrein gewesen, und von ihr in die Küche zum Auswaschen getragen worden.

Wenn gleich nun die Zeugin bei ihrer spätern, ein Jahr darauf erfolgten Vernehmung angiebt, sich der erwähnten Umstände nicht mehr mit Bestimmtheit entsinnen zu können, so muß man dieselben doch um so mehr für richtig annehmen, als die Inquisitin L. der Maria Sch. und dem Wilh. G., wie diese das eidlich bekundet, noch an dem Sonntage Abend erzählte, daß P. von der Chocolade sich in dem Alkoven etwas verwahrt habe.

Daß Jemand anders die bei Seite gesetzte Chocolade getrunken, ist nirgends ermittelt, und mit demselben hohen Grade von Wahrscheinlichkeit, mit dem es festgestellt ist, daß P. sich die Chocolade verwahrt, muß man auch annehmen, daß er sie selbst Montag um die Mittagszeit, wo die erwähnten Geschirre unrein auf dem Tische gestanden, genossen habe.

Noch an demselben Tage wurden die erwähnten Geschirre zum Reinigen in die Küche gebracht, — durch wen ist nicht ermittelt, nach der Annahme der Wilh. Sch. durch sie selbst, nach der Behauptung der Maria Sch. durch die Inquisitin L. Als nun die Maria Sch. sich dem Reinigen des Topfes und der Tasse unterziehen wollte, bemerkte sie auf dem Boden beider Gefäße eine verdächtig aussehende, weiße, kalkartige, grinsliche Masse. Sie zeigte diese der Wilh. Sch., welche bei ihrer eidlichen Vernehmung sagt: „es war noch ein Rest von Chocolade darin, und unter dieser, wie um die Tasse waren kleine weiße Körner, ähnlich wie Mohn.

Man muß diesen Umstand für fast völlig erwiesen ansehen, da die Sch. eine tadellose Zeugin ist, und auch die Glaubwürdigkeit der Maria Sch., die zwar sonst vielfach angefochten ist, im vorliegenden Falle dadurch gewinnt, daß sie den entdeckten Befund in der Tasse sogleich den G.'schen Eheleuten, wie diese eidlich bekunden, mittheilte. Es ist nicht abzusehen, aus welchem Grunde sie damals eine Lüge dieser Art hätte verbreiten sollen.

Die von der Zeugin vorgefundene Masse hat der Beschreibung nach eine auffallende Aehnlichkeit mit Arsenik, und man gelangt nach allem diesem mit hoher Wahrscheinlichkeit zu dem Schlusse:

„daß P. durch die Chocolade, welche er Montag um die Mittagszeit genossen, vergiftet sei."

Daß dieses nicht durch die Chocolade geschehen sein kann, welche Sonntag Abends genossen wurde, folgt zweifellos daraus, daß einerseits damals noch andere Personen mitgetrunken, ohne daß sie bekannt gewordener Maßen davon nachtheilige Folgen gehabt hätten, andererseits aber und namentlich auch daraus, daß die in ihrem Auftreten so heftigen giftigen Folgen sich unmöglich so spät, nach Verlauf von 24 Stunden, während welcher der Verstorbene sich ganz wohl befand, zeigen konnten.

Es kann sonach das Gift nur in der Nacht, oder Montag Vormittag, während der Topf mit der Chocolade in dem Alkoven stand, hineingeschüttet sein.

Von den 3 des vorliegenden Verbrechens angeschuldeten Personen ist am meisten gravirt die Inquisitin Louise L. Es soll zunächst das, was gegen sie ermittelt ist, näher beleuchtet werden.

Sie ist 76¾ Jahre alt, evangelischen Glaubens und in M. geboren. In ihrem 24. Jahre heirathete sie ihren jetzigen Ehemann, der ebendaselbst Bierbrauer und Gastwirth war. Im Jahre 1812 zogen die Eheleute nach C., wo sie auf dem Holm eine Gastwirthschaft etablirten. Anfangs ging die Gastwirthschaft gut, später aber ergab sich der Mann dem Trunke, und es wurde ihm das, inzwischen eigenthümlich erworbene Grundstück im Jahre 1828 in der Subhastation verkauft. Demzufolge zog die Inquisitin mit ihrer jüngern Tochter Henriette zu ihrer ältesten, an den Kahnschiffer P. verheiratheten Tochter Wilhelmine, bei der sie bis jetzt gelebt hat. Ihr Ehemann ist durch Vermittelung des P. in das Hospital zum heil. Leichnam aufgenommen. An Vermögen besitzt die Inquisitin nichts, auch ist sie, so viel bekannt geworden, noch nie in Untersuchung gewesen.

Ueber die Verhältnisse im P.'schen Hause läßt sich die Inquisitin dahin vernehmen:

Als ihre Tochter Wilhelmine vor 12 Jahren den P. geheirathet, habe sie ihm in die Ehe nichts als ihre Kleider und Betten eingebracht. P. sei indessen ein ordentlicher und tüchtiger Mann gewesen, der in wenigen Jahren durch die Schifffahrt sich soviel verdient, daß er erst ein Grundstück auf dem Holm, und später ein noch größeres in der Wasserstraße erworben habe.

Wenn gleich eine große Liebe für das andere Geschlecht, der er ohne Auswahl sich hingegeben, P.'s schwache Seite gewesen, und er auch häufig mit venerischen Krankheiten behaftet nach Hause gekommen sei — so hätte dieses bei dem gelassenen Character seiner Ehefrau dem ehelichen Frieden nicht den mindesten Eintrag gethan. Es habe zwischen den Eheleuten stets das beste Vernehmen obgewaltet, und dieses habe sich namentlich auch darin gezeigt, daß P. fast von jeder Reise seiner Frau werthvolle Geschenke mitbrachte.

Ebenso gut habe ihre jüngere Tochter Henriette, spätere C., zu dem Verstorbenen gestanden, und wenn auch der böse Leumund dieses Verhältniß als ein zu nahes bezeichnet, so müsse sie dem widersprechen, da P. ihre Tochter stets wie ein Vater behandelt. — Ihr eigenes Verhältniß endlich zu dem Verstorbenen sei immer ein liebevolles gewesen, und sie habe nie Veranlassung gehabt, sich über ihn zu beklagen.

An welcher Krankheit eigentlich P. gestorben, könne sie nicht angeben, da sie über den Beginn und Verlauf nur so viel wisse, daß er viel gebrochen habe. An dem Tage, an dem er krank geworden, sei er den ganzen Tag über zu Hause gewesen, und habe Morgens Kaffee getrunken, und zu Mittag weiße Bohnen mit

Rindfleisch gegessen. Am Abende vorher hätte P., seine Frau, die C. und sie selbst Chocolade getrunken, bei deren Bereitung sie — wie schon oben erwähnt — mit thätig gewesen. Das Geschirr, aus dem die Chocolade genossen, sei Abends auf dem Tische stehen geblieben und am andern Morgen von der Maria Sch. ausgewaschen und von ihr getrocknet worden.

Eine fremdartige verdächtige Substanz habe sie in dem Geschirre nicht bemerkt, und auch nicht gehört, daß eine solche darin gewesen sei. Sie wisse es nicht, daß P. sich von der Chocolade ein Töpfchen voll im Alkoven verwahrt. Davon, daß Arsenik sich in ihrem Hause befunden habe, habe sie nie etwas gehört.

Wenn endlich die Aerzte erklären, daß P. durch Gift gestorben sei, so könne sie das zwar nicht bestreiten, müßte aber versichern, daß sie ihm keins beigebracht habe, und auch gegen Niemanden einen derartigen Verdacht hege.

Es muß hier zuvörderst bemerkt werden, daß keine der 3 Inquisiten in einer unmittelbaren Berührung mit der Chocolade, welche im Alkoven aufbewahrt wurde, gesehen worden ist. Inwiefern in dieser Beziehung auf eine andere Weise ein Verdacht gegen die Inquisitin L. angeregt ist, soll jetzt zunächst erörtert werden.

P. bewohnte zur Zeit seines Todes ein Haus in der Wasserstraße. Ein Hausflur, der zugleich als Gastzimmer diente, ein Billardzimmer und ein hiemit verbundener offener Alkoven ohne Fenster, umfaßten den untern Raum des nur einstöckigen Hauses. Ein daranstoßendes zweistöckiges, ebenfalls den P.'schen Eheleuten gehöriges Haus enthielt im untern Stockwerke Küche und Kammer. Im zweiten Stockwerke wurde eine Stube miethsweise von den G.'schen Eheleuten bewohnt. Die beiden andern nach hinten hinausgehenden Zimmer wurden von dem Verstorbenen und den 3 Inquisiten als Schlafstuben benutzt.

Während nun die G.'schen Eheleute noch in dem Hause des P. wohnten, so erzählt die verehelichte G. bei ihrer eidlichen Vernehmung, habe ihr Ehemann ihr eines Tages, und zwar während der Krankheit des P. mitgetheilt, daß er vom obern Hausflur, wo er gestanden, bemerkt habe, wie die Inquisitin C. und L. von dem untern Hausflur in die Speisekammer gegangen wären. Er hätte gehört, wie hier die C. zu der alten L. gesagt: „werden wir ihm auch genug eingeschüttet haben?" worauf diese geantwortet: „o ja meine Tochter, der Teufel wird ihn wohl holen!"

Wie erheblich auch dieser Umstand an und für sich ist, so wird seine Bedeutung doch durch die eigene Aussage des Schneidermeister G. gänzlich zerstört. Bei seinen ersten Vernehmungen hatte derselbe dieser Thatsache gar keine Erwähnung gethan, dann gab er sie so an, wie seine Frau sie vorgetragen, später modificirte er sie, und bei seiner Schlußvernehmung sagte er endlich: „Daß ich die C. und deren Mutter im Hausflur betroffen, ist allerdings richtig, und sprachen beide sehr heimlich, was sie jedoch gesprochen haben, davon habe ich nichts gehört, und ich habe die früher angegebenen Worte in meiner damaligen gereizten Stimmung ausgesagt."

Ist es nun auch nicht dargethan, daß G., als er seiner Frau jene Mittheilung machte, ebenfalls in einem gereizten Zustande sich befand, so verliert doch, durch seine bestimmte Erklärung von jener Unterredung nichts gehört zu haben, auch die Aussage seiner Frau ihre ganze Bedeutsamkeit.

Erwähnt ist es schon oben, daß die Inquisitin L. an dem Sonntag Abende, an dem P. mit seiner Familie Chocolade getrunken hatte, der Maria Sch. und dem Schneider G. erzählt haben soll, daß P. sich noch einen Topf davon im Alkoven verwahrt habe. Die Inquisitin hatte nicht die mindeste Veranlassung zu einer solchen Mittheilung und man könnte in dieser Aeußerung die Stimme des bösen Gewissens finden, welches sie zwang, von dem Mittel zu sprechen, dessen sie sich zur Ausführung ihrer verwerflichen Plane bedienen wollte.

Allein die Inquisitin hat jene Aeußerung bestritten und die Wahrheit ist nur mangelhaft ermittelt worden, denn die Glaubwürdigkeit der Maria Sch., welche von allen Zeugen die Inquisitin am meisten bezüchtigt hat, ist vielfach verdächtigt. Sie ist geständlich wegen kleinen gemeinen Diebstahls ordentlich mit 14 Tagen Gefängniß bestraft worden. Bei ihrer ersten Vernehmung hat sie mit wesentlichen Mittheilungen, die sie später gemacht, zurückgehalten. Auf die Frage, weshalb sie das gethan, erwiderte sie: „ich habe früher die Wahrheit nicht gesagt, weil ich nicht wollte." Sie hat sich bei ihrer Aussage häufig widersprochen, und bei derselben nach der Registratur des Inquirenten, oft einen hohen Grad von Aufgereiztheit und Verlegenheit verrathen. Nach der eidlichen Versicherung der Maria B. endlich, hat sie derselben mitgetheilt, daß sie vom Tischlermeister K. beredet sei, die C. zu beschuldigen — daß ihr das jetzt aber sehr leid thue.

Es leuchtet hiernach ein, daß die Aussage der Sch. fast keinen Glauben verdient, und wenn auch dem Zeugen G. kein anderer

Vorwurf zu machen, als daß er eine vollständig zu Protokoll gegebene Aussage, wegen angeblicher Aufgeregtheit, widerrufen, so ist doch jene Aeußerung der Inquisitin nur bis zu einem geringen Grade von Wahrscheinlichkeit dargethan. Der auf diese Weise angeregte Verdacht — und dies ist der einzige, welcher die Inquisitin mit der im Alkoven aufbewahrten Chocolade in unmittelbare Berührung bringt — ist also ein sehr schwacher, und es fragt sich, inwiefern in anderer Beziehung stärkere Indicien gegen die Inquisitin sprechen.

Da das Einschreiten der Behörde erst 4 Jahre nach dem Tode des P. stattfand, so läßt sich die Frage, ob die Inquisitin zur Zeit des Todes in Besitz von Arsenik sich befunden habe, nicht beantworten; soviel ist indessen gewiß, daß bei der, im Laufe der Untersuchung abgehaltenen Haus-Revision (am 2. December 1842) nichts Verdächtiges vorgefunden worden; so wenig aber dieses Ergebniß zu Gunsten der Inquisitin spricht, so wenig kann sie auch folgender Umstand verdächtigen. Der Wagemeister Sch. nämlich bekundet, daß im Jahre 1834 oder 1835 P. einmal von seinem Fahrzeuge ein papiernes Säckchen genommen, und dasselbe mit den Worten: „das ist Futter für meine Ratten" in seinem Spinde verschlossen habe. Auch sagt Maria Sch., daß, als sie die erwähnte verdächtige Masse in der Chocolade gefunden, sie sich erinnert habe, daß sie, als P. noch auf dem Holm gewohnt, einmal eine schneeweiße Masse mit blauem Papier in der Ofenröhre gesehen, und die Inquisitin L. damals zu ihr gesagt habe:

„Lecke nur nicht daran, sonst wirst Du bald auf dem Rücken liegen."

Die Inquisitin L. hat anfangs diese Aeußerung gänzlich bestritten, später aber angegeben, daß das weiße Zeug wahrscheinlich Bittersalz gewesen sei. Wie gezwungen unter diesen Umständen jene Warnung sich gestaltet, liegt zwar auf der Hand, es können indeß die Thatsachen, daß 5 Jahre und resp. ½ Jahr vor dem Tode des P. sich in dem Hause desselben Rattengift befunden habe — selbst wenn sie vollständig erwiesen wäre — an und für sich gar keinen Verdacht gegen die Angeschuldigte erregen, und die etwa vorhandenen Verdachtsgründe nur in einem sehr entfernten Grade unterstützen.

Von größerer Erheblichkeit erscheint an und für sich die Aussage der Maria Sch., nach welcher an dem Tage, an welchem P. krank geworden, seine Frau vom Krankenbette kommend, zu der Inquisitin L. geäußert haben soll: „Mutterchen, er sagt, ihr habt mir wohl etwas eingegeben." Allein beide Inquisiten, sowohl die P. als L., haben jene Aeußerung in Abrede gestellt, und es scheint in der That, als ob dieselbe eine Erfindung der so unglaubwürdigen Zeugin ist. Für diese Annahme spricht einerseits, daß die Maria Sch. erst im spätern Laufe der Untersuchung nach vielen vorangegangenen Vernehmungen mit jener Aeußerung hervorgetreten ist, andererseits auch folgender Umstand. Im Laufe seiner Krankheit erbat sich P. eine Gerichts-Deputation zur Aufnahme eines Testaments; der Secretair W., welcher als zweite Gerichtsperson figurirte, erzählte bei seiner amtseidlichen Vernehmung, daß, als er den P. über die Veranlassung seiner so plötzlichen und heftigen Erkrankung befragt, dieser erwidert, daß sein armes Weib, die schon längere Zeit gekränkelt, eines Tages plötzlich in Ohnmacht gesunken, und er sich darüber so erschreckt habe, daß er seitdem krank geworden sei. Wenngleich nun hierauf der Verstorbene selbst über den Grund seiner Krankheit in einem Irrthume befangen gewesen ist, so geht doch aus seiner letztern Aeußerung fast mit Gewißheit hervor, daß er einen Verdacht gegen die Angeschuldigten nicht genährt hat, jedenfalls aber muß man bei dem Widerspruche der vollständig glaubwürdigen Aussage des Secretair W. und der der Maria Sch. die letztere für widerlegt erachten. Einen ebenso unsicheren Anhalt gewährt die fernere Aussage der Maria Sch. Dieselbe behauptet nämlich, daß im Laufe der Krankheit des P. die Inquisitin L. sie befragt, ob sie sich ängstigen werde, wenn P. sterben sollte; als sie dieses verneint, habe die alte L. mit Bestimmtheit gesagt: „der Herr wird sterben." Wenngleich nun die Inquisitin durch den heftigen Verlauf der Krankheit zu einer solchen Aeußerung veranlaßt sein konnte, so erregt doch bei den obwaltenden Umständen eine so bestimmte Erklärung einen gewissen Verdacht. Dieser ist aber höchst unbedeutend, da der Inquisitin, welche jene Aeußerung für eine Lüge erklärt, nichts als die Aussage der Maria Sch. gegenübersteht.

Zu demselben Resultate wird man durch die Behauptung dieser Zeugin geführt, daß die Inquisitin L. zu der C, welche den P. wegen seiner Leiden in der Krankheit bedauerte, gesagt habe: „er hat mich genug geärgert." — Auch diese Aeußerung würde wegen ihres Zusammenhanges zwischen den Leiden des P. und der Rache der Inquisitin für diese höchst verdächtig sein — allein sie hat dieselbe bestritten, und nur die Zeugin Sch. will sie gehört haben.

Dagegen ist eine ganz ähnliche Aeußerung der Inquisitin noch durch die Schneiderfrau Christine G. bekundet worden. Als diese nämlich über die Krankheit des P. die Inquisitin L. befragt, erzählt diese ihr, daß P. so gierig von der Chocolade und wohl zu viel getrunken habe, und als die Zeugin den P. bedauert, theilte die Inquisitin ihr mit, daß derselbe so böse sei, und sie schon mehrmals herum gestoßen habe.

Diese Zeugen-Aussage ist zwar der Inquisitin nicht vorgehalten worden, sie würde indeß, selbst wenn sie von ihr bestritten wäre, in Verbindung mit der oben angeführten Aussage der Maria Sch. eine ziemlich erhebliche Anzeige gewähren. Die Inquisitin, welche es selbst in Abrede stellt, irgend eine Veranlassung zu der Krankheit des P. zu kennen, bezeichnet hier als solche die Chocolade — bei der Erwähnung von den Leiden des P. gedenkt sie wiederholt der schlechten Behandlung, mit der er ihr begegnet ist. Es läßt sich nicht leugnen, daß diese Ideen-Verbindung die Inquisitin in zweifelhaftes Licht stellt — es ist dies der größte, aber auch letzte Verdachtsgrund, der durch die Untersuchung ermittelt ist.

Fragt man nun endlich, was denn die Inquisitin zu einem so schwarzen Verbrechen wie das angeschuldigte hätte bewegen können, so sucht man vergeblich nach einer genügenden Auskunft.

Zwar stellt sich die Angabe der Inquisitin, daß sie zu dem Verstorbenen stets im besten Vernehmen gestanden, und er oft geäußert: „wenn unsere Mutter noch 20 Jahre leben möchte!" als eine offenbare Lüge heraus. Denn alle Personen, welche über dieses Verhältniß vernommen worden sind, namentlich der Sattlermeister H., der Schlossermeister B., der Uhrmacher D., der Schneidermeister G. und die verehelichte Sch. schildern dasselbe als ein sehr schlechtes, und erzählen, daß P. sich wiederholt darüber beklagt, daß die alte L. ihm so sehr zusetze.

Insbesondere bekundet die verehelichte Sch., daß die alte L. in der Krankheit sehr lieblos gegen P. gewesen sei, und zwischen beiden nicht lange Zeit vor dem Tode des Letztern, ein Streit, der zuletzt in Thätlichkeit übergegangen, deshalb stattgefunden, weil die Inquisitin L. dem P. 20 Thlr. gestohlen habe. Auch deponirt der Schneidermeister G., daß die Inquisitin sich häufig darüber beklagt, daß P. sie geschlagen, und daß sie nach dem Tode desselben gesagt habe: „Es ist gut, daß ihn der Teufel geholt, er hat uns manchmal cujonirt."

Allein nimmt man auch durch diese Zeugen-Aussagen einen hohen Grad von Rohheit des Gemüths der Inquisitin und namentlich ein sehr schlechtes Vernehmen zwischen ihr und dem Verstorbenen als erwiesen an, so gewährt das letztere doch nur ein Bild, wie man es im täglichen Leben zwischen Schwiegereltern und Schwiegerkindern gemeinen Standes häufig findet. Keineswegs kann man aber ein Verhältniß dieser Art für einen hinreichenden Grund zu einem so schweren Verbrechen erachten. Nach einem andern Motive sucht man vergebens, namentlich kann nicht die Hoffnung auf einen Vortheil die Inquisitin geleitet haben, da durch den Tod des Verstorbenen, welcher die Abtretung eines Theiles seines Vermögens an seinen noch lebenden Vater zur Folge hatte, die Lage der ganzen Familie und mithin auch der Inquisitin eine schlechtere wurde. Nach allem diesem stellt sich das Resultat der Ermittelungen gegen die Inquisitin L. darin heraus, daß sie eine Frau von rohem gefühllosem Charakter ist, die mit dem Verstorbenen in schlechtem Verhältniß gestanden, und verdächtig ist Aeußerungen gethan zu haben, die sie des angeschuldigten Verbrechens bezüchtigen. Diese Aeußerungen, die wie oben gezeigt, wegen der mangelhaften Glaubwürdigkeit der Zeugen nur bis zu einem geringen Grade von Wahrscheinlichkeit dargethan sind — stellen sich als sehr schwache Indicien dar, und gewähren keinen Anhalt für eine Strafe. Es tritt hier vielmehr der Fall ein, daß der eigentliche Vorgang der Sache nicht hat aufgeklärt werden, und die Inquisitin den gegen sie streitenden Verdacht nicht hat ablehnen können. Das Gesetz hat für diesen Fall die vorläufige Freisprechung angeordnet, und nur diese konnte der Inquisitin L. zu Theil werden. § 409 der Criminal-Ordnung.

Der Defensor hat angetragen:

„die Inquisitin von aller Strafe freizusprechen."

ohne diesen Antrag in subjectiver Hinsicht anders als durch Hinweisung auf die geringe Glaubwürdigkeit der Zeugen zu unterstützen.

Zu einem noch unbedeutendern Resultate der Untersuchung hat es gegen die Inquisitin P. geführt. Sie ist 39 Jahr alt, evangelischen Glaubens, im Dorfe K. geboren, in E. ist sie zur Schule gegangen und confirmirt worden. In ihrem 24. Jahre, bis wohin sie sich im Hause ihrer Eltern aufgehalten, heirathete sie den P., der anfangs als Kahnschiffer, später als Gastwirth sein ausreichendes Brod hatte.

Ihre Ehe war kinderlos, das im zweiten Jahre der Verheirathung geborene Kind kam todt zur Welt. Die Schwester der Inquisitin H. spätere C. hielt sich von ihrem 14. Jahre bis zu ihrer nach dem Tode des P. erfolgten Verheirathung, in dessen Hause auf.

Die Inquisitin besitzt in G. ein Grundstück und den Gasthof zur St. D. Daß sie in Untersuchung gewesen, ist nicht ermittelt worden.

Zur Zeit der Krankheit des P. — so läßt sich die Inquisitin aus — habe sie wegen Gliederschmerzen und Reißen in den Füßen in ihrer Schlafstube im Bette gelegen. Sie wisse daher nicht, wer an dem erwähnten Sonntage die Chocolade bereitet und davon genossen habe — nur soviel sei ihr erinnerlich, daß P. ihr damals ein Töpfchen voll Chocolade, die sie indeß nicht genossen, hinaufgebracht habe. Ob ihr Mann sich von der Chocolade noch etwas verwahrt, könne sie nicht angeben.

Ihr Verhältniß zu dem Verstorbenen sei stets das beste gewesen. Zwar sei das Gerede gewesen, daß er mit ihrer Schwester Henriette in einem zu vertrauten Verhältnisse stehe — allein sie habe diesem Gerüchte nie Glauben geschenkt, und wenn es auch gegründet, daß P. sich mit andern Frauenzimmern abgegeben, und venerisch gewesen sei, so habe sie ihm diese Untreue doch niemals nachgetragen.

Auf den Wunsch des Verstorbenen, hätten sie beide im Laufe seiner Krankheit ein wechselseitiges Testament errichtet, in welchem sie sich gegenseitig zu Erben eingesetzt. Seinen noch lebenden Vater habe P. auf den Pflichttheil beschränkt.

Davon, daß der Verstorbene durch Gift ums Leben gekommen, sei ihr nie etwas bekannt geworden. Auch wisse sie Niemanden, auf den sie den Verdacht eines solchen Verbrechens werfen solle — am meisten müsse sie sich selbst dagegen wehren, da sie nur Veranlassung gehabt den frühen Tod ihres Mannes aufs innigste zu betrauern.

Der Defensor der Inquisitin, welcher angetragen

sie von aller Strafe und Kosten freizusprechen,

sagt, daß er wahrlich nicht wisse, wegen welcher Thatsachen und Umstände er sie vertheidigen solle.

Es liegt aber auch in der That so wenig gegen die Inquisitin vor, daß ihre völlige Freisprechung unbedenklich erscheint.

Wenn es oben schon erwähnt worden ist, daß keine der drei Inquisiten in einer unmittelbaren Berührung mit der im Alkoven aufbewahrten Chocolade gesehen worden sei, so ist bei der Inquisitin P. die factische Unmöglichkeit einer solchen Berührung fast bis zur Gewißheit dargethan, da ihre Angabe, daß sie an dem Montage, an welchem P. krank geworden, und am Tage vorher zu Bette gelegen habe, sowohl durch die Aussage der Inquisitin L. und C., als auch die eidlichen Versicherungen der Henr. C. und der Wilh. G. bestätigt worden sind.

Aber auch eine mittelbare Einwirkung Seitens der Inquisitin auf den Tod ihres Mannes ist nicht im entferntesten angedeutet worden.

Mit eine Hauptveranlassung zur Aufnahme der vorliegenden Untersuchung war eine Aeußerung des Gastwirths C. in der Untersuchung gegen seine Ehefrau, die jetzige Inquisitin.

Als er nämlich, so erzählt er bei seiner eidlichen Vernehmung, mit seiner Ehefrau noch zusammen gelebt, und in gutem Vernehmen gestanden, sei er einmal mit der Schwester derselben, der Inquisitin P., wegen einer Uhr in ein Mißverständniß gerathen. Als er hierüber mit seiner Frau gesprochen, habe dieselbe geäußert, er solle sich vor ihrer Schwester in Acht nehmen, da sie schlecht sei. Bestimmte Thatsachen, durch welche dieser Ausspruch zu rechtfertigen wäre, hätte seine Frau zwar nicht angegeben, doch als im Laufe des Gesprächs die Rede auf den verstorbenen P. gekommen, habe sie gesagt: „glaube doch nur nicht, daß P. natürlichen Todes gestorben ist, denn die ganze Stadt spricht es ja, er ist vergiftet!"

Aus dieser Aeußerung geht nun eigentlich nichts anderes hervor, als daß die C. von dem Gerüchte über den Tod des P. Kenntniß gehabt hat, und nebenbei ihre Schwester für eine schlechte Person hält.

Gegen die Letztere einen Verdacht daraus herzuleiten würde sehr gezwungen sein, und man kann sich zu einer solchen Annahme um so weniger entschließen, als die Richtigkeit der Aeußerung selbst dadurch, daß sie die Inquisitin C. aufs Bestimmteste bestreitet, und der Zeuge C., wegen seiner Stellung zu der ganzen Familie seiner Frau, wenig glaubwürdig ist, sehr zweifelhaft erscheint. Ebenso wenig erheblich ist die Angabe des Sattlermeister H., welcher bei seiner eidlichen Vernehmung bekundet, daß als er zu der Inquisitin P. sich über den schnellen Tod ihres so gesunden und kräftigen Mannes gewundert, diese geäußert, sie habe ihren Mann sehr lieb gehabt, es sei aber doch am Ende gut, daß es so gekommen, da ihr häusliches Verhältniß so gestanden, daß sie nicht länger hätten zusammenbleiben können.

Den ersten Theil dieser Aeußerung hört man häufig von nahen

Angehörigen an dem Grabe eines Verstorbenen. Der Schmerz sucht darin, daß er die Fügung der Vorsehung gut heißt, seinen Trost. Und wenn die Inquisitin noch hinzufügt, daß ihr häusliches Verhältniß nicht länger so hätte bleiben können, und sie bei ihrer Vernehmung als Grund dieser Aeußerung angiebt, daß ihr Mann in der letzten Zeit soviel Geld unsicher ausgeborgt habe, so ist diese letzte Thatsache zwar nicht erwiesen, es liegt aber trotz dessen kein Grund vor, aus jenen Worten den Verdacht herzuleiten, als habe die Inquisitin die Auflösung ihres ehelichen Verhältnisses herbeigeführt.

Der Tischlermeister K., der sowohl in der C.schen Vergiftungssache, als auch in dieser Untersuchungssache sehr eifrig bemüht gewesen ist, zur Ueberführung der Inquisitin beizutragen, und der überdies verdächtigt ist, die Maria Sch. zu falschen Angaben verleitet zu haben, erzählt, daß er in der C.schen Angelegenheit die Inquisitin P. eine Giftmischerin genannt, ohne daß sie ihn deshalb verklagt habe.

Wollte man nun auch die Angabe des P., welche bei dem Leugnen der Inquisitin und der geringen Glaubwürdigkeit des Zeugen höchst zweifelhaft ist, als erwiesen annehmen, so muß man doch daraus, daß jemand es verschmäht, auf eine angethane Beleidigung eine Injurienklage anzustrengen, eher auf einen friedliebenden Character, als darauf schließen, daß das zum Vorwurf gemachte Verbrechen begründet sei. Wenn endlich der Sattler H. und Uhrmacher D. bekunden, daß, als sie den Verstorbenen in seiner Krankheit besuchen wollten, die Inquisitin ihnen dieses nicht gewährt, weil ihr Mann zu schlecht sei, so erscheint das Benehmen der Inquisitin durch diesen Umstand völlig gerechtfertigt, und es sind sonach alle Momente, welche die Inquisitin verdächtigen könnten, als unerheblich widerlegt.

Nach einem Grunde, welcher die Inquisitin hätte bewegen können, den frühern Tod des Verstorbenen zu wünschen, sucht man auch hier vergebens.

Zwar muß es durch die Aussage der W. Sch., der C. K., des Sattler H. und des Tischler K. als erwiesen angenommen werden, daß der Verstorbene mit seiner Schwägerin, der spätern C., in einem zu vertrauten Verhältnisse gestanden, und dieses der Inquisitin P. häufig Veranlassung zu Klagen und zur Eifersucht gegeben habe. — Allein auf der andern Seite schildern die Zeugen Carl H., W. G., H. C. und C. G. das Vernehmen der P.schen Eheleute wiederum als ein sehr gutes, und man gelangt hiernach zu der Annahme, daß das eheliche Leben zwar mitunter durch die Eifersucht der Inquisitin gestört sei, daß diese Störung jedoch nie von dauerndem Einflusse auf das im Ganzen gute Verhältniß gewesen sei. Hiefür spricht namentlich, daß, wie der Secretair W. versichert, der Verstorbene bei der Testaments-Aufnahme ohne alle Aufforderung erklärte, daß er den ganzen Nachlaß seiner Frau zuwenden wolle und dabei äußerte: „Wenn es erst in die Hände meiner

Verwandten kommt, so geben sie dem armen Weibe gar nichts." Ebenso deuten, wie der Inquirent registrirt hat, die in dem Nachlasse vorgefundenen Briefe zwischen den P.'schen Eheleuten und ihren Verwandten auf das sehr gute Verhältniß der erstern, und auch der Umstand, daß die Inquisitin häufig das Grabmal ihres Ehemannes besucht, und dasselbe vielfach, und namentlich jedesmal an seinem Geburtstage mit Blumen geschmückt hat, spricht dafür, daß ihre Erinnerung an den Verstorbenen eine wohlwollende gewesen ist.

Ob die Inquisitin, wie sie angiebt, nach dem Tode ihres Mannes mehrfache Heiraths-Anträge gehabt, ist nicht erwiesen, soviel ist aber gewiß, daß sie nicht wieder geheirathet hat.

Auf einen bedeutenden Gewinn konnte Inquisitin auch nicht hoffen, da, wie die Testaments-Akten ergeben, ihr Erbtheil nur 102 Thlr. betrug, und selbst dieses, da der Verstorbene vor seiner Krankheit noch kein Testament gemacht, und der Vater desselben noch lebte, ihr nicht einmal gewiß war.

Nach alle diesem ist nichts vorhanden, was die Inquisitin des angeschuldigten Verbrechens verdächtig macht, es mußte deshalb in Gemäßheit des § 414 der Crim.-Ordn. ihre völlige Freisprechung erfolgen.

Eine gleiche Entscheidung war in Beziehung auf die Inquisitin C. zu treffen.

Sie ist 28 Jahre alt, evangelischen Glaubens, und seit 3 Jahren von ihrem Ehemanne geschieden. Von ihrem 14. Jahre ab bis zu ihrer Verheirathung, die ein Jahr nach dem Tode des P. erfolgte, hat sie im Hause desselben gelebt. Sie ist durch das Erkenntniß des Tribunals des Königreichs Pr. vom 30. Mai 1843 wegen Vergiftung ihres Ehemannes außerordentlich mit 15jähriger Zuchthausstrafe rechtskräftig belegt worden.

Ihr Verhältniß zu dem Verstorbenen schildert die Inquisitin als das einer Tochter zu ihrem Vater, und weist jeden Verdacht, als hätte sie mit ihm auf einem vertrauten Fuße gelebt, aufs Bestimmteste zurück.

Davon, daß P. sich von der am Sonntage genossenen Chocolade ein Töpfchen voll im Alkoven verwahrt haben soll, will Inquisitin nichts wissen. Ebenso versichert sie, niemals gehört zu haben, daß der Verstorbene vergiftet worden, und auch Niemanden zu kennen, auf den sie den Verdacht eines solchen Verbrechens werfen könne.

Die vorliegende Untersuchung war bereits sehr weit vorgeschritten, als sie erst (auch) gegen die Inquisitin C. gerichtet wurde, die Veranlassung hiezu gab die bereits oben erwähnte Aussage des Schneiders G., welcher gehört haben wollte, daß die C. zu der Inquisitin L. heimlich gesagt: „Mutterchen, werden wir ihm auch genug eingeschüttet haben?" worauf die letztere erwidert: „o ja, meine Tochter, der Teufel wird ihn schon holen!"

Dadurch, daß der Zeuge diese Aussage später widerrufen, ist jeder Grund zur Einleitung der Untersuchung gegen die C. fortgefallen, und es liegt geradezu gar nichts vor, was die Inquisitin des angeschuldigten Verbrechens verdächtigen könnte. Zu erwähnen ist nur noch, daß einige Zeit vor dem Tode des P. die Inquisitin C. sich mit einem gewissen H. verehelichen wollte. P. hatte anfangs seine Zustimmung gegeben, war aber später gegen die Heirath, und als die C. am Verlobungstage — etwa 14 Tage vor dem Tode des P. — Abends nach Hause zurückkehrte, soll, wie die Zeugin Sch. versichert, ein heftiger zuletzt in Thätlichkeiten ausartender Streit zwischen den 3 Inquisitinnen und dem Verstorbenen wegen der Verlobung stattgefunden haben.

Die Inquisiten haben diese letzte Thatsache bestritten, wollte man dieselbe indeß auch weiter nicht bezweifeln und annehmen, daß die C., um ihre Heirath mit H. zu Stande zu bringen, sich möglicherweise des P. entledigen mögen — so spricht gegen diese Annahme doch der Umstand, daß sie nach dem Tode des Verstorbenen jeden Umgang mit dem H. aufgegeben und denselben nicht geheirathet hat.

Es mußte also die Inquisitin C., da ihr das angeschuldete Verbrechen nicht im entferntesten erwiesen ist, in Gemäßheit des § 413 der Crim.-Ordn. völlig freigesprochen werden.

Hienach war überall wie geschehen zu erkennen, und bei Bestimmung des Kostenpunktes der Vorschrift des § 617 und 619 der Crim.-Ordn. zu folgen. N.

Sollte mir ein Leser bis hieher gefolgt sein, so ist er ohne Zweifel erfreut, endlich einen Gegenstand übersehen zu haben, der durch vielfache Wiederholungen nicht selten ermüdet, und doch bitte ich ihn abermals für wenige, noch übrige Zeilen um Geduld. Sie enthalten nur solche Weisheit, die ein Jeder mit Händen greifen kann, die deßhalb gern verachtet wird, die aber um so schätzenswerther ist, je mehr sie positiv das Leben bereichert. Wie schon gesagt, ist trotz aller ärztlichen und gerichtlichen Deduktionen die höchste Wahrscheinlichkeit, daß die H. L., vor ihrer Ehe mit G. C. schwanger war und im Geheimen entbunden wurde im Jahr 1838. Eben so wahrscheinlich war sie durch den Ehemann der eigenen Schwester geschwängert und die Neigung desselben zu ihr zeigte sich so zügellos, daß er sogar eine von ihr mit einem andern Manne einzugehende Verbindung gewaltsam zerriß und den Kampf mit Frau, Schwiegermutter und Schwägerin hierüber nicht mehr fürchtete. Eine Trennung der Ehe ließ sich nicht bewerkstelligen, weil hiezu die Frau zu verständig blieb. Welche Mißverhältnisse sahen unter diesen Umständen sämmtliche Familienglieder vor sich? Der völligen Auflösung aller Zucht und Ordnung beugte am schnellsten der Tod vor, zu dem die drei Parzen den P. dann auch ausersahen, und an welchem jede unter ihnen gleich sehr betheiligt war. Glücklich war er vollbracht, Niemand glaubte ihn fürchten zu dürfen, die spärlichen 102 Thaler, welche P. zurückgelassen hatte, vervielfachten sich in sehr kurzer Zeit bis zu einem sehr behaglichen Wohlstande, in welchem die H. L., ungeschändet, auch von einem geachteten Manne hätte gewählt werden können, die Theilnahme der Wittwe P., welche sich anfangs für das künftige Schwesterkind zu äußern schien, war nur gering, und hatte man das Geständniß des kräftigen Mannes nicht besorglich gefunden, so durfte man das Zeugniß durch ein unmündiges Kind noch leichter zu umgehen hoffen. Auch dies glückte und die Association durch Verbrechen und für Verbrechen stärkte und stählte sich so täglich mehr, bis sie die erste gesetzliche Beschränkung in einer 15jährigen Zuchthausstrafe fand.

Dies für den psychologischen und juridischen Zusammenhang der Thatsachen, für die Naturwissenschaften das Folgende:

1) Gleichmäßige Lähmung der Strecker und Beuger an Händen und Füßen bei sonst erhaltener Gesundheit und Kraft der äußern Gliedmaßen und des ganzen Körpers ist die ausschließliche Wirkung der Arsenikvergiftung. Es versteht sich von selbst, daß diese auch ganz andere Folgen hervorbringen kann, daß die letztern den bisherigen Erfahrungen angemessen sein müssen, daß aber mit größtem Unrecht der einzelne Fall wie ein Compendium der Giftlehre selbst behandelt wird, und daß die Literatur, im Hinblick hierauf benutzt, gar nichts zu beweisen im Stande ist, ja daß sie dem scharfen Urtheile nur Waffen gegen die Ermittlung der Wahrheit darreichen muß. Man vergleiche nur das Bild der Arsenikvergiftung bei Dr. N. mit dem bei Dr. H., und das der Merkurialvergiftung bei Dr. H., welche sämmtlich der Literatur entnommen sind und ferner die Sektions-Befunde bei W. und P.

2) Die ätzenden Eigenschaften des Arseniks können sich vollständig auf den Magen selbst, auch in Fällen dauernder Einwirkung desselben, beschränken, so daß über die Grenzen desselben hinaus der ganze Organismus in dieser Beziehung gesund gefunden werden kann, wie bei Gastwirth P. und Spornmacher W.

3) Bei sehr inniger Durchdringung organischer Massen durch Arsenik ist dieser nur nach völliger Zerstörung jener, selbst mit Hülfe des Apparat nach Marsh, aus ihnen chemisch darzustellen.

4) Den Unterschied desselben vom Antimon weist augenblicklich und völlig evident die Farbe der Gasflamme vor dem Apparat nach Marsh nach, auf die hier nochmals ihrer Wichtigkeit wegen zurückverwiesen werden muß.

5) Auf die organische Substanz wirkt das Arsenik mumificirend. Dies geschieht wahrscheinlich auf einfachem chemischen Wege, nicht durch besondere Umwandlung dynamischer Verhältnisse vor dem Tode, weßhalb auch die Gegenwart des Arseniks hiezu als unentbehrlich anzusehen ist. Ist er also bei Vergiftungen völlig aus dem Körper durch Stuhl und Erbrechen fortgeschafft, so wird die Mumifikation der Leiche nicht erfolgen können.

FSC
www.fsc.org
MIX
Papier | Fördert gute Waldnutzung
FSC® C083411

Zeitfracht Medien GmbH
Ferdinand-Jühlke-Straße 7
99095 Erfurt, Deutschland
produktsicherheit@kolibri360.de